湖湘欧阳氏杂病流派学术经验研究丛书

骨伤病临证精要

朱克俭 主审

苏新平 罗海恩 毛果 主编

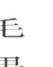

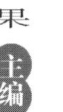
湖南科学技术出版社 · 长沙

主 编 简 介

苏新平

湖湘欧阳氏杂病流派第三代传承人。

医学博士,硕士研究生导师,湖南省中医药研究院附属医院院长。中国中西医结合学会脊柱专业委员会常务委员,湖南省中医药和中西医结合学会(骨科微创)专业委员会主任委员,湖南省医学会理事,湖南省医师协会理事,湖南省中医药信息研究会副会长,湖南省健康管理学会中医治未病专业委员会副主任委员,湖南出血联盟副理事长,中华中医药学会健康管理分会委员,中国医学救援协会心理救援分会常务理事,中国教育网网络电视台健康台专家委员会主任委员,湖南省卫生改革与发展研究中心研究员。

发表学术论文30余篇,主持和参与科研课题5项,获湖南省科学技术进步奖二等奖1项,湖南省中医药科技奖二等奖2项。

研究方向:中西医结合防治骨关节创伤、骨关节病、脊柱退行性疾病。擅长于中西医结合治疗,对四肢、脊柱、骨关节损伤,膝关节退行性病变,颈肩腰腿痛,小儿四肢畸形如马蹄内翻足、膝内翻畸形,骨折延迟愈合,骨不连等诊断治疗具有丰富的临床经验。

罗海恩

副主任医师、硕士研究生导师。全国第七批名老中医药专家学术经验继承人，湖南省第四批名老中医药专家学术经验继承人，全国"西学中"骨干人才，湖南省中医药研究院附属医院首届朝阳人才。湖南省中医药和中西医结合学会骨科微创专业委员会常务委员，湖南省中医药和中西医结合学会第七届骨伤科专业委员会常务委员，中国研究型医院学会骨科创新和转化专业委员会委员，湖南省康复医学会关节外科专业委员。

从事骨伤科及关节微创的临床与基础研究20年，有扎实的理论基础和丰富的实践经验。专长：①骨与关节疾病的诊治与治疗。②保髋、保膝治疗，运用中西医技术治疗髋、膝病变，避免髋、膝关节置换。③肩、膝、髋、踝的微创治疗，如关节镜下肩袖撕裂修复，交叉韧带、内外侧副韧带等损伤的修复与重建，关节软骨损伤的治疗，半月板损伤的微创治疗，腘窝囊肿切除和关节内引流。④膝、髋等关节置换治疗晚期骨性关节炎、类风湿关节炎、股骨头坏死、髋关节发育不良等疾患，包括初次置换及翻修关节置换。⑤足踝和肩髋膝关节损伤、退形性变的诊断及治疗，包括韧带损伤、软骨损伤、肌腱损伤、关节脱位、股骨颈骨折、转子间骨折等。⑥骨质疏松症、骨肿瘤的诊断和中西医结合治疗。⑦颈椎病和腰椎间盘突出症的诊断和中西医结合治疗。

主 编 简 介

毛 果

　　助理研究员，医学博士，第五届湖南省直青联委员，湖湘欧阳氏杂病流派传承工作室传承人及秘书。现任中国中医药信息学会临床药学分会第二届常务理事会常务理事，中国临床研究协调员（CRC）之家湖南分会理事，湖南省中医药和中西医结合学会第一届脑病专业委员会青年学组委员。

　　主要研究方向：深入研究欧阳氏杂病学术流派的形成与发展历程，探究其在不同历史时期的演变与创新；结合现代医学理论与实践，探讨欧阳氏杂病学术流派的传承与发展策略，研究欧阳氏杂病学术流派在预防、诊断、治疗及康复等方面的综合应用。主持参与课题10余项，在医学国家级或核心期刊上发表论文20余篇。

前言

　　湖湘欧阳氏杂病学术流派最早可溯源至明清。欧阳氏族在明初洪武落业之际，从江西庐陵郡徙居湖南湘江上游衡阳县（今衡南县）。传至先师祖在湘江南岸月堡开设康济堂药号，经营医药。从湖湘欧阳氏杂病学术流派创始人欧阳履钦开始，到第一代传承人欧阳锜系统继承了履钦先生的学术经验并发扬光大。第二代传承人以欧阳锜先生学术经验继承人和其学生为主，如嫡系传承人欧阳剑虹、传承人朱克俭，代表性弟子赵志付、程丑夫、周慎、杨维华等，从不同专科及角度继承发展了欧阳氏杂病学术流派的学术经验，并各有成就。

　　湖湘欧阳氏杂病学术流派的主要学术思想和特点，一是构建并逐步完善了中医临证思维。履钦先生首先从《金匮要略》《伤寒论》中悟出"寒温并重，不偏不倚""对比思辨，同中求异""抽添补泻、层次分明"之法，开流派临床思维学术思想之肇端。欧阳锜先生治学、临床耕耘一生，构建以"求衡论""三型二十一纲互为纲目""疑似复杂证候辨主症的三大关键""病证纵横结合""证病结合用药式"为核心的中医临症思维学术思想。

　　本书是在湖湘欧阳氏杂病流派工作室基础上，由朱克俭教授亲自主持，课题组成员历经 3 年精心著述编撰而成。针对流派骨科杂病进行总结，在长期的临床实践中形成了湖湘杂病骨科类疾病独特的诊疗思维和辨治特色。本书从"学术思想""骨折""脱位""筋伤""骨病"诸方面，较全面地反映了湖湘欧阳氏杂病流派骨科类疾病的临床经验和学术思想。

　　"学术思想"简要地勾勒了流派的学术观点和临证经验：学术上提倡中西结合、病证症结合、筋骨并重、四时相宜，临床上注重四诊合参、辨证论治；临证确立了寒热并举、脾养四肢、肝肾兼顾为治疗流派骨科杂病的基本法则，以"病-证-症"构建流派骨科杂病的证治体系。

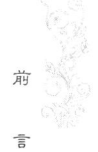

前言

"骨折"选择了流派中名老专家门诊常见病和难治病，由其撰稿介绍其辨治经验和思辨特色。

"脱位"择其临床常用脱位、手法复位方法、术后康复、用药配伍和临床独特应用经验。

"筋伤"以中医病证为纲西医疾病为目，举例列案，以案论病。每例医案采用西医疾病诊断与中医辨证相结合的方式。

"骨病"介绍了本流派治疗本类疾病常见的经验方，较好地体现出学术流派的临床经验和辨治特色。

本书全面、客观、真实地反映了湖湘欧阳氏杂病学术流派中骨科类疾病的学术思想和临证经验，对广大中医药从业人员具有较高的实用参考价值。

本书也是国家中医药管理局批准成立的"湖湘欧阳氏杂病流派"的研究成果之一。因此，本书的出版首先要感谢国家中医药管理局的大力支持，在此深表敬意。在本书的编撰过程中还得到了湖南省中医药研究院及附属医院领导的大力支持，在此一并深表感谢。

目　录

下篇　论文精编

目
录

上篇 湖湘欧阳氏杂病流派简介

第一章　湖湘欧阳氏杂病流派传承概略

一、源流概述

湖湘欧阳氏杂病学术流派最早可溯源至明清。欧阳氏族在明初洪武落业之际，从江西庐陵郡徙居湖南湘江上游衡阳县（今衡南县）。先师祖欧阳德晐在江南岸月堡开设康济堂药号，经营医药。1999年（衡阳）《欧阳氏六修宗谱》"序"云：托公次子郴，生俊、伸、仪、伾、信、偃、佺、仿，衍生八小宗。仲之曾孙旻仕宋为楚郴州尹，隐衡长乐坊，与仿之曾孙挨，商于楚，卜居焉。今之蕃衍衡郡者是旻、挨两支派。旻后十传小石，徙耒邑兴业乡之燕窝岭，七传至景春，字应林，行六郎，元至正年间又从燕窝岭复徙衡阳东建兴乡三十二都大屋冲，是为明德堂始祖。世德堂始祖为挨公裔荣可，讳典，字伯华，明初晋阶宣武将军，驻衡，与兄兴可卜居衡东酃泉。两堂合谱于1940年，此为第二次合修。

湖湘欧阳氏杂病学术流派创始人欧阳履钦（1884—1951），字煌，号逸休。自幼即有"不为良相，便为良医"之志。因祖母年老多病，奉养林下，遂潜心医学。学医之始，曾向当地名医欧阳正心执经问难。数年后医道大行，求诊者门庭若市，有口皆碑。临床擅长内科，亦精通妇科、儿科、眼科、喉科、外科。学术思想以"寒温并重，不偏不倚""对比思辨，同中求异""抽添补泻，层次分明"为主要特点。先后撰写出版《药性表解串要》《伤寒折中》《金匮折中》《增补时方歌括》。

湖湘欧阳氏杂病流派第一代有传承人子侄4人、弟子传承人10余人。其中受业侄欧阳锜系统继承了履钦先生的学术经验并发扬光大，代表弟子杨安时、颜文明亦成为业界具有一定影响者。第二代传承人以欧阳锜先生学术经验继承人和其学生为主，如嫡系传承人欧阳剑虹、传承人朱克俭，代表性弟子赵志付、程丑夫、周慎、杨维华、苏新平等，从不同角度继承发展了欧阳氏杂病学术流派的学术经验，并各有成就。如欧阳剑虹较为全面继承了欧阳氏辨治疑难病证的临床经验，领衔相关课题获得成果。朱克俭继承发扬了欧阳氏中医临证思维方面的学术思想和研究方法，并付诸临床科研和新药研制，成果突出。赵志付继承发扬欧阳氏辨治神志病证的学术经验，成为中医身心医学国内外有较大影响的学者。程丑夫、周慎、杨维华分别继承发扬了欧阳氏以心、脑、儿科为主的疑难病症学术经验，各有建树，成为中医心病、脑病、儿科各自领域的学科学术带头人。

二、欧阳氏杂病学术流派谱系

（一）先师祖

欧阳德晐。欧阳氏族在明初洪武落业之际，从江西庐陵郡徙居湖南湘江上游衡阳县（今衡南县）。传至先师祖在湘江南岸月堡开设康济堂药号，经营医药。

（二）创始人

欧阳履钦。

（三）第一代传承人及弟子

欧阳钊、欧阳缇、欧阳锜、欧阳法、颜文明、杨安时、李华、桂楫、何任轩、李华、张忠立等10余人。

其中核心传承人：受业侄欧阳锜，代表性弟子颜文明、杨安时。

（四）第二代传承人及弟子

欧阳锜传承人及学生：代表性传承人有欧阳剑虹、朱克俭、周慎、杨维华。

主要传承人：程丑夫、赵志付、洪净。

传承人或学生：陈荣、李庆生、孔海云、尤江云、王小平、吴官华。

颜文明传承人及学生：蔡光先、李绍芝、邝元亮。

（五）第三代主要传承人及弟子

周慎传承人及学生：后备传承人赵瑞成、蒋军林、钟蕾等。

杨维华传承人及学生：后备传承人洪虹、肖韵等。

朱克俭传承人及学生：后备传承人尹天雷、朱沛、苏新平、余娜、刘天舒、胡琦、程晓燕、陈思勤、乔寅飞等。

程丑夫传承人及学生：后备传承人金朝晖、晏程远、卢丽丽等。

赵志付传承人及学生：王建东、柳红良等。

洪净传承人及学生：陈燕等。

湖湘欧阳氏杂病流派谱系见图1。

三、欧阳氏杂病学术流派创始及主要传承人传略

（一）流派创始人：欧阳履钦

欧阳履钦（1884—1951），字煌，号逸休。自幼即有"不为良相，便为良医"之志。因祖母年老多病，奉养膝下，遂潜心医学。学医之始，曾向当地名医欧阳正心执经问难。数年后医道大行，求诊者门庭若市，有口皆碑。与慈善道堂创办衡阳针灸医馆，传授圆利针、太乙灸治病之术。履钦先生并普及中药知识。曾主持湖南国医专科学校教务，讲授《伤寒论》《金匮要略》。临床擅长内科，亦精通妇科、儿科、眼科、喉科、外科。学术思想以"寒温并重，不偏不倚""对比思辨，同中求异""抽添补泻，层

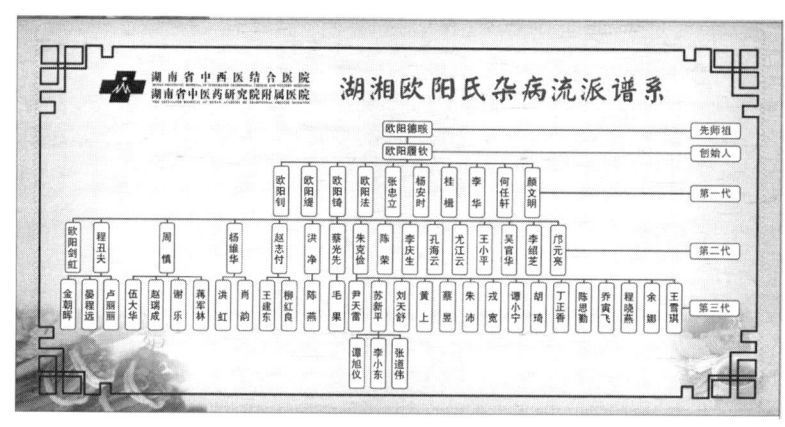

图 1　湖湘欧阳氏杂病流派图谱

次分明"为主要特点。治学以"勤求经旨，知常达变；方药医技，绳以理法；博采众长，广其应用"为座右铭。先后撰写出版《药性表解串要》《伤寒折中》《金匮折中》《增补时方歌括》。

履钦先生留学日本后，对日本人信仰我国医学深有感触，留学时，就系统读过日本汉方大师丹波元坚等有关汉方医学专著。学成回国，执教湖南南路师范学堂、湖南农学院，尤念念不忘学医救人。履钦先生并撰写出版《药性表解串要》，普及中药知识。抗日战争时期，长沙大火，湖南国医专科学校迁衡阳栗江，聘请履钦先生主持教务，并讲授《伤寒论》《金匮要略》，因医专教材毁于战火，为教学需要，履钦先生历时两载，先后撰写《伤寒论》《金匮要略》讲义，后以《伤寒折中》《金匮折中》的书名出版。医专停办后，仍有不少学子聚集鱼市镇医馆求教于履钦先生。履钦先生除继续授业外，又应萧湘揖先生之请，协办中华医学讲习所于耒阳县两河墟，前后凡三班，历时四年多，培养了大批中医人才。

履钦先生行医城乡，有求必应，不但擅长内科，亦精通妇科、儿科、眼科、喉科、外科，为满足从学者临床需要，撰写出版了《增补时方歌括》，书后并附十二经循行主病及经穴歌括。为探讨医易关系及天人相应理论，履钦先生多年致力于运气学说及象数、数理的研究，可惜累遭变故，资料荡然无存。履钦先生写成未出版的著作有：考察文字音韵的《辨字举隅》《释字百韵》，临床应用参考的《备要方》；未成书的有《燃犀录》。履钦先生子、侄、孙从学者四人——子欧阳钊、侄欧阳锜、侄欧阳缇、孙欧阳法。弟子遍及湘南各县及粤、桂两省，其中桂楫、何任轩、颜文明、张忠立、杨安时、李华等 10 余人，都是当地享有盛誉的中医专家。

（二）第一代核心传承人欧阳锜

欧阳锜（1923—1997），字子玉，男，汉族，1923 年 9 月 29 日出生于湖南省衡南县。湖南省中医药研究院研究员，全国著名中医内科专家和中医辨证理论方法研究专家。历任衡南县中医院院长，湖南省中医药研究所代所长，中华全国中医学会常务理事，湖南省第六届人大常委会委员。15岁时，欧阳氏随其伯父欧阳履钦学习中医，甫学成，履钦先生外出任教，乡里患病者就医，经欧阳氏医治，多能获效，且不分贫富、不计远近、有求必应，求医者逐日增多。履钦先生为湘南名医，藏书甚丰、勤于著述，对从学要求甚严，欧阳氏从小受其熏陶，养成严谨治学风尚，常谓"行医非学医之终止，乃学医之继续"。欧阳氏从小受其熏陶，行医以后仍不忘读书，故学和术与日俱增。毕生从事中医内科、中医辨证理论方法研究，出版学术专著有《内科辨证学》《伤寒金匮浅释》《中医内科证治概要》《证治概要》《杂病原旨》等。承担卫生部重点科研项目"中医病名诊断规范化研究"，主持完成"湖南省中成药开发远景规划研究"。

（三）第一代代表性传承人

杨安时　湖南衡南人。15岁从父学医，后转入湖南国医讲习所，1948年毕业后开始行医。1951年参加政府医疗部门工作，在衡南县中医院、衡阳地区人民医院、衡阳医学院附一属医院工作，历任中医师、主治医师、副主任医师、副教授，兼任全国中医学会湖南省分会理事，衡阳市中医学会副理事长。系衡阳市政协第三至五届委员、第五届常务委员。著有《风湿性关节炎》《肺结核》等书。

颜文明　湖南中医药大学教授，全国老中医学术经验继承指导老师。1944年随父习医，后投师于当地名医欧阳履钦。1950年取得县中医师证书并开业应诊，后考入湖南省中医进修学校深造。从事中医内科、针灸近50年，临床经验丰富。精通内科，尤擅长治疗风湿病、类风湿关节炎、慢性结肠炎等。如治疗类风湿关节炎，寒热错杂时以桂枝芍药知母汤增损；肾阳虚寒时以阳和汤加减为主；肝肾俱虚时，自拟历节汤加减。治疗慢性结肠炎，常用枳实导滞汤、痛泻要方加香连丸。体虚较甚者，用升阳益胃汤增减，同时用锡类散和云南白药混合保留灌肠。承担"气虚证"研究及国家"七五"攻关课题"望、闻、切三诊检测方法的研究"等课题，获院级成果奖4项、省科技进步奖2项和省政府三等功奖励。主编或参与编写《传染性肝炎防治手册》《中医简易疗法》《气的研究》等书。发表论文30余篇。

（四）第二代主要传承人

1. 欧阳剑虹　欧阳锜之子，湖湘欧阳氏杂病流派学术经验嫡系传承人。湖南省中医药研究院附属医院副主任医师。出身世医，自幼随父亲读书临证，随后跟师3年，系统学习掌握了湖湘欧阳氏杂病流派辨治恶性肿瘤及内科疑难杂病学术思想和临床经验，并深得真传。擅长内科，主攻疑难病。主持"欧阳锜研究员诊治疑难病学术经验研究"课题，获得多项科技成果奖，出版《中国百年百名中医临床家丛书·欧阳锜》《湖湘当代名医医案精华·欧阳锜医案精华》等专著，在国家及省级期刊发表学术论文30余篇。

2. 洪净　欧阳锜之硕士研究生，湘湖欧阳氏杂病流派第二代代表性传承人之一。医学博士，研究员，博士生导师。现任中华中医药学会副秘书长，第十二届全国政协委员，第九届台盟中央委员，台盟科教医药交流委员会主任。1970年参加工作，历任湖南中医研究院医师、主治医师、国家中医药管理局科技教育司主任科员、副处长、处长，科技教育司副司长，人事教育司副司长，国家中医药管理局人事教育司巡视员。近年来，主持、参加了中医药教育发展战略研究、中医现代化科技发展战略研究、中药现代化产业推进战略研究、"2010—2020年医药卫生人才发展规划"中医药人才队伍建设研究等多个重大科技、教育课题研究。主持制定了《高等学校本科中医学专业基本知识与技能培养标准》等一系列中医药教育标准。主编出版了《中药知识产权保护》《中国中医药教育发展战略研究》等专著。研究成果获得国家科学技术进步奖二等奖等多个奖项。

3. 程丑夫　师从欧阳锜。湖南益阳人，汉族，中共党员，医学硕士，国家二级教授，主任医师，博士生导师，国家级名中医，享受国务院政府特殊津贴专家，湖南中医药大学第一附属医院内科学科、学术带头人。先后任中华中医药学会理事，中国中医药信息研究会常务理事，全国中药新药评审专家，中华中医药学会科学技术奖评审专家，中华中医学会疑难病专业委员会委员，湖南省中医药学会常务理事，湖南省中医学会内科专业委员会副主任委员，曾任湖南中医药大学第一、第二附属医院院长。从医40多年，精于中医，兼通西医，临床疗效显著。擅长心脑血管疾病、呼吸系统疾病、消化系统疾病、肿瘤、抑郁、失眠、内科疑难病的诊疗，疗效显著；尤擅长于冠心病、顽固性头痛等心脑血管疑难杂病的辨证论治。出版医学专著20多部，由人民卫生出版社出版的《常见病中西医基本医疗》为我国第一部基本医疗专著，为临床医师实施基本医疗提供了框架和指导，推进了我国医疗卫生改革和基本医疗的实施。发表学术论文50多篇，获中药新药临床批件3个，获科技成果奖多项。培养博士、博士后、硕士和留学生近100名。

4. 赵志付　师从欧阳锜。现任职于中国中医科学院广安门医院，主任医师，教授，博士生导师。从1965年开始学习中医和针灸，1969至1973年在部队从事医务工作。1977年大学毕业后在河北省唐山市卫生学校从事中医临床教学工作。1983年硕士毕业后在天津中医学院中医研究所从事临床研究工作。1987年博士毕业后分配到中国中医研究院广安门医院从事临床研究工作。历任住院医师、主治医师、副主任医师、主任医师教授。通过大学、硕士、博士及国内外进修学习，继承了导师湖南省中医药研究院欧阳锜教授、北京中医药大学董建华教授的学术思想和临床经验，又吸收了日本导师池见酉次郎教授、小泉直子教授和久保千春教授的现代西方心身医学的思想和经验。率先在国内开展了中医心身医学理论和临床的研究，经过长期的临床实践，已治疗了患者 10 万多人次。主持了国家自然科学基金中医心身医学课题"胸痹（冠心病）性格缺陷与所致证候的基础研究"和国家中医药管理局中医心身医学课题"刚柔证治的中医内科心身疾病学研究"。在此基础上他创立了中医心身医学辨证论治理论——刚柔辨证，即（两纲、四型、十六证）和九宝合璧的治法。这一理论为心身性疾病和亚健康状态提供了一套颇为有效的治疗法，同时也为中医学辨证论治方法在清代温病学说以后的发展填补了空白。多年来在国内外杂志上发表学术论文 30 余篇、科普文章 100 多篇，主编了《中医心身医学理论与临床》《中医内科心身疾病研究》《中医心身疾病临床研究》，参加编写专著 6 部。擅长：心脏神经症、冠心病、胆囊炎胆结石、更年期综合征、抑郁症、焦虑症、失眠症、亚健康状态、肥胖与消瘦。

5. 周慎　湖南省隆回县人。1970 年元月下乡任赤脚医生，1978 年 3 月至 1982 年 12 月就读于湖南中医学院医疗系大学本科，1982 年 12 月至 1984 年 12 月续读全国著名老中医学家欧阳锜研究员的硕士研究生，1984 年 12 月起一直在湖南省中医药研究院工作。曾任湖南省中医药研究院附属医院主任医师、国家中医药管理局"十一五"中医重点专科脑病科学术带头人，湖南中医药大学中医内科学博士生导师，湖南省第二批老中医药专家学术继承指导老师，第三批湖南省名中医，兼任中华中医药学会脑病分会常务委员，内科分会委员，世界中医药学会联合会内科专业委员会理事，国家食品药品监督管理局药品审评专家，国家自然科学基金委员会项目评议专家，湖南省中医药学会内科专业委员会副主任委员等职。

周氏 1982 年 12 月至 1984 年 12 月就读全国著名老中医欧阳锜研究员的《金匮要略》专业研究生，有幸在欧阳老指导下，对中医经典、辨证论治体系、临证思维方法、一病一结的病证结合临床研究思路有了深入的探讨。

1984 年 12 月至 1986 年 5 月在湖南省中医药研究院中医基础理论研究所理论研究室工作，参加欧阳老主持的卫生部重点课题"中医病名诊断规范化研究"。

1986 年 5 月至 1997 年 10 月调入湖南省中医药研究院临床研究所，主要从事中医内科病房的临床工作。同时参加欧阳老主持的湖南省卫生厅重点课题"湖南省中成药开发远景规划研究"和"'常见急症中医诊疗方案'的编制"，并在欧阳老指点下主持国家中医药管理局青年基金课题"祛痰定悸片治疗心虚痰阻型室性早搏的临床研究"和湖南省中医管理局课题"脑动脉硬化症中医诊疗方案之文献及临床研究"。作为编委参与欧阳老主编著作《中医临床实习手册》《临床必读》的撰写，正式发表论文《欧阳锜主症辨证法及其应用（Ⅰ）》《欧阳锜主症辨证法及其应用（Ⅱ）》《欧阳履钦辨同求异之思维方法》《欧阳锜研究员从痰辨治精神病经验》《重症肌无力从肝论治》。

1997 年起开始组建湖南省中医药研究院附属医院脑病研究室，曾任研究室主任和脑病科主任。参与湖南省中医药管理局重点课题"欧阳锜研究员病证结合学术经验研究"和"欧阳锜研究员诊治疑难病症学术经验整理研究"，主编《湖湘当代名医医案精华·欧阳锜医案精华》，发表论文《欧阳锜从痰论治实证失眠经验》。

6. 杨维华　湖南省常德市人。1974 年元月高中毕业后回乡务农，1978 年 3 月至 1982 年 12 月就读于湖南中医学院医疗系大学本科，1982 年 12 月至 1986 年 6 月在常德市中医院工作，1986 年 7 月起在湖南省中医药研究院工作。现任湖南省中医药研究院附属医院研究员、儿科学术带头人，湖南中医药大学中医儿科学博士生导师，兼任中华中医药学会儿科分会委员，世界中医药学会联合会儿科专业委员会常务理事，国家自然科学基金委员会项目评议专家，湖南省中医药学会儿科专业委员会副主任委员等职。

杨氏 1986 年 7 月至 1997 年 10 月在湖南省中医药研究院中医基础理论研究所临床理论研究室从事临床理论研究及内科病房工作，参加欧阳锜主持的卫生部重点课题"中医病名诊断规范化研究"及欧阳锜主持的湖南省卫生厅重点课题"湖南省中成药开发远景规划研究"和"'常见急症中医诊疗方案'的编制"。1991 年至 1994 年每周定期跟随欧阳锜门诊，有幸在欧阳锜指导下，对中医经典、辨证论治体系、临证思维方法、一病一结的病证结合临床研究思路，以及师祖欧阳履钦小儿山根脉络诊治法有了深入的探讨，并在欧阳锜指点下深入研读了中医儿科古籍。作为编委参与欧阳锜主编著作《中医临床实习手册》《临床必读》的撰写，正式发表论文《欧阳锜研究员治疗痹证经验》《补中益气汤治疗老年性尿路感染》《名中医欧阳履钦小儿山根脉络诊治法经验》《欧阳履钦三因辨证妇科用药经验介绍》《欧阳锜治疗肾病经验》《驴胶补血冲剂和归脾丸治疗贫血、白细胞减少 258 例对照观察》等。

1997 年至 2001 年，根据欧阳锜治疗痹病的经验，主持了湖南省卫生厅课题"柔润熄风法治疗痹病阴虚络阻证的临床与实验研究"，于 2001 年通过湖南省中医药管理局鉴定，并获转让费 30 万元，2004 年获湖南中医药学会科学技术奖二等奖，在中医杂志等刊物发表《类风湿性关节炎从阴虚络阻论治 40 例临床观察》《久痹伤阴论》等论文 9 篇。1999 年 9 月至 2001 年参加湖南省中医药跨世纪人才培训班中医理论培训，深入研读了中医四大经典著作及《医宗金鉴》等古籍。同时参与了湖南省中医药管理局重点课题"欧阳锜研究员病证结合学术经验研究"和"欧阳锜研究员诊治疑难病症学术经验整理研究"。

2002 年起调入湖南省中医药研究院附属医院儿科，曾任儿科主任、儿科学术带头人，湖南中医药大学中医儿科学博士生导师。此期将师祖欧阳履钦及师尊欧阳锜病证结合经验应用于儿科临床，使之传承、发扬。

7. 朱克俭　江西安福人。1984 年师从欧阳锜。研究员（二级），博士研究生导师，曾任湖南省中医药研究院附属医院党委书记兼肿瘤研究所所长、临床药理室主任。1996 年经省委组织部等部门选拔为湖南省首批跨世纪学术与技术带头人培养对象，2002 年度遴选为国家卫生部"有突出贡献中青年专家"，2006 年获国务院政府特殊津贴。在省内及国内相关专业技术领域具有很大影响和较高学术地位，是湖南省中医基础研究、中药临床药理和中药新药研究学科带头人之一。曾担任国家及湖南省新药审评专家，湖南中医学会理事等职。获省部级、厅级科技进步及优秀成果奖 20 项次，其中湖南省科学技术进步奖二等奖 3 项、三等奖 9 项，国家中医药管理局中医药基础研究奖、国家科委等五部委科技信息优秀成果三等奖各 1 项，湖南省中医药科技进步奖一等奖 5 项、二等奖 9 项。主编出版学术专著 12 部，发表论文 90 余篇。主持或者作为临床研究负责者参与开发各类中药新药中有 30 余种获得新药证书或临床研究批件。主持本省十余家企业 30 多种已上市名优拳头产品申请中药品种保护临床及药理研究，均获国家中药品种保护委员会审评通过批准为中药保护品种，为保护本省中药制药企业知识产权，保证企业可持续发展及经济效益的稳定上升作出了贡献。

（五）流派第三代代表性及主要传承人

苏新平　医学博士，硕士生导师，曾任湖南省中医药研究院附属医院院长。中国中西医结合学会脊柱专业委员会常务委员，湖南省中医药和中西医结合学会（骨科微创）专业委员会主任委员，湖南省医学会理事，湖南省医师协会理事，湖南省中医药信息研究会副会长，湖南省健康管理学会中医治未病专业委员会副主任委员，湖南出血联盟副理事长，中华中医药学会健康管理分会委员，中国医学救援协会心理救援分会常务理事，中国教育网络电视台健康台专家委员会主任委员，湖南省卫生改革与发展研究中心研究员。发表学术论文 30 余篇，主持和参与科研课题 5 项，获湖南省科学技术进步奖二等奖 1 项，湖南省中医药科技奖二等奖 1 项。研究方向：中西医结合防治骨关节创伤、骨关节病、脊柱退行性疾病。擅长于中西医结合治疗，对四肢、脊柱、骨关节损伤，膝关节退行性病变，颈肩腰腿痛，小儿四肢畸形如马蹄内翻足、"O"型腿，骨折延迟愈合，骨不连等诊断治疗具有丰富的临床经验。

第二章　湖湘欧阳氏杂病流派临证精要

湖湘欧阳氏杂病流派临证特点为症证病三联诊疗体系，从症状入手，病证相互结合，用病证双重诊断以指导治疗，这就是"三联诊疗"。三联，指症、证、病三方面的联系而言。任何病都有它固定的临床症状，任何证也是由相关的症状所组成。所以，诊断疾病、辨明证候，都是以症状的特点为线索，结合分析病与证所有症状的有机组合，从而作出判断。根据症、证、病的相互关系，阐明病证纵横结合各个环节的内在联系，便于临床参考应用，这就是建立三联诊疗的目的意义。

一、中医认识病证的过程

古代限于历史条件，只能通过视、听、嗅、切等直感所能觉察到的人体各种异常来认识疾病。认识有一个由简单到复杂，由低级到高级的过程，最初是从一个疒一个症开始的。当一个突出的症状治疗后消失，如水肿、黄疸消退，咳嗽、呕吐停止，病就中断发展或痊愈。在这种治而有效的认识过程中，人们就将这些症状称为疾病。但在医疗实践中，又看到某些病不只是孤立的一个症状，而是由几个症状组成的，如恶寒发热、汗出，发作有时的疟疾；发作时僵仆抽搐、口中流涎、叫呼有声的癫痫病；具有多饮、多食、多尿三多特点的消渴病；等等。通过长期观察，逐渐又认识到一些独立的疾病。但无论是病还是症，同时出现的全身情况（包括兼见的症状、舌苔、脉象等）还可因人而异，这就要求注意病和症中的差异，故将同病、同症中出现的差异在诊断、治疗上又当引以为据称为证候。至《黄帝内经》的成书年代，不但从人体各种异常认识疾病有大量记载，而且已认识到病、证、症三种不同的表现。据《黄帝内经》记载，疟疾分寒疟、热疟、风疟、瘅疟等，咳病分肺咳、脾咳、肾咳、大肠咳等，已意识到病同证异、症同证异的问题。

东汉张仲景著《伤寒杂病论》，后世分为《伤寒论》《金匮要略》两书，两书都是以"辨×××病脉证并治"名篇的。《伤寒论》所谓小柴胡证"但见一证便是，不必悉具"，就是指单个症状。所谓"观其脉证，知犯何逆，随证治之"，就是指一组相关脉症组成的证候（当时无症字，症状与证候通用证，故证字含义有二）。《伤寒论》六经辨证，《金匮要略》辨脏腑经络、血水痰食，并为后世病证结合树立楷模。《黄帝内经》《伤寒论》《金匮要略》确定观察和处理疾病，病和证必须结合的原则，对后世医学的发展产生了极大的影响，如治疗肾阳虚证的肾气丸，水肿、咳嗽、虚劳诸病在其所处一定阶段出现肾阳虚证，证同病异，可以同用一方，这就是以证为主结合病的一种形式；治疗腹泻、痢疾，兼有表热用葛根芩连汤，里热用白头翁汤，寒利用理中汤，虚利用赤石脂禹余粮丸，病同证异，则须随证施治，这是以病为主结合证的另一种形式。

历代医家在长期医疗实践中，就是自发地根据病证结合两种形式，不断总结出适应于各种病证证同病异、病同证异的方药。"同病异治""异病同治"的用药原则，就是在这种经验理论均已成熟的情况下产生。由于证同病异或病同证异，证都是重要的中间环节，以后辨证论治，又成为中医治病必守的准则。长期以来，从症状着眼，辨证论治在中医学领域中占据重要位置。这样，不但自然形成以症状、证候作为病名的趋向，使病、证、症长期混淆不分，病证相互结合的思想方法也未能得到充分发挥。因之，阐明病、证、症三者的不同概念及病证结合的各个环节的内有联系，建立三联诊疗体系，是促进中医临床医学发展的需要。

二、中医病证名称的规范

中医对病、证、症三者的相互关系及病证双重诊断对治疗的指导意义，已有一定认识，并通过长期医疗实践不断取得进展。但由于在较长的历史时期，社会各行业处于个体分散状况，医药业没有也不可能进行学术交流与集中研讨，对病证的认识没有提高到思想方法的高度进行总结，没有确定病证的命名原则。历代医家都是从各自选定的角度进行命名，因之病名证名不规范的混乱局面一直延续下来。病证名称不规范，在较大范围和一定程度上影响到中医诊断的准确性。所以，规范中医病名证名，是建立三联诊疗首先要考虑解决的关键问题。

规范中医病名，必须首先明确病、证、症三者的概念，掌握病证名称不规范的表现及其由来。对具体的病名、证名，必须根据病证各自概念的实际内涵，以"名实相符"为原则，进行规范。因"名以系实，实以核名"，名与实不相符，名就失去依据。因之凡名实不符的病名证，都必须分别予以澄清。

病名不规范的表现，如：

一名多病：由于某些症状可见于多种疾病，以症状为病名，就是造成一名多病的主要原因。如肌肉关节痛，是痹病的主要症状，在风寒湿痹、历节风、鹤膝风、肩凝、偏痹、骨痹多种疾病中均可出现，不少著作对具有肌肉关节痛的病多称为痹病，因之痹病往往包括上述几种疾病，存在一名多病。

一病多名：多见于外科、眼科、耳科方面的疾病，实际上是根据疾病的特殊表现和病在各阶段的不同表现来命名的。如外科脑疽，又名脑后发、脑花、玉枕疽、脑烁、天柱疽、对口疽等，这些病名只是对病态的理解和描述有所不同而已。又如眼科蟹睛、旋螺突起、黑翳如珠、花翳白陷等，都是凝脂翳发展过程中的不同表现。耳部疾患耳根毒、脓耳口眼㖞斜、黄耳伤寒、耳瘘，也是脓耳发展过程中的不同表现。由于各家对疾病的不同表现各执一端，这不但病名不能规范，也自然会出现一病多名。《诸病源候论》"中风候"，根据不同表现又分为口噤、舌强、失音不得语、口歪、半身不遂等名称。《诸病源候论》《备急千金要方》《外台秘要》三部著作成书年代相去不远，所收载的病种，据不完全统计，《诸病源候论》1062 个，《备急千金要方》381 个，《外台秘要》714 个，差距如此之大，一病多名就是其中的原因之一。

引用西医病名：通过中西医学交流，引进不少西医病名，又出现中西医病名混杂的局面。引用较多的是内科慢性病，有的病名已为中医所习用，这也是规范中医病名不可避免的现实问题。

证名不规范，也表现为一证多名与由推理而来的证名，如：

一证多名：多由于证候命名用词不规范所致，历代医家都是根据各自用词的习惯对证候命名。如肝证既有肝气郁结、肝气郁滞，又有肝郁气结、肝郁气滞；脾证既有脾阳虚衰、脾虚失运，又有脾阳虚弱、脾运失健。如此一证重复多名，不胜枚举。一证多名的另一种原因，是同证异病造成的同证异名。

由推理而来的证名，多由类比推理，求全责备所致。实际上各脏见证，应根据各脏的体用、特性及临床实际而定不必求全，如肝为刚脏，提出肝阳虚证，是否与客观实际相符，尚有待临床验证。

根据"名实相符"的原则规范中医病证名称：

一名多病，多由于以症命病。每一病证均应根据病证概念的实际内涵确定其名称，如肌肉关节痛均称为痹病，实际上痹病是指病类，风湿痹、历节风、鹤膝风、肩凝、偏痹、骨痹等，均应从痹病中分化出来，才能确定各自的内涵外延，达到名实相符的目的。以症命病的个病，与以症分类的病类是两个不同概念，个病只有从病类中分化出来，才以名实相符。

一病多名，多是历代医家从各自的角度对疾病命名的结果，对此，只要选择其中能反映出病的特殊本质变化，名实相符的名称即可。其他名称在一定程度上能反映出病的特点，亦可作别名保留。

引用西医病名，也属于名实问题，中西医病名虽不同，但病是客观存在的，病的发展变化不会因名称不同而异。只是中西医学理论体系不同有不同的认识和理解而已。但中医病名建立在中医理论基础上，中医对病因病机的认识及诊断、立法、选药、组方都必须遵循中医理论。没有理论指导的实践就易于陷入盲目性，或造成中药西用。因此，引用西医病名，仍有必要中西病名对照。临床症状鉴别诊断，就是中西病名对照的基础，通过中西医病名对照，可以采取双重病名。

一证重复多名，反映不出明显界限与轻重程度不同，提不出辨证鉴别要点，只能选择其中之一作为正名，余作异名保留，因同证异病造成的同证异名，只需着重指出同病而异的辨证要点，亦不必另立证名。

由推理而来的证，历代古籍中更为多见，如风寒按五脏六腑类推分出的二十一证，五脏移热于六腑之证的表里配合等，其中甚至有证无方，有证无症。科学的假设，须经科学实验证明，才能确定是否有实用意义，由推理而来的证，只有通过以方验证，才能证实其名实是否相符。

历代医家对病证大都是从各自选定的角度命名的，不完全是沿用旧名。因此，不能采用史学的研究方法，从探讨病、证发展源流来进行规范。只有通过分析病证名称不规范的表现及其由来，根据病、证概念的实际内涵，确定名实相符的原则，澄清病证名实混乱的局面，才能使病证名称得到规范。

三、三联诊疗体系的建立

病证结合方法，最早见于张仲景《伤寒杂病论》，历代医家自觉不自觉地运用这一思想方法，不断促进中医学术的发展。但由于症、证、病与病类长期混淆不分，又逐渐产生辨证忽略辨病，或执一方一药以治一病两种偏向。为了能正确掌握病证结合用药而不致出现上述两种偏向，有必要在分清症、证、病不同概念，从症入手、规范病证、统一名称的基础上，从"纵""横"两个方面，研究症、证、病各个环节的相互联系，病证方药的对应关系，从而建立三联诊疗，使病证结合方法，在原有基础上更加具体，便于在医疗实践中操作运用。

诊断疾病、辨明证候，首先都要从症入手。任何病都有固定的临床症状及症状特点，中医就是根据这些症状和特点，对各种病作出诊断和鉴别。西医的诊断仪器虽日新月异，但综合判断还是要结合临床，需参考症状。任何证也都有相关的临床症状及症状特点，包括因病而异的症状特点，中医也是根据各证的症状（舌苔、脉象）及症状特点，两证症状的交叉复合情况来辨别各种证候。

由于病与证都有各自的临床症状和症状特点，所以以病证结合，以证为主的横向结合，以证的症状特点为线索，结合其他症状及舌苔、脉象等，根据证的结构组成，交叉复合情况及纲目关系，逐症分析，相互鉴别，即可较准确地作出辨证结论，并根据证方对应关系，采取有效的治疗措施。以病为主的纵向结合，以病的症状特点作为线索，结合全部临床症状及病在各期的症状与因病而异的辨证要点，根据病因、病位、病性、病势，分析病的特殊本质变化，即可较为准确地作出诊断与鉴别，从而为抉择治则方药提供依据。由此可以看出，从症入手、病证纵横结合，已体现三联诊疗三个环节之间的相互关系，从而也规定了各个环节的具体操作程序。

以症状类聚病证，分别以症聚病，以症聚证，突出病与证的"主症特点"与"相关兼证"为第一环；以证为主的证病横向结合，突出各"证的主症""因病而异的兼证"与"证病结合用药"为第二环；以病为主的病证纵向结合，突出各"病的主症""因证而异的兼证"与"病证结合用药"为第三环。症、证、病三个环节，纵横相连，环环相扣，不仅体现三联诊疗的框架结构，线条清晰，眉目井然；从症、证、病三方面的相互联系分析病与证的动态变化，也能若网在纲，有条不紊。抓住症、证、病三环，建立三联诊疗，使中医在诊病、辨证、立法、选药、组方等方面操作有序，这就是病证结合方法的发展。

四、三联诊疗的立论依据

三联诊疗的理论方法，系建立在中医基本理论阴阳五行、脏腑经络、气血津液、病因病机、治法方药等基础之上。三联诊疗病证的四个构成内容：病因、病位、病性、病势；病证的三个构成要素：五气为病、邪留发病、脏腑主病；都是以中医基本理论为指导的。由于症、证、病的三环相连，病与证的纵横结合，存在多方面多层次彼此间的内在关系，因之三联诊疗的理论，就需要基于一定程序的相互联络而成为一种较完整的系统。

病证的构成四个内容：病因、病位、病性、病势。病因，包括气候、地域、精神、体质、婚姻、遗传、居住地、生活习惯等方面的发病原因。病位，指病因作用于人体脏腑，在脏腑及脏腑有关的十二经脉，五脏五位相合部分出现的症状，这些症状，就是每个病的定位依据。病性，即病因作用于人体一定部位在人体内外因相结合之下，产生寒热虚实不同性质，作为疾病定性的症状，在病的进退逆顺方面起决定作用。病势，系病在发生发展过程中的趋势，掌握病势的发展规律，就能对病的演变及结局作出预见性判断。任何病在其发展过程中的各个阶段，病因、病位、病性、病势四个方面的内容，都会以不同形式的证候表现出来。因此要全面了解一个病的构成，必须注意四个方面证候的组合。但病中之证，一是由病的特殊本质变化所决定，一是由其他因素所引起，前者是必然的，后者是或然的，所以还须区分病中之证的来路，分析判断病的特殊本质变化，才能使病证的立方选药有所凭依。这就是病证纵向结合的理论方法。

证不能脱离病的存在，证是病在所处一定阶段的主要本质反映，证既与病有联系，在表现形式与组成结构方面又有自身的特点。证的构成三个要素：一是"五气（含六淫）为病"，均为外感证候，属"原发病因"，有起病急，发展快，病程短，伴寒热症状等特点，这类证候，虽可兼见脏腑及痰饮、瘀血等症，寒热外症未罢，治疗均当以疏散清解为主。二是

"邪留（含血、水、痰、食、虫）发病"，多续发于其他疾病之后，属"继发病因"，起病有缓有急，这类证候，虽可兼见寒热及脏腑等症，邪不去则正不安，治疗均当以攻逐祛邪为主。三是"脏腑主病"，多属慢性疾患，亦可见于新感病后，病程长，发展慢，虽可兼见寒热燥湿及血水痰食等症，不可任意发散攻逐，治疗当以协调脏腑功能，调补阴阳气血为主。证的三个构成要素，实际上是辨证三纲，而且是可以互为纲目。各种证候的表现形式，也就是三个构成要素互为纲目的有机组合，所以任何证都存在纲目关系，尤其是交叉复合证候，更应根据纲目关系分清主次。某些证候，较集中出现于某些病或专科病之中，因此，辨证也要注意因病而异的辨症、用药要点。这就是证病横向结合的理论方法。

病证纵横结合的理论方法，具体运用于某种病的某个阶段，还要注意的是：

（1）继发病因，邪留发病：痰饮，在病，多为病理产物留滞不去，属病的发展结果，前人的结论是"百病皆可生痰"；在证，有的可视为病在所处一定阶段的主要病因，前人的又一结论是"痰可以致百病"。这就需要掌握病证的因果关系及反果为因的理论原则。

（2）病位：是病的特殊本质反映之一，疾病定位，是从提高立方选药的针对性出发，从药物的性味、功能、归经选择作用于某些脏腑的药物，就是提高疗效的措施。所以定位后用药不能游移不定。但病人因合并其他疾病，在所处一定阶段反映在病位方面的症状就不固定，这说明在此阶段由其他因素引起的病变已上升到主要地位，治疗当随之转移。不过暂时的主要病变不贯穿在病的全过程，治疗的转移也只是一种从权措施。

（3）病性：也是病的特殊本质之一，疾病定性是从改变病的特殊本质变化出发的，所以定性后，用药就当坚持守方，只有积累到一定的用药量，才能由量变到质变，达到彻底改变病的特殊本质变化的目的。但病人的素质有阴阳偏虚不同，或误用、过用寒凉克伐、温补燥热之剂，在同一病期内，不同病人可出现与病的本质属性完全无关的症状，这也需要采取从权措施以纠正体质偏虚与用药造成的弊病。

（4）病势：病在某一阶段，由其他因素引起的病变上升到主要地位，也可造成一种暂时的发展趋势，但这种趋势不是必然的，阻断这种趋势的发展，只能是证候疗效。

只有对病因、病位、病性等方面症状的改善或消失进行综合分析，判断是否阻断病的发展必然趋势，才能为发现改变病的特殊本质变化有效方药提供依据。病和证在发展过程中，由于多种因素的影响，其演变与所见症往往因人而异，所以具体对待某些病和证，在病因、病位、病性、病势的理解和处理方面，还须参照以上几点作全面、深入的分析。

五、三联诊疗方法的临床思维

从气温的冷热体验气候，从万物的生长验证物候，从临床的表现辨析病候、证候，都着眼于外候，这是东方哲学认识客观事物的方法。东方哲学的逻辑思维，既运用形式逻辑所提供的分析、综合、类比等方法，又渗透着由此及彼、去伪存真等辩证逻辑。其思维特点，不是把本来联系在一起的各个环节隔离开来考察，而能从不同的广度和深度揭示客观形式彼此间的内在关系。正由于东方哲学对客观事物的观察和思维具有以上特点，古人认识疾病，不仅注意人体内在环境，并注意到人体内外环境各方面的平衡协调。《内经》以阴阳五行学说为基础的整体平衡理论就贯穿在中医基本理论与诊疗技术的各个方面。《内经》以后自东汉以迄明清，仲景三阴三阳的"六经"辨证法，金元四家的"火与气""邪与正"的相关理论，肾命学派的"水火升降"学说，温病学家"寒温分流"对温（瘟）病防治的贡献，等等，无一不是整体平衡理论的延续。三联诊疗理论是建立在中医基本理论之上，其逻辑推理方法亦是着眼于整体平衡。三联把症、证、病三个环节联系起来，对各种病证特别是疑难、错综复杂的病证，从其彼此间的相互关系，分析研究其内在联系及动态变化，从而采取相应的有效措施，都是从恢复整体平衡出发的。

在病证结合，纵横交错的变化过程中，往往还会出现一些不典型证候，对这些不典型证候还要从病证双方抓住能反映病和证本质变化的主要方面，在治疗上避免主次不分，才能保持整体平衡。病证分主次，总的原则是："主要一方可以决定次要一方的存在和发展。"根据这一总则具体从轻重缓急、前因后果、真假同异三个方面进行分析，一是要分析病证双方表里、寒热、虚实的轻重缓急，以急重为主方；二是要分析病证双方的前因后果，以因为主方；三是要分析病证双方的真假同异，以真为主方。寒热、虚实双方如存在夹杂与真假问题，究竟是寒热夹杂还是假寒假热，是虚实夹杂还是假虚假实，也要根据决定主次的总则进行推理。不典型病证，具体又为疑难、错综复杂病证，疑难复杂侧重在病，由于病在发展过程中，病中之证，究由病的特殊本质变化所决定，还是其他因素所引起尚待确定，现在所谓疑难病，即医学上目前认为难治或不治之症，尚须从病的特殊本质变化及演变规律深入探索。错综复杂侧重在证，由于证候处于病情复杂、不稳定的动态变化之中，多出现两证的症状交叉、复合，要根据证的组成结构及其纲目主次关系进行辨析。因此在复杂病证中提出"疑难""错综"两个不同含义，其目的，前者是要通过分清主次以探索疑难病的有效方药；后者只是着重在分清主次双方用药的主次轻重而已。从主次双方的均势以求得平衡，就是处理疑难、错综复杂病证一种执简驭繁的方法，也是三联诊疗逻辑推理方法的组成部分。

中医学的形成与发展是先临床后理论的。从临床到理论，须经过病证结合的反复实践过程。历代医家就是自发地运用病证结合的方法，总结出丰富的防治疾病的经验和理论。为了使这一方法能更好自觉地运用，在病证结合的基础上建立了三联诊疗体系。三联诊疗，在澄清中医病证名实混乱的基础上，阐明病证纵横结合各个环节及其相互关系，并确定其具体操作程序，使在医疗实践中有规可循，便于参考应用。建立起来的新体系，通过医疗实践不断补充完善，有可能对中医临床医学未来的发展产生积极影响。

中篇 临床经验

第一章　骨　折

　　骨折是指骨的连续性和完整性遭到中断和/或破坏。骨折的发生，是外因和内因共同作用的结果，骨折的发展变化，也与外因和内因息息相关。此处外因即外力因素，包括直接暴力、间接暴力、肌肉的收缩力、持续劳损力；内因又包括年龄、体质、解剖结构、病理因素等。外因、内因错综复杂，因此骨折的表现也变化万千。骨折的辨证，目前临床上多采用骨折三期辨证论治：骨折早期治以活血祛瘀，骨折中期治以和营续断，骨折晚期治以补益肝肾。

　　朱克俭教授曾总结欧阳锜先生的临床病证结合诊疗经验有三：①以病为纲，病证结合。即疾病的基本症状和相关指标典型，诊断依据较充分而症候相对不突出，或典型证候经过一段时间的辨证治疗，病情改善，但主要客观指标仍未恢复正常时，以辨病专方为主，适当结合辨证加减的辨治方式。②以证为主，病证结合。临床上疾病某一发展阶段的证候非常典型或者危重，应当着重于病情的缓解和/或立即逆转病势，以及典型证候主症所反映的病因、病位、病性、病势与疾病特殊本质及发展规律有一定差别时，采用辨证为主，适当结合辨病加减论治的方式。③以症带病，证病结合。临床上某一症状特别突出或危重，成为患者就诊的主要动因，可以采用以症带病，证病结合的辨证方式，以迅速消除症状。

　　苏新平教授吸收该思想，结合中医骨科临床实际，在"动静结合、筋骨并重、内外兼治、医患合作"的治疗原则下，外治法进一步强调"能保守不手术；必须手术时，减少不必要损伤，尽量保护骨膜肌肉等软组织"；内治法尊重共性以骨折三期辨证为指导，又重视个性，因骨折部位不同、并发症情况的不同，进行差异化的治疗。同时，针对四肢长干骨骨折的治疗，多可采取中医手法复位、夹板外固定，达到功能复位标准，骨折愈合后对局部功能无明显影响，提示在骨折复位时不必追求手术解剖复位，这一点在儿童骨折中尤为重要。

　　用药要点：本病要注意选用活血定痛药物，如桃仁、红花、苏木、乳香、没药等。急救措施包括：①按不同的部位尽早进行相应的手法复位和外固定。②云南白药 0.5 g，每天 2 次。③骨折挫伤散 1 g，每天 2 次。④一粒止痛丹 3~5 粒，痛时服用。⑤七厘散 1 g，每天 2 次。⑥手术适应证：开放性骨折及不便进行手法复位的闭合性骨折。

第一节　肋骨骨折

直接暴力和间接暴力均可导致肋骨骨折，肌肉牵拉偶可引起骨折。肋骨骨折常见于中老年人，是因为儿童青少年肋骨弹性大，而中老年人肋骨弹性小，脆性大。

【传承概略】

湖湘欧阳氏杂病流派在肋骨骨折的治疗上，强调根据骨折的不同时期和患者的体质进行辨证施治。欧阳锜先生提出，治疗肋骨骨折应根据骨折的早、中、后期特点，分别采用活血化瘀、接骨续筋、滋补肝肾等治疗方法。其弟子朱克俭在此基础上，进一步深入研究气血在骨折愈合中的作用，丰富了骨折恢复期的辨证内容。

【临床表现】

肋骨骨折者大部分有外伤暴力史，或高处坠落，或重物压砸，或车辆物体撞击。如有严重的骨质疏松、骨结核、骨肿瘤、甲状旁腺功能亢进症等疾病，导致肋骨骨质被破坏者，轻微力量（如咳嗽、打喷嚏等）亦可导致骨折。

肋骨骨折就诊者一般多以胸部疼痛为主要症状，尤其是深呼吸、咳嗽、体位改变时疼痛加剧。同时也可出现胸闷、气促等症状。

查体可发现有胸廓畸形、反常呼吸等情况。其胸廓挤压征（＋）。开放性肋骨骨折查体时有流血、骨折端外露情况。伴有气血胸者，其肺部听诊可出现呼吸音减弱或者消失，语音语颤增强或者减弱等相应改变。

【辅助检查】

1. 影像学检查　胸部正侧位、斜位 X 线片可资鉴别。胸廓计算机体层成像（computed tomography，CT）三维成像对肋骨骨折敏感性更高，同时可发现液胸、气胸、肺挫伤等并发症。需注意的是，轻微的肋骨骨折受伤后立即进行 X 线片和 CT 检查往往难以发现骨折。待骨折端骨质略有吸收后，1～2 周后复查方可表现出骨折改变。

2. 实验室检查　血氧检测可提示其肺部氧合功能变化，而血气分析对监测呼吸功能的变化，早期处理各种呼吸障碍有重要意义。

【常见并发症】

1. 肺挫伤　胸部受到钝性外力作用，造成肋骨骨折的同时，也可造成肺部的挫伤。轻度的肺挫伤仅有胸痛、胸闷、气促、咳嗽和血痰等症状，血气分析可无异常。而严重者则有明显呼吸困难、发绀、血性泡沫痰、心动过速和血压下降等，听诊有广泛啰音、呼吸音减弱至消失或管性

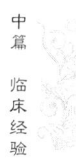

中篇　临床经验

021

呼吸音，动脉血气分析有低氧血症。肺挫伤早期症状表现不明显，可在数小时甚至数天后出现相应表现。严重的肺挫伤是胸部损伤后出现急性呼吸衰竭的最常见原因。

2. 气胸　胸壁的损伤，肺泡、支气管的挫裂可使空气进入胸膜腔内，从而导致气胸的发生。气胸可分为闭合性、开放性、张力性三类。闭合性气胸轻者可无明显症状，重者可出现胸闷、呼吸短促等呼吸困难症状。查体见患侧胸廓饱满，呼吸活动度降低，叩诊呈鼓音，呼吸音减弱。而开放性气胸患者可出现明显的呼吸困难、嘴唇发绀、颈静脉怒张。伤侧胸壁可闻及空气进出胸膜腔的声音。气管移向健侧，患侧叩诊呈鼓音，呼吸音消失。张力性气胸则表现为严重的呼吸困难、意识障碍、发绀。气管明显移向健侧，皮下气肿多见，患侧胸廓饱满，叩诊呈鼓音，呼吸音消失。

3. 血胸　胸膜腔内积血称为血胸。可与气胸并见。血胸发生后，不但可因血容量降低影响循环功能，导致低血容量性休克，还可压迫肺，减少呼吸面积。

【诊断要点】

1. 有胸部外伤暴力史。

2. 胸部疼痛，可伴有呼吸急促、胸闷等症状。

3. 查体胸廓挤压征（＋），胸廓可有塌陷畸形，甚至可出现浮动胸壁、反常呼吸。

4. X 线片、CT 三维成像提示肋骨骨折。

【证治特色】

1. 用药要点　本病可在局部固定包扎的基础上，选用活血定痛、宽胸理气的药物，如当归、红花、乳香、没药、柴胡、香附、枳实、木香等。多根多段肋骨骨折者，肋骨断端刺入肺部者，开放性肋骨骨折者建议手术治疗。如严重血气胸患者，需行胸腔闭式引流术。严重肺挫伤者，行辅助呼吸等对症治疗。

2. 急救措施

（1）局部应用半环式胶布固定或多头胸带固定。

（2）骨折挫伤散 1 g，每天 3 次。

（3）一粒止痛丹 3 粒，痛时服用。

（4）云南白药 0.2 g，冲服。

（5）手术适应证：多根肋骨多处骨折，造成大片胸壁软化，反常呼吸者，可行肋骨骨折内固定术。

3. 辨证论治

（1）气滞血瘀证：

［主症］胸部疼痛，咳嗽、深呼吸时尤甚。舌淡红，苔薄白，脉弦数。

〔治法〕活血化瘀，行气止痛。

〔选方〕伤气为主者，可选柴胡疏肝散、金铃子散；伤血为主者，方选复元活血汤或血府逐瘀汤；气血两伤者，可选用顺气活血汤加减。

〔加减〕气逆咳喘者加用或重用瓜蒌皮、杏仁、枳壳；有痰难以咳出者，可加用黄芩、桔梗、杏仁宣肺排痰。

（2）瘀血未尽证：

〔主症〕骨折中期，疼痛较前好转，舌暗红，苔薄白，脉弦。

〔治法〕补气养血，接骨续筋。

〔选方〕接骨紫金丹、接骨丹等。

（3）肝肾不足证：

〔主症〕后期胸胁隐隐作痛，或有陈伤。舌质淡红，舌苔薄白或少津，脉沉细弱或细数。

〔治法〕补益肝肾，化瘀和伤。

〔选方〕三棱和伤汤加减。

〔加减〕气血虚弱较甚者，可合用八珍汤。

【传承实录】

1. 欧阳锜从血瘀肝郁论治肋骨骨折

疏肝活血案：张某，女，57 岁。素喜打麻将，脾气较急躁，易发怒。3 个月前因和牌后过于激动，不慎滑倒，右前胸撞击椅子后扑倒在地，当时自觉右胸前疼痛，伴嗳气。跪地约 1 分钟后稍缓解，遂回家中休息。归家后一直感右侧胸部胀痛不舒，休息后无明显缓解。遂就诊。患者神清，精神一般，食纳一般，睡眠正常，二便调。查体：X 线提示右侧第 5、第 6 肋骨骨折，未移位。叩击痛（＋），舌暗红，苔薄白，脉沉弦。治以活血化瘀，疏肝理气，通络止痛，复元活血汤加减：柴胡 15 g，天花粉 12 g，当归 10 g，红花 8 g，甘草 6 g，炮穿山甲 6 g，桃仁 12 g，延胡索 15 g，白芷 10 g，泽兰 10 g，川芎 10 g，三七 10 g，忍冬藤 10 g，没药 10 g，乳香 10 g，白芍 10 g。14 剂，水煎服。患者服药后自觉疼痛较前明显好转。但胸骨处仍感轻压痛，日常活动未诱发疼痛。改处方去泽兰、乳香、没药、炮穿山甲，加黄芪、党参、枳壳、木香、山药、杜仲、续断、狗脊、熟地黄各 10 g，继服 15 剂，巩固疗效。服药后疼痛基本缓解，压痛、叩击痛不明显。嘱患者避免二次受伤，可正常进行日常活动及锻炼等。

按：患者初诊时主症以气滞血瘀为主，患者平日性格急躁，易气逆发怒，摔伤后肝郁气滞，局部血瘀内停，瘀滞脉络，气血同源，气行血，血养气，两者受累，不通则痛，故首次方药以缓解症状、急则治其标为主。以复元活血汤为主方，加用泽兰活血祛瘀，取芍药甘草汤之意缓急止痛，加延胡索、白芷、川芎、乳香、没药等祛瘀活血药配合炮穿山甲、忍冬藤加强血化瘀之力同时搜风通络止痛；服药后患者急症明显缓解，疼痛减轻，骨折初期气血之伤得以缓和，瘀血痹阻情况减轻，故后方较前减轻活血化瘀力度，加用黄芪、党参、木香等药补气行气，配合前方巩固通络止痛之效，加用山药、杜仲、续断、狗脊等入补肝肾，缓和补气药燥性，同时补益肝肾，肝藏血，肾主骨，补肝滋肾，养血健骨有助于骨折中后期的愈合。此诊重在标本同治，扶其本源。

2. 苏新平行气祛瘀论治肋骨骨折

行气祛瘀案：邓某，女，83 岁。患者 3 个月前在下厨时，灶台湿滑，手部支撑时向前滑后不慎右前胸磕到灶台，当时未在意，继续下厨。晚饭后看电视时感胸前隐痛，右侧为主，自行外贴膏药后稍感缓解，未在意。随后 1 个月反复感右前胸处隐痛、刺痛发作，痛有定处，偶有胸闷不适，外贴膏药后亦未见缓解。遂就诊。查体：右胸剑突旁开局部压痛（十），X 线提示：右侧第 6、第 7 肋骨骨折。骨折线明显，骨折未愈。舌质暗红，苔薄稍腻，脉细滑。予患者方药，血府逐瘀汤加减：桃仁 12 g，红花 6 g，当归 10 g，生地黄 10 g，牛膝 15 g，川芎 10 g，桔梗 10 g，赤芍 10 g，枳壳 10 g，甘草 6 g，续断 10 g，瓦楞子 10 g，炮穿山甲 6 g，蜈蚣 5 g，杜仲 10 g。14 剂。服药后右胸骨处仍稍感压痛，但右胸偶发刺痛、胸部胀闷不舒较前明显减轻。较前方稍作调整，去蜈蚣，炮穿山甲减量为 3 g，加用泽兰 10 g，三七 10 g，丹参 10 g，徐长卿 10 g，熟地黄 10 g。继服 21 剂。患者胸痛定点较前明显减轻，压痛减轻，嘱患者继服此方，疗效持续且巩固。

按：患者老年女性，素体肝肾不足，筋衰骨弱，碰撞后导致局部肋骨骨折，且肝肾亏虚，气血失于荣养，骨折难以愈合，加之局部气滞血瘀，不通不荣所致疼痛，故首诊以血府逐瘀汤加减。治以行气散结，化瘀止痛，方中以桔梗、枳壳配瓦楞子行气软坚散结，桃仁、红花、当归活血补血之力配合川芎、炮穿山甲、蜈蚣治以活血祛瘀，祛瘀解毒通络，稍补益肝肾，治标祛瘀同时以杜仲、牛膝调补肝肾，结合其骨折初期特性以生地黄凉血活血有助于缓解疼痛。复诊时较前方稍作调整，减轻虫药的用量，改用徐长卿活血解毒、镇痛通络，加强活血补血祛瘀之力，故加用泽兰、三七、丹参活血化瘀，消肿祛湿；配合熟地黄入肝肾补阴养血；调整后既保留前方通络之功，又加强了祛瘀止痛的功效，且在骨折中期加强滋补肝肾之阴，继服后患者症状较前明显减轻。辨证准确，疗效显著。

第二节　脊柱骨折与脱位

　　脊柱俗称脊梁骨，位于项、背、腰、臀部正中，由 33 节椎骨组成。颈椎有 7 节，椎体较小居上，活动范围最大，能旋转，前后屈伸和左右侧弯，旋转活动主要发生在寰椎和枢椎之间，颈椎 3～7 节可做屈、伸、侧弯等活动。胸椎 12 节，椎体稍大居中；腰椎 5 节，体积最大居下。胸椎 1～10 的活动力极少，仅能做略有屈伸、旋转的活动。胸椎 11～12 与腰椎活动度仅次于颈椎，主要可做背伸、前屈和侧弯活动。骶椎上宽下窄，5 节骶椎融合为一，末端接有尾椎。各节椎骨呈塔状紧密连接，构成躯干的中轴；每个椎骨分椎体和附件两部分。椎体前方有前纵韧带，后方有后纵韧带。附件包括两侧的椎弓根、椎板、横突、上下关节突及后方的棘突，棘突之间有棘间韧带和棘上韧带。椎板之间有黄韧带。

　　各个椎骨的椎孔相连而形成椎管，自枕骨大孔通向末节骶椎。脊髓在椎管内通过，并从每一节段发出一对脊神经通过相应的椎间孔。胎儿 1～3 个月脊髓与椎管长度一致，自胚胎第 4 个月起，椎骨生长速度快而脊髓慢，使脊髓的节段与椎骨的平面不相符。新生儿的脊髓下端平对第 3 腰椎，至成人则平对第 1 腰椎下缘。第 2 腰椎平面以下是马尾神经。脊髓节段平面与椎骨平面在颈节应该是椎骨数加 1，中胸节为椎骨数加 2，下胸节为椎骨数加 3，整个腰髓位于胸椎 10～12，骶髓位于胸椎 12 和腰椎 1 之间，故当胸椎 10～12 骨折时是损伤腰髓，腰 2 以下骨折时则损伤马尾神经。

　　脊柱是负重、运动、吸收震荡及平衡肢体的重要结构，具有保护和支持内脏、脊髓等作用。当脊柱发生骨折或脱位时，应首先排除是否伴有脊髓损伤，做好急救和搬运等工作，确保患者生命体征平稳，选用适宜方法复位固定骨折部位，积极治疗并发症，减少患者后遗症。

【传承概略】

　　湖湘欧阳氏杂病流派第一代传人欧阳锜认为脊柱骨折属于"骨折"范畴，治疗时应该根据骨折各个时期的不同特点论治骨折，如发生脊髓损伤，中医属于"体惰"，可从督脉辨证论治。

　　第二代传人朱克俭从瘀血的角度进行了深度研究，同时结合不同手术治疗，丰富了骨折的中西医结合治疗方法，取得了很好的临床疗效。

【病因病机】

　　任何可引起脊柱过度屈曲、过度伸展、旋转或侧屈的暴力，都可造成脊柱损伤。有直接暴力与间接暴力两种。多由间接暴力引起，如高空坠落，足或臀部着地，上半身的体重加冲力，使脊柱过度屈曲；高空坠落的重物，落在患者的头部或肩背部，同样可引起脊柱过度屈曲，亦可导致脊柱的骨折和脱位；如直接击中脊柱，则为直接暴力所致。一些异常情况，如车祸、塌方、地震、爆炸、跳水和体育技巧运动等都是脊柱损伤的常见原因。

在临床上，脊柱骨折根据致伤机制、损伤部位、稳定性等有多种分类方法。

1. 根据受伤时暴力作用的方向分类　可分为：①屈曲型，最常见。受伤时暴力使身体猛烈屈曲，椎体互相挤压使其前方压缩，常发生于胸腰段交界处的椎骨，可合并棘上韧带断裂。暴力水平分力较大时可导致脱位。②伸直型，少见。高空仰面落下时背部被物体阻挡，使脊柱过伸，前纵韧带断裂，椎体横行裂开，棘突互相挤压而断裂，或上椎体向后移位。③屈曲旋转型损伤。暴力使脊柱不仅屈曲且伴有旋转，可发生椎骨骨折外，常有关节突骨折及脱位。④垂直压缩型。暴力与脊柱纵轴方向一致，垂直挤压椎骨，使椎骨裂开，骨折块常突向椎管压迫脊髓。

2. 根据骨折后的稳定性分类　可分为：①稳定型。椎体压缩高度未超过 50%，单纯横突骨折。②不稳定型。椎体高度压缩超过 50%，椎体畸形角>20°；伴脊髓神经功能损害，骨折伴脱位，压缩骨折伴棘突或棘间韧带断裂等。

3. Armstrong-Denis 分类　是目前国内外通用的分类。根据三柱理论将脊柱分为前柱、中柱和后柱。前柱包括前纵韧带、椎体及椎间盘的前半部，中柱包括椎体及椎间盘的后半部及后纵韧带。后柱包括椎体附件及其韧带。共分为：①压缩性骨折。椎体前柱受压，椎体前缘高度减小而中柱完好。②爆裂性骨折。脊柱的前中柱受压爆裂可合并椎弓根或椎板纵行骨折。椎体前缘及后缘的高度皆减小，椎体的前后径及椎弓根间距增宽。③后柱断裂。脊柱后柱受张力断裂，致棘间韧带或棘突水平横断；并可延伸经椎板、椎弓根、椎体的水平骨折，即 Chance 骨折，故可累及中柱损伤。Chance 骨折又称水平撕裂状骨折、安全带骨折，可经椎体、椎弓及棘突的横向骨折，也可以是前后纵韧带-椎间盘-后柱韧带复合体的损伤。④骨折脱位。脊柱三柱受屈曲、旋转或剪力作用完全断裂，前纵韧带可能保持完好。⑤旋转损伤。旋转暴力经椎间盘的损伤，损伤椎间盘明显狭窄而椎体高度无明显改变；损伤椎间盘的上下椎体边缘有撕脱骨折。⑥压缩性骨折合并后柱断裂。不同于后柱断裂，因中柱未受张力作用损伤。⑦爆裂性骨折合并后柱断裂。

4. 按部位分类　可分为颈椎、胸椎、腰椎骨折或脱位。按椎骨解剖部位可分为椎体、椎弓、椎板、横突、棘突骨折等。

5. 颈椎骨折脱位类型 颈椎 3～7 可发生椎体压缩性骨折；颈椎脱位由于一侧或两侧小关节交锁所致；寰椎可发生爆裂性骨折；枢椎可发生伸展型枢椎齿状突骨折，以及颈椎 1～2 的脱位等。

6. 外伤性无骨折脱位型脊髓损伤 多发生于儿童和中老年患者，特点是影像学检查无骨折脱位。它和儿童脊柱生理解剖特性有关。中老年则多伴有颈椎病、发育性椎管狭窄等病变存在。

【临床表现】

1. 脊柱骨折

（1）有严重外伤史，如高空落下，重物打击头颈、肩背部、腰背部、塌方事故、交通事故等。

（2）局部疼痛，颈部活动障碍，腰背部肌肉痉挛，站立即翻身起立。骨折局部可扪及局限性后突畸形。

（3）由于腹膜后血肿对自主神经刺激，肠蠕动减慢，常出现腹胀、腹痛等症状，有时需与腹腔脏器损伤相鉴别。

2. 合并脊髓和神经根损伤 脊髓损伤后，在损伤平面以下的运动、感觉、反射及括约肌和自主神经功能受到损害。

（1）感觉障碍，损伤平面以下的痛觉、温度觉、触觉及本体觉消失。

（2）运动障碍：脊髓休克期，脊髓损伤节段以下表现为软瘫，反射消失。休克期过后若是脊髓横断伤则出现上运动神经元性瘫痪，肌张力增高，腱反射亢进出现髌阵挛及踝阵挛等病理反射。

（3）括约肌功能障碍：脊髓休克期表现为尿潴留，系膀胱逼尿肌麻痹形成无张力性膀胱所致。休克期过后，若脊髓损伤在骶髓平面以上，可形成自动反射膀胱，残余尿少于 100 mL，但不能随意排尿。若脊髓损伤平面在圆锥部骶髓或骶神经根损伤，则出现尿失禁，膀胱的排空需通过增加腹压（腹部用手挤压）或用导尿管来排空尿液。大便也同样可出现便秘和失禁。

（4）不完全性脊髓损伤：损伤平面远侧脊髓运动或感觉仍有部分保存时称为不完全性脊髓损伤。临床上有以下几型：①脊髓前部损伤。表现为损伤平面以下的自主运动和痛温觉消失。由于脊髓后柱无损伤，患者的触觉、位置觉、振动觉、运动觉和深压觉完好。②脊髓中央性损伤。在颈髓损伤时多见。表现为上肢运动丧失，但下肢运动功能存在或上肢运动功能丧失明显比下肢严重。损伤平面的腱反射消失而损伤平面以下的腱反射亢进。③脊髓半侧损伤综合征。表现为损伤平面以下的对侧痛温觉消失，同侧的运动功能、位置觉、运动觉和两点辨别觉丧失。④脊髓后部损伤。表现损伤平面以下的深感觉、位置觉丧失，而痛温觉和运动功能完全正常。多见于椎板骨折患者。

【辅助检查】

1. 影像学检查　X线检查是最基本的检查手段，可以初步判断椎体有无骨折变形、关节间关系、有无脱位等基本情况。CT可以更加全面地显示脊柱骨性结构的损伤，间接反映椎间盘、韧带、关节囊的程度。磁共振成像（magnetic resonance imaging，MRI）可以显示脊柱、脊髓损伤后一系列的病理改变，有助于脊柱、脊髓损伤的早期诊断、预后评估及制订治疗方案等。但对于椎体及椎体附件等组织信号对比不明显时，应以CT及X线为准。各影像学检查相互补充，彼此印证，使诊断更为确切可靠。

2. 实验室检查　对于伴有脊髓损伤患者，尤其是高位颈脊髓损伤者，常发生低钠血症，影响呼吸功能，电解质及血气分析是保证患者生命平稳非常必要的检查。

3. 电生理检查　电生理检查可以提高脊髓损伤的伤情判断，对脊髓残存的功能评价，治疗评估及预后预测有着重要的价值。

【诊断要点】

对于脊柱骨折的辨证诊断过程中，在完善体格检查时要时刻保护患者避免因检查造成二次伤害；患者伤后见局部肿胀、疼痛，骨折处两侧肌肉紧张，不能站立，翻身困难，脊柱的各方向运动障碍。颈椎骨折时可见头颈倾斜，常见两手托住头部，检查时骨折棘突有明显压痛，棘突间距离改变，局部有肿胀、瘀斑等。腰椎骨折时由于腹膜后血肿刺激，可伴有腹部胀痛、纳食不佳、便秘等里实证表现。伴有脊髓损伤则可出现截瘫，损伤平面以下肢体麻木、无知觉、不能活动、排尿、排便功能障碍。通过询问受伤经过，详细进行体格检查，常规影像学检查，以及综合分析所得资料，即可得出正确诊断。

【证治特色】

1. 单纯脊柱骨折　对于胸腰段骨折椎体轻度压缩（＜50％）稳定性可的患者，平卧硬板床，腰背部稍垫高。数日后行背伸肌锻炼。中药按骨折三期辨证论治。

对于胸腰段重度压缩超过50％者，应予以复位，目前手法复位运用已相对较少。①可用两桌法过伸复位。用两张高度相差30 cm左右的桌子，桌上各放一软枕，患者俯卧，头部置于高桌上，两手把住桌边，两大腿放于低桌上，要使胸骨柄和耻骨联合部悬空，利用悬垂的体重约10分钟后即可逐渐复位。复位后在此位置用石膏背心或支具固定。固定时间需3个月。②双踝悬吊法复位法。复位后同样用石膏背心或支具固定3个月。③经皮穿刺椎体成形术。微创手术治疗可明显缓解疼痛，恢复椎体高度。

颈椎骨折或脱位，压缩移位轻者，用颌枕吊带牵引复位。牵引质量

3～5 kg。复位后固定 3 个月。压缩移位重者，用持续颅骨牵引复位。牵引质量可增加到 6～10 kg。适时复查，复位后固定 3 个月，无法牵引复位或较为复杂者，采用手术切开复位内固定治疗。

胸腰段不稳定型脊柱骨折，椎体压缩超过 1/2 以上、畸形角大于 20°，或伴有脱位考虑开放复位内固定，如哈灵顿棒或 Dick 椎弓根钉内固定等。

辨证论治：

（1）气滞血瘀证：

［主症］颈胸腰脊疼痛固定，肿胀，痛如针刺，按则疼痛加剧，不能站立、翻身困难，或伴有腹胀、纳差、便秘，或伴有少腹胀满，小便不利，舌苔薄白，脉弦紧。

［治法］行气活血，消肿止痛。

［选方］复元活血汤或膈下逐瘀汤。

柴胡 15 g，瓜蒌根 10 g，当归 10 g，红花 10 g，甘草 6 g，炮穿山甲 3 g，大黄（酒浸）30 g，桃仁 10 g，川芎 10 g，延胡索 15 g，枳壳 10 g。

［加减］兼有腹胀、纳差、便秘，舌苔黄厚腻，脉弦有力者，加用桃核承气汤或大承气汤；兼有少腹胀满，小便不利，膀胱气化不利，宜行气利水，加用五苓散。

（2）瘀血未尽证：

［主症］骨折中期，疼痛、肿胀较前好转，仍活动受限，舌暗红，苔薄白，脉弦。

［治法］活血和营，接骨续筋。

［选方］复元通气散加当归。

当归 12 g，赤芍 12 g，续断 12 g，威灵仙 12 g，骨碎补 12 g，五加皮 12 g，薏苡仁 30 g，桑寄生 30 g，自然铜 15 g，延胡索 15 g，桃仁 10 g，乳香 5 g，没药 5 g。

［加减］兼有腹胀、纳差、便秘，舌苔黄厚腻，脉弦有力者，加用桃核承气汤或大承气汤；兼有少腹胀满，小便不利，膀胱气化不利，宜行气利水，加用五苓散。

（3）肝肾亏虚证：

［主症］骨折后期，骨痂已经生长，骨折后恢复期漫长，疲劳加重，关节屈伸不利，不能久立远行，久则疼痛不已，遇劳痛甚，休息后疼痛减轻，肌肉瘦削，腰膝酸软，或畏寒肢冷、阳痿、遗精，或骨蒸劳热、心烦口干，舌质淡红，舌苔薄白或少津，脉沉细弱或细数。

［治法］补益肝肾，通络止痛。

［选方］六味地黄丸、八珍汤、虎潜丸等加减。

六味地黄汤：熟地黄 24 g，山茱萸 12 g，山药 12 g，泽泻 9 g，茯苓

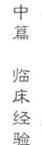

9 g，牡丹皮 9 g。

八珍汤：党参 15 g，白术 10 g，茯苓 10 g，熟地黄 15 g，当归 10 g，川芎 10 g，白芍 10 g，炙甘草 5 g。

虎潜丸：虎骨（狗骨）15 g，陈皮 12 g，锁阳 10 g，龟甲 20 g，干姜 5 g，知母 12 g，白芍 12 g，熟地黄 20 g，黄柏 30 g。

［加减］若痛甚者，可加制川乌、制草乌、白花蛇、地龙、红花等以助搜风通络，活血止痛；寒邪偏盛见腰腿冷痛者酌加附子、干姜温阳散寒；湿邪偏盛肢体重着者，去地黄，酌加防己、薏苡仁、苍术以祛湿消肿；正虚不甚者，可减地黄、党参。

2. 脊柱骨折合并脊髓损伤　脊髓解剖部位与督脉相似，督脉总督一身阳经，为"阳脉之海"，通过周身阳经调经气，温暖五脏六腑。脊髓损伤后瘀血阻滞于脊髓、经络，督脉气血不通，统率失职，三阳经之气血逆乱，功能障碍；督脉及三阳经亦失去濡养筋骨肌肉的功能，筋脉不荣，故见肢体运动或感觉障碍，导致肢体麻木、疼痛、痿软无力，甚至瘫痪、麻痹等症状。对于脊髓损伤，解除脊髓压迫是脊髓损伤功能恢复的重要条件，解除压迫可以缓解督脉的瘀阻，达到疏通督脉的作用。手术治疗是对脊髓损伤者全面康复治疗的重要部分。手术目的是恢复脊柱正常轴线，恢复椎管内径，直接或间接地解除骨折块或脱位对脊髓神经根的压迫，稳定脊柱，改善督脉瘀阻，为中医药活血通络提供机会。故脊柱骨折、脱位合并脊髓损伤治疗上应早期手术减压，围手术期间配合中医药活血化瘀、补益肝肾、疏通督脉。

（1）药物治疗：方用补阳还五汤加减，受伤 2～3 个月以后，多属脾肾阳虚，多采用补肾壮阳、温经通络，方用补肾壮阳汤加补骨脂、穿山甲等；后期血虚风动，呈痉挛性瘫痪，宜养血柔肝、镇痉熄风，方用四物汤加蜈蚣、全蝎、土鳖虫、钩藤、伸筋草等；气血两虚者，应予以补益之品，方用八珍汤、补中益气汤或归脾汤加减；若肝肾亏损，宜壮阳补肾、强筋壮骨，方用补肾活血汤或健步虎潜丸。用药特点：本病要在治疗脊椎骨折或脱位的基础上，选加清热利湿（如滑石、车前子、栀子）与活血通腑（如桃仁、大黄）的药物。

（2）急救措施：①少腹逐瘀丸 6 g，每天 2 次。②膀胱区按摩，保留导尿管。

（3）体针：三阴交、膀胱俞、中极。

（4）指压：用拇指按压脐与耻骨联合中点，由轻压而逐渐加重，并稍使指端震动。

【传承实录】

1. 欧阳锜从气滞血瘀论治单纯脊柱压缩性骨折

气滞血瘀案：黄某，女，52岁。患者诉不慎从台阶上跌下，臀部着地，感腰背部剧烈疼痛不能活动，翻身困难。查体见腰部活动受限，双侧骶棘肌紧张，胸11棘突处叩击痛、压痛，双下肢感觉及肌力正常。舌质淡红，苔薄白，脉弦数。X线片显示胸11压缩性骨折。治疗上，患者胸椎骨折，压缩程度较低，患者选择保守治疗，故嘱患者平卧硬板床，稍垫高腰部。中医治以活血化瘀，方选复元活血汤，药用柴胡、瓜蒌根、当归、红花、甘草、桃仁、川芎、延胡索、牛膝、神曲、酒大黄。1周后患者腰痛明显好转，嘱其腰部操练。

按：脊柱骨折后会造成骨断筋伤，进而出现气血运行阻滞，加之长期卧床，浊气聚集，腑气不通，升降失调。应当给予具有清热攻下、行气活血的方剂。复元活血汤出自《世医得效方》，功能活血化瘀、清热通腑。复元活血汤中酒大黄活血、通瘀、清热，柴胡升阳举气、疏肝行气，桃仁活血化瘀、润肠通便，红花活血通经、祛瘀止痛，瓜蒌根生津、清热，川芎、当归活血、通便、攻邪，延胡索止痛，牛膝疏通经络，神曲健脾消食，甘草调和诸药。此方是治疗脊柱骨折早期气滞血瘀常用方、有效方。

2. 苏新平从脾肾亏虚论治陈旧性脊柱骨折伴脊髓损伤

脾肾亏虚案：李某，女，67岁。家属代诉于10个月前不慎摔伤，就诊于当地医院。诊断为胸11压缩性骨折，骨折处压迫脊髓，当时未行手术治疗，卧床保守治疗。就诊时，患者卧床，不能站立，双下肢感觉稍减退，肌肉明显萎缩，肌力Ⅰ级，肌张力升高，大小便失禁，沉默少言，纳差，精神不振，舌淡红，苔少，脉细。完善相关检查后诊断为：胸11椎体陈旧性骨折伴不完全截瘫。行椎管减压＋椎弓根内固定术。术后治以补脾益肾、活血化瘀、疏通督脉；内服处方：茯苓15 g，黄芪30 g，赤芍10 g，当归10 g，地龙10 g，川芎10 g，红花6 g，桃仁6 g，泽泻10 g，牛膝15 g，桑寄生15 g，肉桂10 g，杜仲10 g，人参10 g。术后5天，患者可感到便意。术后15天，患者可勉强控制排便及解小便，嘱患者守方续服，巩固疗效。

按：患者伤后，脊髓受压，未及时处理，导致脊髓慢性损伤；督脉损伤时致肾阳不足，肾司二便异常则可见大小便失禁，瘀血停滞于督脉，脉气不行，累及足三阳经，经气不通，从而出现运动障碍等症状，受伤日久，损及脾肾，导致脾肾亏虚。本病治疗难度大，但家属意愿强烈，仍应该争取康复希望。患者脾肾亏虚，瘀阻督脉，治以补脾益肾、活血化瘀、疏通督脉；方用补阳还五汤加减，重用黄芪，补益元气，意在气旺则血行，瘀去络通。当归活血通络而不伤血。赤芍、川芎、桃仁、红花协同当归以活血祛瘀；地龙通经活络，力专善走，周行全身，以行药力，茯苓、人参健脾益气，牛膝、桑寄生、肉桂、杜仲引药下行，补益肝肾。中医在治疗中对于脊髓损伤的治疗有其自身的特点，临床的治疗效果表明中医治疗方法可改善脊髓损伤患者神经功能，减少并发症，提高患者生活质量，可以在临床上加以推广。

第三节　四肢骨折

骨的完整性和连续性遭到破坏者，称为骨折。骨折这一病名出自唐代王焘《外台秘要》。中医骨伤科在骨折复位、固定、练功活动和药物治疗等方面具有其独特的优势。根据骨折的部位分类，四肢骨折又分为上肢骨折和下肢骨折。

上肢是劳动操作的主要器官，它是以上臂和前臂为杠杆，各关节为运动枢纽，通过手部操作而体现其功能的。因此，对上肢功能的要求灵活性高于稳定性。治疗上，必须重视手部早期练功活动，固定时间一般较下肢略微缩短。

下肢的主要功能是负重和行走，故需要良好的稳定结构，两下肢要等长。当下肢发生骨折后，对骨折整复要求高，不仅需要患肢与健肢的长度相等，而且要求对位对线良好。若患肢成角畸形，将会影响肢体的承重力；若患肢短缩在 2 cm 以上者，则会出现跛行。下肢肌肉发达，骨折整复后，单纯夹板固定难以保持断端整复后的位置，尤其是股骨干骨折及不稳定的胫腓骨骨折，常需配合持续牵引，固定时间也应相对长些，以防止过早负重而发生畸形或再骨折。

【传承概略】

湖湘欧阳氏杂病流派第一代传人欧阳锜认为四肢骨折属于"骨折"范畴，治疗时应根据骨折各个时期的不同特点论治骨折。

第二代传人朱克俭从气血瘀滞的角度进行了深度研究，丰富了骨折恢复期的辨证内容，取得了很好的临床疗效。

【病因病机】

1. 外因

(1) 直接暴力：骨折发生在外来暴力直接作用的部位，如打伤、压伤、枪伤、炸伤及撞击伤等。这类骨折多为横断骨折或粉碎性骨折，骨折处的软组织损伤较严重。若发生在前臂或小腿，两骨骨折部位多在同一平面；如为开放性骨折，则因打击物由外向内穿破皮肤，故感染率较高。

(2) 间接暴力：骨折发生在远离于外来暴力作用的部位。间接暴力包括传达暴力、扭转暴力等。多在骨质薄弱处造成斜形骨折或螺旋形骨折，骨折处的软组织损伤较轻。若发生在前臂或小腿，则两骨骨折的部位多不在同一平面。如为开放性骨折，则多因骨折断端由内向外穿破皮肤，故感染率较低。

（3）筋肉牵拉力：由于筋肉急骤地收缩和牵拉可发生骨折，如跌倒时股四头肌剧烈收缩可导致髌骨骨折。

（4）累积性力：骨骼长期反复受到震动或形变，外力的积累，可造成骨折。又称疲劳骨折，多无移位，但愈合缓慢。

2. 内因

（1）年龄和健康状况：年轻体健，筋骨坚韧，不易受损；年老体弱，平时较少运动锻炼或长期废用者，其骨质脆弱、疏松，遭受外力作用容易引起骨折。

（2）骨的解剖位置和结构状况：幼儿骨膜较厚，胶质较多易发生青枝骨折；18 岁以下青少年，骨骺未闭合易发生骨骺分离；老年人骨质疏松，骨的脆性增大，最易发生骨折。又如肱骨下端扁而宽，前面有冠状窝和后面有鹰嘴窝，中间仅一层较薄的骨片，这一部位就容易发生骨折。在骨质的疏松部位和致密部位交接处（如肱骨外科颈、桡骨远端等），或脊柱的活动段与静止段交接处（如脊柱胸腰段等）也易发生骨折。

（3）骨骼病变：如先天性脆骨病、营养不良、佝偻病、甲状腺功能亢进症、骨感染和骨肿瘤等常为导致骨折的内在因素。

外力作用于人体，可由于年龄、健康状况、解剖部位、骨结构、骨骼是否原有病变等内在因素的差异，而产生各种不同类型的损伤。不同的致伤暴力又可有相同的受伤机制。例如，屈曲型脊椎压缩性骨折可因从高处坠下，足跟着地而引起，亦可因建筑物倒塌，重物自头压下而发生，但两者都要具备同一内在因素：脊柱处于屈曲位。因此，致伤外力是外因，而骨折则是外因和内因综合作用的结果。

【辅助检查】

1. 影像学检查 X 线检查可诊断骨折，应常规 X 线摄片检查确诊，并明确骨折类型、移位方向、骨折端形状等情况。

有些无移位的腕舟状骨、股骨颈骨折早期，或肋软骨骨折，X 线片不容易发现。当 X 线片与临床其他诊断有矛盾时，尤其是临床上有肯定体征，而 X 线片显示阴性时，必须以临床诊断为主，或是进一步做 CT 或 MRI 检查予以证实，或是加摄健侧 X 线片对比，确定是否有骨折。若仍不能排除骨折，应定期随诊，再行摄片或其他影像学检查，加以证实或排除。

2. 临床检查 应与 X 线等影像学检查相互补充，彼此印证，使诊断更为确切可靠。在急救现场，缺乏 X 线设备时，主要依靠临床检查来诊断和处理骨折。

【诊断要点】

在骨折辨证诊断过程中，既要查看表浅伤，又要注意是否骨折；避免只查看一处伤，不注意多处伤；切忌只注意骨折局部，不顾全身伤情；防止只顾检查，不顾患者痛苦和增加损伤。通过询问受伤经过，详细进行体格检查，常规 X 线摄片检查，以及综合分析所得资料，即可得出正确诊断。受伤史应了解暴力的大小、方向、性质和形式（高处跌下、车撞、打击、机器绞轧等），及其作用的部位，打击物的性质、形状，受伤现场情况，受伤姿势状态等，充分地估计伤情。

【临床表现】

1. 全身情况　轻微骨折可无全身症状。一般骨折，由于瘀血停聚，积瘀化热，常有发热，体温一般不高于 38.5 ℃，5～7 天后体温逐渐恢复。

2. 局部情况

（1）一般症状：

1）疼痛和压痛：骨折后脉络受损，气机凝滞，阻塞经络，不通则痛，故骨折部出现不同程度的疼痛、直接压痛和间接压痛（纵轴叩击痛和骨盆、胸廓挤压痛等）。

2）肿胀和瘀斑：骨折后局部经络损伤，营血离经，阻塞络道，瘀滞于肌肤腠理，而出现肿胀。若骨折处出血较多，伤血离经，通过撕裂的肌膜及深筋膜，溢于皮下，即成瘀斑，严重肿胀时还可出现水疱、血疱。

3）活动功能障碍：由于肢体失去杠杆和支柱作用，及剧烈疼痛、肌肉痉挛、组织破坏所致。一般来说，不完全骨折、嵌插骨折的功能障碍程度较轻；完全骨折、有移位骨折的功能障碍程度较重。

（2）骨折特征：

1）局部骨折时常因暴力作用、肌肉或韧带牵拉、搬运不当而使断端移位，出现肢体形状改变，而产生畸形。

2）骨擦音：由于骨折断端相互触碰或摩擦而产生，在局部检查时用手触摸骨折处而感觉到。

3）异常活动：骨干部无嵌插的完全骨折，可出现如同关节一样能屈曲旋转的不正常活动，又称假关节活动。

畸形、骨擦音和异常活动是骨折的特征，这三种特征只要其中一种出现，即可初步诊断为骨折。但在检查时不应主动寻找骨擦音或异常活动，以免增加患者痛苦、加重局部损伤或导致严重的并发症。若骨折端移位明显而无骨擦音，则骨折断端间可能有软组织嵌入。

【鉴别诊断】

1. 类风湿关节炎　多呈急性疼痛、肿胀、活动受限，仅见于膝关节者少见。发生于手指者多见累及多个近端指间关节，骨关节炎多累及远端指间关节。类风湿因子阳性，红细胞沉降率、C反应蛋白升高。

2.痛风　起病急骤，第一次突然发作多在夜间，以第一跖趾关节最多见。受累关节及其周围软组织红肿热痛、活动受限，触之疼痛加重。关节畸形，可见痛风石。血尿酸升高，关节液中可检出尿酸盐结晶。X线片可见关节边缘骨质破坏，呈穿凿样缺损。

【证治特色】

1.药物治疗　早期应活血化瘀、消肿止痛，内服活血止痛汤，外敷金黄散；中期和营生新、接骨续筋，用壮筋续骨汤；后期滋补肝肾、强筋壮骨，用六味地黄汤加骨碎补、续断。同时，临床诊治过程中，不可拘泥骨折早、中、晚期时间分期，因人、因时不同，综合治疗。

2.辨证论治

（1）肝肾亏虚证：

［主症］多见于中老年人，骨折愈合缓慢，骨折后恢复期漫长，疲劳加重，关节屈伸不利，不能久立远行，久则疼痛不已，遇劳痛甚，休息后疼痛减轻，肌肉瘦削，腰膝酸软，或畏寒肢冷、阳痿、遗精，或骨蒸劳热、心烦口干，舌质淡红，舌苔薄白或少津，脉沉细弱或细数。

［治法］补益肝肾，通络止痛。

［选方］独活寄生汤加减。

独活9g，桑寄生6g，杜仲6g，牛膝6g，细辛6g，秦艽6g，茯苓6g，肉桂心6g，防风6g，川芎6g，人参6g，甘草6g，当归6g，芍药6g，干地黄6g。

［加减］若邪深入络痛甚者，可加制川乌、制草乌、白花蛇、地龙、红花等以助搜风通络，活血止痛；寒邪偏盛见腰腿冷痛者酌加附子、干姜温阳散寒；湿邪偏盛肢体重着者，去地黄，酌加防己、薏苡仁、苍术以祛湿消肿；正虚不甚者，可减地黄、人参。

（2）气滞血瘀证：

［主症］青少年多见，腰脊或骨节疼痛固定，肿胀，痛如针刺，按则疼痛加剧，关节屈伸不利，舌紫暗或有瘀斑，苔薄，脉弦涩。

［治法］活血化瘀，消肿止痛。

［选方］身痛逐瘀汤加减。

秦艽3g，川芎6g，桃仁9g，红花9g，甘草6g，羌活3g，没药6g，当归9g，五灵脂（炒）6g，香附3g，牛膝9g，地龙6g。

［加减］若有热者，加苍术、黄柏；若虚弱者，加黄芪。

【传承实录】

1.欧阳锜从骨折后期肝肾论治四肢骨折

肝肾不足案：唐某，女，56岁。因左上肢骨折恢复后常感左上肢无力，偶有疼痛，活动稍受限，自觉局部有冷感，腕关节随气候突变时加重，舌红，脉细。治以补益肝肾、和营止痛，内服方用狗脊、续断、牛膝、何首乌、当归尾、秦艽、木防己、桑枝、松节、薏苡仁、萆薢、白芥子、石菖蒲、天麻、三七、甘草，以补肝肾、活血通络止痛。2周后，左上肢疼痛较前明显好转。嘱注意防寒保暖，坚持守方续服。

按："骨折"常因外力因素所致，中老年人骨质疏松，在受到外来暴力时比青年人更易引发骨折。四肢骨折以各关节为枢纽，长骨骨干为杠杆，短暂迅速的外来作用力会导致受力不均衡，一般多发于骨干远端。临床有关节疼痛，活动受限，后期常有关节畸形等表现。肾主骨，肝肾同源共为先天（肾为男子先天，肝为女子先天）。治疗上当养肝补肾，壮骨填髓、活血通络。此例患者已进入老年，肝肾亏虚，愈后仍有病根，偶感疼痛，活动不利。除按"骨折"治疗外，若骨折严重引起心悸心慌，可酌加炙甘草汤加减；若情志不畅，可酌加逍遥散加减；若骨折热入血分，可酌加犀角地黄汤加减；若患者体弱外感风寒，可酌加麻黄、桂枝、紫苏叶等；若患者体弱外感风热，可酌加金银花、连翘、薄荷、淡竹叶等；如外感寒热错杂，可酌加九味羌活汤加减等。若骨折愈合迟缓，可酌加杜仲、桑寄生、骨碎补等。患者愈合缓慢，此次还另加三七、秦艽补肝肾、活血，效果明显。

2. 朱克俭从骨折早期气血论治四肢骨折

气血瘀滞案：王某，男，37岁，工人。因工作时不慎被机器绊倒，当即感到左小腿剧烈疼痛，不能站立和行走，继而局部肿胀。被人救起后，未做任何处理，即用车送来急诊。患者伤后意识清醒，无恶心、呕吐等现象，除左小腿痛外无其他不适。左小腿伤处皮肤无破损，左足能自主活动。经检查并摄X线片后，以左胫、腓骨骨折的诊断收治。复位固定后患者静养，配合身痛逐瘀汤加减，治以活血通络、行气化瘀。内服处方：秦艽10 g，川芎15 g，桃仁9 g，红花9 g，甘草6 g，羌活6 g，没药6 g，当归9 g，五灵脂（炒）6 g，香附3 g，牛膝9 g，地龙6 g。2周后，左小腿伤处肿胀较前明显缓解，嘱坚持守方续服。

按：中医学认为，外伤可导致肢体皮肉筋骨受损，使气机失调，从而引起肢体肿胀、疼痛。《素问·阴阳应象大论篇》载："先痛而后肿者，气伤形也；先肿而后痛者，形伤气也。"气血两伤，则肿痛并见。《血证论》载："气结则血凝。"气滞会导致血瘀，血瘀会加重气滞，因此气滞和血瘀互为因果。外伤后肢体肿胀多由气滞血瘀所致，因此可采用活血化瘀、消肿止痛中药治疗。此案配合身痛逐瘀汤加减，促进恢复期骨折愈合，方中秦艽、羌活祛风除湿，桃仁、红花、当归、川芎活血祛瘀，没药、灵脂、香附行血气、止疼痛，牛膝、地龙疏通经络以利关节，甘草调和诸药。若微热，加苍术、黄柏；若虚弱，可加黄芪。此方对于伤后骨折肿胀消肿有明显的效果。

3. 苏新平从瘀热论治四肢骨折

清热化瘀案：李某，女，67 岁。因参加集会不慎跌倒，导致右臂肿胀疼痛，活动受限，遂于本院急诊就诊。查体拍片诊断为左桡骨远端骨折。现患者神清，精神可，无嗜睡，饮食可，无二便失禁。舌淡红，苔黄腻，脉弦数。X 线片示：右桡骨远端成角骨折。治以清热祛湿、舒经通络，内服处方：苍术 10 g，黄柏 15 g，牛膝 15 g，黄芩 10 g，知母 10 g，茯苓 15 g，白术 10 g，白芷 15 g，车前子 10 g，泽泻 10 g，延胡索 15 g，活血藤 30 g，威灵仙 15 g，香附 10 g，木香 6 g，木通 6 g，桑寄生 15 g，肉桂 10 g，炮穿山甲 3 g。14 剂。复诊时患者症状明显好转，肿胀消退，肢体困重感明显减轻，稍有活动不利感，舌淡红，苔薄黄，脉弦。继予前方去肉桂，加全蝎 6 g，杜仲 10 g，内服外洗，7 天后肿胀疼痛消失，效果明显。嘱患者守方续服，巩固疗效。

按：积瘀化热证主要表现为高热，烦躁不安，甚或谵语，疼痛拒按，大便秘结，舌暗红苔黄、脉弦数。患者为外力损伤，外伤所致血瘀阻滞经络；患者年高，正气虚，气血运行不力，血瘀交结于内，郁而化热。至湿热困阻经络。方用《外科大成》加味二妙散加减，主治湿热肿痛初起者。方中苍术、黄柏、黄芩燥湿，车前子、泽泻、木通渗湿泄热、导热下行，白芷、威灵仙、桑寄生祛风湿痹痛，延胡索、活血藤活血止痛，炮穿山甲通利关节。近年来桡骨远端骨折的发生率不断上升，且多发人群为老年群体，对于老年患者而言，中医保守治疗无疑是最好的选择。桡骨远端骨折中医保守治疗的历史较长，中医学者经验丰富，具有疗效好、创伤小、成本低等优势，但并非所有患者均适用于保守治疗，医者应该根据患者的具体情况给予治疗方案。

第二章　筋　伤

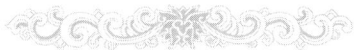

第一节　颈椎病

颈椎病是因颈椎间盘本身退变及其继发性改变，刺激或压迫邻近组织，并引起各种症状和体征。本病中年人多见，主要病因是颈部组织结构的退行性变化（简称退变）和慢性劳损，累及颈部肌肉、筋膜、骨关节和关节囊以及椎间盘，病变影响到相应节段的颈脊髓、椎动脉、脊神经和交感神经等组织结构，周围软组织也出现充血和水肿等无菌性炎症表现，由此导致颈椎病。中医学没有颈椎病的病名，散见于痹、痿、项强和眩晕等方面的论述。

【传承概略】

湖湘欧阳氏杂病流派第一代传人欧阳锜认为颈椎病应属于"项痹"范畴，因痰瘀痹阻项背脉络或经络失养所致，以颈项部麻木胀痛、转侧不利、两手内外侧麻木酸胀疼痛为主要表现，并从痰瘀闭阻论治项痹。

第二代传人朱克俭从痰瘀角度进行了深度研究，丰富了颈椎病的辨证内容，取得了很好的临床疗效。

【临床表现】

1. 神经根型颈椎病　此型发病率最高。由于突出的椎间盘、增生的钩椎关节压迫相应的神经根，引起神经根刺激症状。临床上开始多为颈肩痛，短期内加重，并向上肢放射。放射痛范围根据受压神经根不同而表现在相应皮节。皮肤可有麻木、过敏等感觉异常，同时可有上肢肌力下降、手指动作不灵活。检查可见病侧颈部肌肉痉挛，颈肩部肌肉可有压痛，患肢动作可有不同程度受限。上肢牵拉试验及压头试验可出现阳性，表现为诱发根性疼痛。

2. 脊髓型颈椎病　由于颈椎退变结构受压迫脊髓或压迫脊髓供应的血管而出现一系列症状，包括四肢感觉、运动、反射以及二便功能障碍的综合征，为颈椎病最严重的类型。由于下颈段椎管相对较小（脊髓颈膨大处），且活动度大，故退变亦发生较早、较重，脊髓受压也易发生在下颈段。

患者出现上肢或下肢麻木无力、僵硬、双足踩棉花感，束带感，双手精细动作障碍。后期可出现二便功能障碍。检查时可有感觉障碍平面，肌力减退，四肢腱反射活跃或亢进，而浅反射减弱或消失。霍夫曼（Hoffmann）征、巴宾斯基（Babinski）征等病理征可呈阳性。

3. 椎动脉型颈椎病　由于颈椎退变机械性压迫因素或颈椎退变所致颈椎节段性不稳定，致使椎动脉遭受压迫或刺激，椎动脉狭窄、迂曲或痉挛造成椎-基底动脉供血不全，出现头晕、恶心、耳鸣、偏头痛等症状，或转动颈椎时突发眩晕而猝倒。因椎动脉周围有大量交感神经的节后纤维，受压可出现自主神经症状，表现为心悸、心律失常、胃肠功能减退等。

但是也有人对这一类型颈椎病有不同看法，认为骨赘或椎间盘突出引起的压迫，难以阻断椎动脉血运而引起眩晕及猝倒。

4. 交感型颈椎病　认为是由退变因素，如椎间盘突出、小关节增生等，尤其是颈椎不稳刺激或压迫颈部交感神经纤维而引起的一系列反射性交感神经症状。多与长期低头、伏案工作有关，有交感神经抑制或兴奋的症状。表现为症状多，体征少。患者可感到颈项痛，头痛、头晕，面部或躯干麻木发凉，痛觉迟钝；心悸、心律失常；亦可有耳鸣、听力减退，或诉记忆力减退、失眠等症状。此型在临床上也存在争议。

【辅助检查】

颈椎病的诊断必须结合影像学、临床症状和肌电图相关检查，不能单独依靠影像学表现作为诊断的依据。

1. X线检查　主要用以排除其他病变，可显示颈椎曲度改变，生理前凸减小、消失或反张，椎体前后缘骨赘形成及椎间隙狭窄，颈椎斜位片可见椎间孔狭窄等。动力为过伸、过屈位摄片可显示颈椎节段性不稳定。

2. CT检查　可显示颈椎间盘突出，颈椎管矢状径变小，黄韧带骨化，硬膜外腔脂肪消失，脊髓受压等征象。

3. MRI检查　T_1WI示椎间盘向椎管内突出等，T_2WI示硬膜外腔消失，椎间盘呈低信号，脊髓受压或脊髓内出现高信号区。

【诊断】

中年及以上患者，根据病史和体格检查，特别是神经系统检查，结合X线平片以及CT、MRI等检查，一般能做出诊断。神经根型颈椎病发病率最高，表现多典型，诊断并不困难。其他类型颈椎病临床表现复杂，故鉴别诊断特别重要。

【鉴别诊断】

1. 神经根型颈椎病　由于颈椎退变压迫单根或多根神经根，可出现

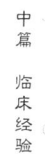

与周围神经卡压综合征相似的症状，如胸廓出口综合征、腕管综合征和尺管综合征等。但这些综合征的发生均有局部的骨性和纤维性嵌压神经的因素，凭借仔细体检和影像学分析以及肌电图（electromyogram，EMG）可以确定。另外，还需与肩周炎鉴别，后者 50 岁左右多发，疼痛主要在肩部，症状向远端不超过肘关节，没有麻木，肌力无减退。

2. 脊髓型颈椎病

（1）肌萎缩侧索硬化症：多见于 40 岁左右患者，发病突然，病情进展迅速，常以上肢运动改变为主要症状，一般有肌力减弱，但是无感觉障碍。肌萎缩以手内在肌明显，并由远端向近端发展出现肩部和颈部肌肉萎缩，而颈椎病罕有肩部肌肉萎缩，故应检查胸锁乳突肌和舌肌。EMG 示胸锁乳突肌和舌肌出现自发电位。

（2）脊髓空洞症：多见于青壮年，患者常有感觉分离现象，痛、温觉消失，触觉及深感觉存在。因关节神经营养障碍，无疼痛感觉，出现关节骨质破坏，称为沙尔科（Charcot）关节（神经性、创伤性关节炎）。MRI 示脊髓内有与脑脊液相同之异常信号区。

3. 椎动脉型颈椎病　此型颈椎病表现复杂，鉴别诊断较为困难。要与前庭疾患、脑血管病、眼肌疾患等相鉴别，应排除梅尼埃病。颈椎动力位片示颈椎不稳，椎动脉造影或椎动脉磁共振血管成像（magnetic resonance angiography，MRA）显示椎动脉狭窄、迂曲或不通等，可作为此型颈椎病诊断的参考。

4. 交感型颈椎病　临床征象复杂，常有神经症的表现，且少有明确诊断的客观依据。应排除心脑血管疾病，并与引起眩晕的疾病相鉴别，如脑源性、耳源性、眼源性、外伤性以及神经症性眩晕等。

【证治特色】

1. 风寒湿阻络证

［主症］项背酸胀疼痛，遇寒或变天时加重，有僵硬感，伴双手麻木。舌质淡、苔薄，脉浮紧。

［治法］祛风散寒，胜湿通络。

［选方］葛根汤加减。

麻黄（炙）5 g，桂枝 5 g，葛根 30 g，羌活 6 g，鹿衔草 30 g，姜黄 10 g，木瓜 12 g，细辛 3 g，白芍 15 g，全蝎 3 g，甘草 5 g。

［加减］若头晕恶心者，加法半夏、蔓荆子；双手麻木明显者，加桑枝、白芥子。

2. 痰瘀阻络证

［主症］项背酸胀、麻木、僵痛，头重如裹，昏蒙不清，口黏胸闷。舌质紫暗、苔白厚腻，脉沉滑。

［治法］化痰祛瘀，通经活络。

［选方］二陈汤合舒筋汤加减。

法半夏9g，陈皮10g，茯苓15g，鹿衔草30g，姜黄10g，威灵仙30g，川芎10g，白芥子6g，鬼箭羽30g，木瓜15g，甘草5g。

［加减］头重如裹者，加羌活、蔓荆子；刺痛不移者，加桃仁、红花。

3. 气虚络瘀证

［主症］项背麻木、酸胀、僵硬、疼痛，神倦乏力，面色少华。舌质淡暗、苔薄白，脉细涩。

［治法］益气活血，化瘀通络。

［选方］补阳还五汤加减。

生黄芪30g，当归尾10g，赤芍10g，地龙10g，川芎10g，红花10g，姜黄10g，鹿衔草30g，土鳖虫5g，甘草3g。

［加减］大便溏者，加茯苓、白术；头晕目眩者，加枸杞子、沙苑蒺藜；胸闷苔腻者，加白芥子、法半夏。

4. 血虚络瘀证

［主症］项背酸胀、麻木、疼痛，有僵硬感，双手麻木，面色萎黄。舌质淡、少苔，脉细。

［治法］补血养血，活血通络。

［选方］四物汤加减。

当归10g，白芍30g，川芎10g，熟地黄15g，鹿衔草30g，姜黄10g，丹参30g，鸡血藤30g，乌梢蛇10g，木瓜12g。

［加减］大便干结者，加女贞子、火麻仁；心悸不宁者，加远志、甘松；失眠多梦者，加酸枣仁、珍珠母；头晕目眩者，加蒺藜、蔓荆子。

5. 阴虚络瘀证

［主症］项背酸胀、麻木、疼痛，有僵硬感，双手麻木，头目作胀，心烦口干。舌质红、少苔，脉细数。

［治法］补益肝肾，养阴活血。

［选方］柔肝通络汤加减。

何首乌（制）15g，桑椹15g，枸杞子30g，丹参30g，葛根30g，蒺藜10g，鹿衔草30g，姜黄10g，刘寄奴15g，全蝎3g，木瓜10g，山楂15g。

［加减］口干咽燥者，加沙参、石斛；大便干结者，加女贞子、火麻仁；肢体疼痛者，加安痛藤、乌梢蛇。

6. 阳虚络瘀证

［主症］项背麻木、酸胀、疼痛，双手麻木，形寒肢冷。舌质淡暗、苔白，脉沉迟涩。

［治法］温阳活血，化瘀通脉。

［选方］黄芪桂枝五物加减。

黄芪 30 g，桂枝 6 g，当归 10 g，白芍 15 g，川芎 10 g，细辛 3 g，紫苏叶 7 g，鹿衔草 30 g，威灵仙 30 g，姜黄 10 g，木瓜 10 g，炙甘草 6 g。

［加减］上肢麻木明显者，加桑枝。

【其他疗法】

1. 中药内服　川芎 15 g，当归 15 g，全蝎 15 g，乌梢蛇 15 g，鹿衔草 15 g。共研为细末。每次 3 g，每天 2 次，温开水送服。

2. 中药外用　马钱子（制）15 g，地龙 10 g，生川乌 10 g，生草乌 10 g，蜈蚣 10 g，全蝎 10 g，冰片 3 g，95％乙醇 750 mL。共浸泡 1 周，滤取药液。每取 15 mL，每天 1 次，用棉纸浸透后湿敷于项部压痛最明显处。5 次为 1 个疗程，每个疗程后休息 2 日。

3. 针刺　体针取风池、夹脊、曲池、合谷、手三里、阳陵泉等穴。平补平泻。

4. 手法治疗　可用轻柔的按、拿、一指禅推等手法在枕下、椎旁及肩背部治疗，使紧张痉挛的肌肉放松，从而加强局部气血运行，促进无菌性炎症的吸收，为下一步手法治疗创造条件；同时，可减轻因肌张力增加而造成的对颈部脊柱的牵拉力。对有神经根症状者，可采用颈椎旋转手法治疗。此类手法宜轻柔和缓，避免粗暴猛烈地旋转头部，以免引起脊髓损伤，对有动脉硬化的老年患者尤应注意。此外，在麻醉下进行颈部推拿是非常危险的，应禁止。

5. 牵引治疗　用手法或器械进行颈椎牵引，有利于局部病变组织充血和水肿的消退，缓解肌痉挛，牵引可使椎间隙增宽，以扩大椎间孔，降低椎间盘内压，缓解神经根所受的刺激和压迫，松解神经根与周围组织的粘连，并有利于向外突出的椎间盘组织回纳。本法适用于神经根型颈椎病，通常采用颌枕带牵引，但是脊髓型颈椎病应慎用。

6. 针灸疗法　主穴为华佗夹脊、后溪。风湿痹痛证加肩髃、外关、合谷，加温灸；眩晕加印堂、百会、太阳、风池、太冲；气虚加神门、内关、足三里、三阴交；瘫痪加手足三阳经穴位及太冲、行间。

【传承实录】

欧阳锜在主持"中医病名诊断规范化研究"课题时，正式将项痹确定为中医病名，在《临床必读》中总结出此病的临床表现、诊断要点、鉴别诊断及分证施治经验，并从柔肝通络治疗此病，取得了很好疗效。第二代传人程丑夫、周慎、朱克俭分别在《老年病的诊断与中医治疗》《实用神经精神科手册》《实用病症康复手册》中进行专篇论述，其中周慎从气血论治、朱克俭的针灸康复方法，均丰富了此病的辨治内容。

项痹多由肝阴不足致肝风上扰，项部经络失荣所致。常治以柔肝通络法。用颈椎病基本方：何首乌（制）15 g，白芍 15 g，桑椹 12 g，蒺藜 10 g，葛根 15 g，豨莶草 15 g，蝉蜕 6 g，甘草 3 g。若烦躁易怒者，加钩藤、苦丁茶、郁金；胸闷呕恶者，加法半夏、陈皮、茯苓；呕恶，苔黄厚腻者，加枳实、竹茹、瓜蒌皮；失眠者，加酸枣仁（炒）、首乌藤、牡蛎（煅）；心悸者，加丹参、远志；食少者，加山楂、麦芽、鸡内金；大便秘者，加女贞子、决明子。

1. 欧阳锜从肝肾论治项痹

肝虚络阻案：肖某，女，39 岁，干部。自诉原有颈椎病，后颈偶有隐隐作痛。2 天前，因情志不遂出现后项胀痛，活动不利，经用"红花油"按摩局部，口服"消炎痛"等未见明显缓解。就诊时后项麻木胀痛，转侧不利，头部冷感，烦躁，失眠，口干苦，舌红苔黄，脉细。治以养肝通络，平肝熄风。方用制首乌、桑椹、白芍、郁金、刺蒺藜、苦丁茶、钩藤、葛根、蝉蜕、豨莶草、甘草。服药 7 剂，后项麻木胀痛及头部冷感明显缓解，睡眠转佳。续进 7 剂，后项麻木胀痛消失，转侧灵活，诸症悉除。

按：此例患者，起于恼怒之后，且有烦躁，口干苦，失眠，舌红苔黄等肝阳上亢之症，后项麻木，头部冷感为肝血不荣于脑项之故，脉细亦为肝虚络阻之征。拟用制首乌、桑椹、白芍补养肝血，辅以郁金、豨莶草、葛根、蝉蜕活血通络，缓痉止痛；苦丁茶、钩藤、刺蒺藜等平肝熄风，故能取得良好疗效。

2. 朱克俭从痰瘀论治项痹

痰瘀互结案：患者，男，60 岁。自诉 5 年前无明显诱因出现颈项部疼痛，伴有上肢疼痛，手掌麻木。未予以重视，近期上述症状加重，并出现头晕，头重如裹，纳呆，寐差，二便可。查体：颈项部压痛（＋），叩顶试验（－），臂丛神经牵拉试验（＋）。舌暗红，苔厚，脉弦。中医诊断：项痹病（痰瘀互结兼肝肾亏虚），治法：祛痰化瘀，兼补肝肾。用止痛健骨方化裁。处方：当归 12 g，白芥子（炒）12 g，丹参 10.5 g，猪牙皂 1.5 g，鹿角霜 7.5 g，鳖甲 7.5 g，茯神 9 g，黄芪 9 g，乳香（醋制）7.5 g，没药（醋制）7.5 g，独活 6 g，千年健 9 g，陆英 9 g，白术 10 g，茯苓 15 g，7 剂。复诊时，患者颈痛症状明显减轻，稍有头晕，继续予以原方 7 剂后，颈痛症状基本消失。

按：《冯氏锦囊》云："脏腑津液受病为痰，随气升降，理之常也。若在皮里膜外及四肢关节曲折之地，而脏腑之痰，何能流注其所？此即本处津液遇冷遇热即凝结成痰而为病。"患者年迈病久，纳差身重，素食肥甘厚味，在体内积聚成痰，痰浊流注颈项部，气血瘀滞，不通则痛，气血失养，不荣也痛，结合舌质暗红，有瘀阻经络，阳气亏虚，脉弦涩属痛症，气血不畅。综上所述，属于痰痹中痰瘀互结，兼肝脾肾亏虚证，治则上以祛痰化瘀为主，以"病-证-症"理念指导，用止痛健骨方祛痰化瘀、补益肝肾。

3. 苏新平从湿热论治项痹

湿热困阻案：谭某，女，60岁。患者诉近5年来右肩颈部疼痛，活动受限，劳力过度后加重，症状反复无好转，前来就诊。现见患者颈部疼痛，右肩部伴右上肢外侧疼痛麻木，肩关节无肿胀。外展稍受限，纳寐可，二便正常。舌红，苔薄黄。颈椎MRI平扫示：颈椎退行性改变（颈椎间盘变性、突出，颈椎骨质增生）。治以清热祛湿、舒经通络，内服处方：茯苓15 g，白术10 g，白芷15 g，川芎10 g，龙胆10 g，柴胡10 g，肉桂10 g，荆芥10 g，防风10 g，木通6 g，天麻10 g，黄芪30 g，杜仲10 g，威灵仙15 g，路路通15 g，全虫5 g，黄精10 g，黄柏10 g，炮穿山甲3 g。14剂，内服。半个月后二诊，患者症状明显好转，偶尔有肩痛，夜寐欠安，舌淡红，苔薄，脉弦。予前方去肉桂、全虫，加砂仁10 g，厚朴10 g，14剂，内服，巩固疗效。

按：患者中老年女性，肝肾不足，郁久发热，至湿热困阻经络。方用《外科大成》加味二妙散加减。方中用苍术、黄柏、龙胆燥湿，泽泻、木通渗湿泄热，川芎活血行气、祛湿止痛，天麻熄风止痉通络，荆芥、防风疏风解表，白芷、威灵仙、路路通祛风湿痹痛，炮穿山甲通利关节，茯苓、白术健脾祛湿。其中肉桂辛热之品作为中介，以引寒达热，滋阴降火以获良效。

第二节　肩关节周围炎

肩关节周围炎简称肩周炎，是以肩关节初起周围疼痛、活动受限，久则肌肉萎缩、关节强凝为主要症状的病证。其病名较多：因睡眠时肩部受凉引起的称"漏肩风"或"露肩风"；因肩部活动明显受限，形同冻结而称"冻结肩"；因50岁以上的中老年为多见，故又称"五十肩"；此外，本病还称"肩凝风""肩凝症"等。一般女性多于男性，右肩多于左肩。

【传承概略】

湖湘欧阳氏杂病流派第一代传人欧阳锜其认为肩周炎应属于"肩凝"范畴，应治以燥湿化痰，活血通络。

第二代传人朱克俭从痰瘀角度进行深度研究，丰富了肩周炎的辨证内容，取得了很好的临床疗效。

【临床表现】

本病多数无明显外伤史、发病缓慢，早期仅感肩部酸痛，随着时间的推移，疼痛加重可为钝痛、刀割样痛，每遇阴天及劳累症状加重，甚则影响睡眠，可向前臂或手、颈、背部放射。中期则肩关节外展、外旋、后伸功能受限，如不能穿衣、梳头等。因外伤诱发者，疼痛较重，肩关节功能迟迟不能恢复。临床检查时肩部压痛广泛，但以肩峰下滑囊、结节间沟、喙突、大结节等处为著。肩周软组织间发生广泛性粘连，而使所有活动均受到限制。此时用一手触摸肩胛下角，一手将患肩外展，感到肩胛骨随之向外上转动，说明肩关节已有粘连。随着时间推移，病程超过 3 个月的久病患者，患肩三角肌、冈上肌萎缩，肩外、前、后侧广泛压痛而无局限性压痛点。此病演变过程可达数个月至两年，以后在不同的情况下，疼痛逐步消失，肩部活动逐渐恢复。根据不同病理过程，可将本病分为急性期、粘连期、缓解期。

1. 急性期　病期约 1 个月，亦可以延续 2～3 个月。以肩部疼痛、肩关节活动受限表现为主，后者是由于疼痛引起的肌肉、韧带、关节囊痉挛所致，但肩关节本身尚能有相当范围的活动度。

2. 粘连期　病期 3～6 个月。本期患者疼痛症状已明显减轻，其临床表现为肩关节活动严重受限。肩关节因肩周软组织广泛粘连，活动范围极小，外展及前屈运动时，肩胛骨随之摆动而出现耸肩现象。

3. 缓解期　为本症的恢复期或治愈过程。本期患者随疼痛的消减，在治疗及日常生活劳动中，肩关节的挛缩、粘连逐渐消除而恢复正常功能。首先是外旋活动逐渐恢复，继之为外展和内旋等功能恢复。

【诊断】

本病多因慢性劳损，伤及筋骨，气血不足，复感受风寒湿邪所致。好发年龄为 50 岁左右，女性发病率高于男性，可单侧发病，亦可双侧，一般情况下右肩多于左肩，多见于体力劳动者，为慢性发病。肩周疼痛以夜间为甚，常因天气变化及劳累而诱发，肩关节活动功能障碍。病程较长者可见肩部肌肉萎缩，肩前、后、外侧均有压痛，外展功能受限明显，出现典型的"扛肩"现象。

【辅助检查】

影像学检查：X 线检查多为阴性，病程久者可见骨质疏松、关节间隙狭窄等变化。

【鉴别诊断】

肩周炎应与风湿性关节炎、冈上肌肌腱炎、神经根型颈椎病相鉴别。风湿性关节炎有游走性疼痛，可波及多个关节，肩关节活动多不受限，活动期红细胞沉降率、抗链球菌溶血素"O"升高，用抗风湿药物显效。冈上肌肌腱炎痛点以大结节处为主，在肩关节外展 60°～120°时产生疼痛。神经根型颈椎病的患者，会出现神经根刺激症状，会出现手臂及手掌部位疼痛、麻木或者无力等症状。与肩周炎患者相比，颈椎病患者的肩关节被动活动范围基本正常，并且没有关节周围疼痛现象。通过影像学的检查，可以发现有椎间孔狭窄、神经根被压迫等表现。

【证治特色】

1. 风寒湿型

[主症] 可见肩部串痛，遇风寒痛增，得温痛缓，畏风恶寒，或肩部有沉重感。舌质淡，苔薄白或腻，脉弦滑或弦紧。

[治法] 祛风散寒，除湿通络。

[选方] 蠲痹汤加减。

当归9g，羌活9g，姜黄9g，黄芪9g，白芍9g，防风9g，甘草3g。

2. 瘀滞型

[主症] 可见肩部肿胀，疼痛拒按，以夜间为甚。舌质暗或有瘀斑，苔白或薄白，脉弦或细涩。

[治法] 化瘀通络，蠲痹止痛。

[选方] 身痛逐瘀汤加减。

秦艽3g，川芎6g，桃仁9g，红花9g，甘草6g，羌活3g，没药6g，当归9g，五灵脂6g，香附3g，牛膝9g，地龙6g。

3. 气血虚型

[主症] 可见肩部酸痛，劳累后疼痛加重，伴头晕目眩，气短懒言，心悸失眠，四肢乏力。舌质淡，苔少或白，脉细弱或沉。

[治法] 调补气血，舒筋活络。

[选方] 黄芪桂枝五物汤加减。

黄芪9g，桂枝9g，芍药9g，生姜18g，大枣4枚。

【其他疗法】

1. 手法治疗 患者端坐位、侧卧位或仰卧位。术者先用㨰法、揉法、拿捏法作用于肩前、肩后和肩外侧，用右手拇指、食指、中指三指对握三角肌肌束做拨法，再拨动痛点附近的冈上肌、胸肌以充分放松肌肉；然后术者左手扶住肩部，右手握住患手，做牵拉、抖动和旋转活动；最后帮助患肢做外展、内收、前屈、后伸等动作，以解除肌腱的粘连，促进功能恢复。手法治疗时会引起不同程度的疼痛，要注意用力适度，以患者能耐受为度，隔天治疗1次，10次为1个疗程。

2. 针灸治疗 取肩髃、肩髎、肩外俞、曲池、外关，也可"以痛为腧"取穴，结合艾灸，隔天或每天1次。

3. 运动疗法 运动疗法是治疗过程中不可少的重要步骤，要在医生指导下积极进行自主功能锻炼。早期患者肩关节的活动减少，主要是由于疼痛和肌肉痉挛所引起，此时可加强患肢的外展、上举、内旋、外旋等功能活动；粘连僵硬期，患者可在早晚反复做外展、上举、内旋、外旋、前屈、后伸、环转等功能活动，如"内外运旋""叉手托上""手拉滑车""手指爬墙"等动作。锻炼必须酌情而行，循序渐进，持之以恒，久之可见效果；否则，操之过急，有损无益。

4. 物理治疗 可采用超短波、磁疗、热疗等，以减轻疼痛，促进恢复。对老年患者，不可长期电疗，以防软组织弹性更加减低，反而有碍恢复。

【传承实录】

1. 欧阳锜从肝肾论治肩凝

肝肾不足、痰湿阻络案：罗某，男，58岁，干部。3个月前右肩臂酸痛，但与气候变化无明显关系，经针灸、按摩治疗略有缓解。近2个月来酸痛转移至左肩臂，左臂难以上举。在某医院检查红细胞沉降率、抗"O"、类风湿因子、颈椎X线片均未见异常，诊断为"肩周炎"。予服"消炎痛"等，症状无缓解。患者形体肥胖，询查平素嗜食肥甘厚味，现左肩背酸痛，左臂疼痛难以上举，关节活动不利，腰酸痛，舌淡红，苔白滑腻，脉沉细，治以燥湿化痰、活血通络之法，处方用指迷茯苓丸去风化硝、生姜加白芥子、稀莶草、木瓜、秦艽、桑枝、络石藤、小水竹节、忍冬藤、片姜黄、续断、甘草。服药10剂，肩臂酸痛大减，左臂已能上举，腰酸痛消失。去续断，再服15剂，诸症悉除，左臂活动灵便如昔。

按：肩凝，又称五十肩，冻结肩，俗称"漏肩风"，西医称为肩周炎，是肩关节周围软组织如肌腱、滑膜等多处同时发生病变，多见于50岁左右的中年人。临床有肩背酸痛，臂痛难以上举，外旋、后伸均受限制。此例患者，肥人多痰，臂痛从右向左转移，为痰饮流注特点，舌苔白滑腻、脉沉细乃痰湿之征，诊断为痰阻经络。此病貌似虚痿，如误用补益滋腻之品助痰阻络，则臂重难举，川乌、草乌等辛烈温燥药如大活络丸等亦当忌用，用之伤津劫液，筋脉失养，则臂痛愈甚。只有用化痰通络之剂方为正途，痰凝解，则酸痛尽除，络脉通，故伸举自如。药症丝丝入扣，才能获得预期效果。

2. 朱克俭从痰瘀论治肩痹

痰瘀互结案：谭某，女，50岁。自诉5年前因夏天睡觉对着空调吹，出现肩部疼痛，活动受限，得暖则减，遇冷加重，在天气变化前可诱发，未予以重视。近期因天气变凉，病情加重，梳头、抬肩、背后动作难以完成，曾予以针灸后无明显好转。查看患者形体肥胖，平素喜食肥甘厚味，少有运动，舌苔薄白，脉沉细。综上所述，患者可诊断为肩周炎，属于中医肩痹范畴。本例患者有典型的受风寒病史，由于久病入络，筋脉受阻，气血凝滞，致使局部发生粘连，引发肩部活动受限，抬肩受阻，背后不能，致病之因，即风寒入侵肌体，瘀血阻滞。治当祛风散寒，温经通络，活血化瘀。肩周炎还有一致病因素，就是痰浊，此痰非有形之痰，而是无形之痰，即膜原之痰。此痰在体内无处不到。中医认为，火、气、痰，三种致病因素，是各种杂病的致病因素。所以治以燥湿和中，化痰通络。方以指迷茯苓丸加减，具体方药：半夏60 g，茯苓30 g，枳壳15 g，风化朴硝9 g，葛根30 g，鸡血藤15 g，白芥子6 g。服药10剂后复诊，肩部疼痛明显好转，活动度也明显提高，续以前方10剂。

按：本方原治臂痛，系因痰停中脘，上攻于臂所致。四肢皆禀气于脾，脾湿生痰，痰饮流于四肢，故见四肢疼痛，甚则浮肿。《是斋百一选方》云："伏痰在内，中脘停滞，脾气不流行，上与气搏，四肢属脾，滞而气不下，故上行攻臂。"此证切不可以风湿论治，误用风药，非但贻误病机，且可徒伤正气，唯以燥湿行气化痰之法为宜。方中半夏为君，燥湿化痰，和中化浊。茯苓健脾渗湿，与君药相配，既可消既成之痰，又绝生痰之路，为臣药。枳壳理气宽中，使气顺则痰消；然痰伏中脘，流注肢节，非一般化痰药所能及，故而加入味咸而苦之风化硝，取其软坚润下，既荡涤中脘之伏痰，又助消融四肢之流痰；更以姜汁糊丸，不但取其制半夏之毒，又可化痰散结，共为佐使药。而葛根为颈肩综合征的专病专药，鸡血藤、白芥子化痰通络、温经通络止痛。

3. 苏新平从风寒湿论治肩痹

湿热困阻案：张某，女，62岁。患者患右侧肩周炎半年余。肩部明显萎缩，平举不超过30°，无法完成梳头动作，疼痛致夜不能寐。发病以来，自服中药、外用药膏等无明显改善。近1周来疼痛加重，活动受限明显，纳差，夜寐差。舌淡苔白，脉滑。中医诊断为"肩痹"之风寒湿型。治以祛风散寒，除湿通络，方以蠲痹汤合舒筋活血汤加减，具体药物如下：当归尾20 g，赤芍15 g，姜黄15 g，防风10 g，羌活6 g，路路通15 g，活血藤30 g，白芷15 g，威灵仙15 g，延胡索15 g，全虫5 g，炮穿山甲3 g。14剂。2周后复诊，已无明显疼痛，活动稍受限，嘱患者守方续服14剂，坚持爬墙等功能锻炼，巩固疗效。

按：肩周炎的发病，以局部疼痛、活动受限为主要表现，"痛则不通"，疼痛则提示局部经络气血的不畅。该患者形体肥胖，长期居住于湿气重的地区，体内湿邪、寒邪偏重，阻碍气血运行。加之外感风寒，寒性收引，寒气凝滞于内，与湿邪寒邪凝聚成无形之痰，致使肩部疼痛，活动受限。故以上方祛风除湿，蠲痹止痛。辛能散寒，风能胜湿，防风、羌活除湿而疏风；当归尾、赤芍、姜黄具有活血祛瘀、凉血消肿、行气破瘀、通经止痛之效，为君药；路路通、羌活、防风具有祛风活络、利水通经、温肾助阳、纳气、止泻解痉、止痒之效，共为佐药；甘草具有清热解毒、祛痰止咳、脘腹之效，为使药。白芷、威灵仙祛风湿痹痛，延胡索、活血藤活血止痛，全虫、炮穿山甲通利关节，诸药合用，共起祛风除湿，通络止痛之功。

第三节　腰椎间盘突出症

腰椎间盘突出症是一种腰椎退行性病变，又称腰椎间盘纤维环破裂髓核突出症，属于中医"骨痹"范畴，是以纤维环破裂、髓核突出，刺激和压迫神经根，而引起腰痛及下肢坐骨神经放射性疼痛为特征的疾病。病因主要分为内因和外因，内因是腰椎间退行性变，外因是腰部外伤。

【传承概略】

湖湘欧阳氏杂病流派第一代传人欧阳锜在进行"中医病名诊断规范化研究"的课题研究时，编写了《临床必读》，其认为腰椎间盘突出症应属于"腰痹"范畴，并从肝肾不足论治腰痹。

第二代传人朱克俭从寒湿角度进行了深度研究，丰富了腰椎间盘突出症的辨证内容，取得了很好的临床疗效。

【临床表现】

腰椎间盘突出症主要表现为腰部疼痛及下肢的放射性疼痛，腰腿疼痛可在咳嗽、用力排便等腹腔压力升高时加剧，步行、弯腰、起坐伸膝等牵拉神经根的动作也使疼痛加重，腰前屈活动受限，屈髋屈膝、卧床休息可使疼痛减轻。病程长者可见受累神经根支配区域的感觉、肌力等异常。

【辅助检查】

1. 血常规等生化检查可无异常。

2. 影像学检查

（1）X线：正位片可显示腰椎侧凸，椎间隙变窄或左右不等，患侧间隙较宽。侧位片显示腰椎前凸消失，甚至反张后凸，椎间隙前后等宽或前窄后宽，椎体可见施莫尔结节，或有椎体后缘唇样增生等退行性改变。

（2）脊髓造影检查：椎间盘造影能显示椎间盘突出的具体情况；蛛网膜下隙造影可观察蛛网膜下隙充盈情况，能较准确地反映硬脊膜受压程度和受压部位，以及椎间盘突出部位和程度，硬膜外造影可描述硬脊膜外腔轮廓和神经根走向，反映神经根受压情况。

（3）CT、MRI：可清晰地显示椎管形态、髓核突出的解剖位置和硬膜囊、神经根受压的情况。

3. 其他检查　根据异常肌电图的分布范围可判定受损的神经根及其对肌肉的影响程度,但一般神经根受累后3周才出现异常,且仅是一种非特异性检查。

【诊断要点】

1. 有腰部外伤、慢性劳损或受寒湿史。大部分患者在发病前有慢性腰痛史。

2. 常发生于青壮年。

3. 腰痛向臀部及下肢放射,腹压增加(如咳嗽、喷嚏)时疼痛加重。

4. 脊柱侧弯,腰生理弧度消失,病变部位椎旁有压痛,并向下肢放射,腰活动受限。

5. 下肢受累神经支配区有感觉过敏或迟钝,病程长者可出现肌肉萎缩。直腿抬高或加强试验阳性,膝、跟腱反射减弱或消失,拇趾背伸力减弱。

6. X线摄片检查　脊柱侧弯,腰生理前凸消失,病变椎间盘可能变窄,相邻边缘有骨赘增生。MRI、CT检查可显示椎间盘突出的部位及程度。

【鉴别诊断】

1. 腰椎椎管狭窄症　腰腿痛并有典型间歇性跛行,卧床休息后症状可明显减轻或消失,腰部后伸受限,并引起小腿疼痛,其症状往往和体征不一致。X线摄片及CT检查显示椎体、小关节突增生肥大,椎间隙狭窄,椎板增厚,椎管前后径变小。

2. 腰椎骨关节炎　腰部钝痛,劳累或阴雨天时加重,晨起时腰部晨僵,脊柱伸屈受限,稍活动后疼痛减轻,活动过多或劳累后疼痛加重。X线片显示椎间隙变窄,椎体边缘唇状增生。

3. 梨状肌综合征　臀部疼痛,可向小腹部大腿后侧及小腿外侧放射,髋关节内收、内旋活动时疼痛加重。查体梨状肌肌腹有压痛,可触及条索状隆起的肌束或痉挛的肌肉,有钝厚感,支腿抬高实验<60°时疼痛,>60°时疼痛减轻,直腿抬高加强试验阴性,局部用2%利多卡因肌内注射后疼痛可消失。

【证治特色】

1. 血瘀证

[主症]腰腿痛如刺,痛有定处,日轻夜重,腰部板硬,俯仰旋转受限,痛处拒按。舌质暗紫,或有瘀斑,脉弦紧或涩。

[治法]活血化瘀,理气通络。

[选方]身痛逐瘀汤加减。

秦艽 3 g，川芎 6 g，桃仁 9 g，红花 9 g，甘草 6 g，羌活 3 g，没药 6 g，当归 9 g，五灵脂（炒）6 g，香附 3 g，牛膝 9 g，地龙 6 g。

［加减］若兼有风湿者，加独活；腰痛引胁，胸胁胀痛不适，加柴胡、郁金理气通络；尿血，血色暗红或夹血块，加大蓟、小蓟、白茅根，并吞服三七、琥珀祛瘀止血；体位不正，闪扭挫伤者，加乳香、延胡索行气活血止痛；久病肾虚，伴有形体消瘦、腰膝无力者，加杜仲、续断、桑寄生、熟地黄补肾强筋利腰。

2. 寒湿证

［主症］腰腿冷痛重着，转侧不利，静卧痛不减，受寒及阴雨加重，肢体发凉。舌质淡，苔白或腻，脉沉紧或濡缓。

［治法］散寒祛湿，温经通络。

［选方］甘姜苓术汤加减。

甘草 6 g，干姜 12 g，茯苓 12 g，白术 6 g。

［加减］若寒邪偏胜，腰冷痛拘急，可加制附片或制川乌、制草乌、细辛温经祛寒止痛；湿邪偏胜，痛引下肢，酸重无力，加生薏苡仁、防己、五加皮、晚蚕沙祛湿散邪；风湿相合，腰痛引及肩背、腿膝，加防风、独活、秦艽祛风通络。

3. 湿热证

［主症］腰部疼痛，腿软无力，痛处伴有热感，遇热或雨天痛增，活动后痛减，恶热口渴，小便短赤。舌苔黄腻，脉濡数或弦数。

［治法］清热利湿，舒经通络。

［选方］《外科大成》加味二妙散。

黄柏 9 g，苍术 9 g，牛膝 9 g，薏苡仁 9 g，当归 9 g，泽兰 9 g，乳香 9 g，没药 9 g，穿山甲 5 g，甘草 5 g，水蛭 3 g。

［加减］若肾与膀胱经湿热偏胜，伴有小便热赤，量少，加泽泻、木通、白茅根、车前草清热利湿；湿热耗阴，口咽干燥，手足心热，舌质红，酌加生地黄、知母、女贞子、墨旱莲，选用药物注意滋阴不留湿。

4. 肝肾亏虚证

［主症］腰酸痛，腿膝乏力，劳累更甚，卧则减轻。偏阳虚者面色㿠白，手足不温，少气懒言，腰腿发凉，或有阳痿、早泄，妇女带下清稀，舌质淡，脉沉细。偏阴虚者，咽干口渴，面色潮红，倦怠乏力，心烦失眠，多梦或有遗精，妇女带下色黄味臭，舌红少苔，脉弦细数。

［治法］培补肝肾，通络止痛。

［选方］独活寄生汤加减。

独活 9 g，桑寄生 6 g，杜仲 6 g，牛膝 6 g，细辛 6 g，秦艽 6 g，茯苓 6 g，肉桂心 6 g，防风 6 g，川芎 6 g，人参 6 g，甘草 6 g，当归 6 g，芍

药 6 g，干地黄 6 g。

[加减] 若偏于阳虚，症见腰部冷痛，腰膝酸软，小便清长，可加制附子、制川乌、桑寄生、干姜等温阳止痛，若偏于阴虚者，症见五心烦热、口干口苦、小便黄者，可加知母、黄柏以滋阴降火。

【其他疗法】

1. 中药外涂　延胡索 20 g，檀香 10 g，三七 20 g，生草乌 10 g，红花 20 g。加入乙醇 100 mL 中，浸泡 1 周后待用。每取 5～10 mL，每天 2 次，用棉签均匀涂擦于疼痛部位。

2. 中药外敷　生川乌、生草乌、松节、海风藤、当归、威灵仙、麻黄、羌活、独活、木瓜各 1 份，乳香、没药各 1/3 份。共研为细末。每取 30～50 g，用鸡蛋清适量调成糊状，外涂于痛处，以塑料膜覆盖，胶布固定 48 小时，每 5 天敷贴 1 次。

3. 针刺　体针取环跳、阳陵泉、委中、承山、血海、绝骨等穴。寒湿阻络者，加大肠俞、秩边、承扶、昆仑；湿热阻络者，加肾俞、膀胱俞、合阳、阴陵泉、三阴交；瘀血阻络者，加秩边、风市、三阴交；阳虚络瘀者，加命门、肾俞；阴虚络瘀者，加肾俞、肝俞、三阴交、太溪。实证用泻法，虚证用补法，虚实夹杂者平补平泻。每天 1 次，以 5 次为 1 个疗程。可配合理筋手法、脊柱推扳法、腰部牵抖法。针灸治疗，可辨证、循经选穴配合夹脊穴、阿是穴进行针刺，亦可于疼痛部位行灸法。

4. 牵引治疗　主要采用骨盆牵引，患者仰卧床上，在腰髋部缚好骨盆牵引带后，每侧各用 10～15 kg 质量做牵引，并抬高床尾增加对抗牵引的力量。

5. 练功活动　如飞燕点水、五点支撑练功，经常做后伸、旋转腰部，直腿抬高或压腿等动作，以增强腰腿部肌力。

【传承实录】

1. 欧阳锜从肝肾论治腰痹

肝肾不足、湿热阻络案：杨某，女，56 岁，营业员。4 年前腰背疼痛，转侧不利，某医院 X 线摄片示"腰椎骨质增生"，服用骨刺片疼痛稍缓，现因弯腰拎物，用力不当，当时即觉腰痛难忍，不能站立，即送某医院，经 X 线摄片示"腰椎间盘突出，腰椎骨质增生"，因不能承受牵引治疗，予以保守治疗半个月而出院。出院后多处求治，间服骨仙片、骨刺片等无明显效果。就诊时腰及右下肢侧缘疼痛，不能俯仰转侧，动则痛甚，夜间常因疼痛而不能入眠，舌淡红，苔微黄腻，脉弦细。治以补肾壮骨、除湿通络。方用狗脊、骨碎补、续断、威灵仙、豨莶草、五加皮、秦艽、草薢、川牛膝、制全蝎、蝉蜕、甘草等。服完 10 剂，疼痛稍有缓解，黄腻苔已退。去草薢，再进 10 剂，疼痛大减，已能行走，仍嘱守方续服。

按：此例患者患病4年之久，疗效不显，加之用力不当以致腰椎间盘突出，并压迫神经导致根性坐骨神经痛，可知肾虚骨弱，拟用狗脊、骨碎补、续断以补肾壮骨。舌苔微黄而腻，可知湿重于热，辅以威灵仙、豨莶草、五加皮、秦艽、萆薢、甘草以清利湿热，并佐以川牛膝、制全蝎、蝉蜕活血通络，缓痉止痛。俾湿去络通则腰痛可止，骨壮腰强而步履自健。虽然近期效果好，仍需长期守方服用以期治愈。

2. 朱克俭从寒湿论治腰痹

寒湿阻络案：刘某，男，60岁，渔民，2018年5月16日初诊。腰部胀痛8年，疼痛加重1周。患者诉8年前搬运重物后开始出现腰部胀痛，3年前出现右下肢放射性麻木，自用狗皮膏外敷症状稍有好转，阴雨天时症状加重，休息及热敷时症状可缓解，未系统检查及治疗，1周前因天气变冷，出现腰部胀痛及右下肢放射性疼痛加重，活动稍受限，腰部胀痛，得温痛减；食纳可，二便可，夜寐可。查体：脊柱无侧弯畸形，腰部不肿，肤温正常，L4、L5棘突旁压痛（＋），右侧直腿抬高试验（＋），左侧直腿抬高研磨试验（±）；舌质红，苔白腻，脉沉迟。辅助检查：腰椎MRI示腰椎退行性改变，L3～L4椎间盘膨出，L4～L5椎间盘突出。中医诊断：腰痹（寒湿阻络证），治法：散寒祛湿，温经通络。用止痛健骨方化裁。处方：甘草6 g，干姜12 g，茯苓12 g，白术6 g，防风9 g，附片10 g，薏苡仁6 g。14剂。7月5日二诊，患者腰部疼痛较前缓解，右下肢放射性麻木基本缓解。继续予以原方14剂后，患者腰部疼痛基本消失。

按：患者为渔民，常年在湖上工作，致使湖中寒湿之气侵袭于腰间，又搬运重物损伤腰椎间盘，长年未行系统治疗，以致寒湿深入，出现右下肢麻木及遇冷加重。《金匮要略心典》云："肾受冷湿，著而不去，则为肾著。然病不在肾之本脏，而在肾之外府，故其治法不在温肾以祛寒，而在燠土以胜水。"故与甘姜苓术汤加减，干姜取其辛热之性，温中燠土以散寒湿，甘淡性平之茯苓温阳与干姜相配，一热一利，热以胜寒，利以渗湿，使寒去湿消。薏苡仁、白术、茯苓祛湿之力。甘草调和药性，合白术、茯苓补脾助运以祛湿止痛，合干姜辛甘化阳以培土散脾寒。再者，患者寒湿内侵日久，畏寒怕冷与制附子以温阳祛寒止痛。患者服药后症状好转，但此乃长年在湖中生活，寒湿内侵筋骨及感受外伤所致，所以仍需继续服药，改变生活环境。

3. 苏新平从湿热论治腰痹

湿热阻络案：熊某，女，40岁，职员，2020年7月19日初诊。腰部胀痛伴双下肢放射性疼痛3天。患者诉3天前因感冒咳嗽后出现腰部胀痛伴双下肢放射性疼痛，其间曾于社区卫生服务中心行针灸、按摩及拔罐治疗，未见明显好转，疼痛与天气变化无明显关系，平时性情急躁，易发脾气，口干口苦，食纳一般，小便黄，大便黏，夜寐一般。查体：脊柱无侧弯畸形，腰部不肿，肤温正常，L4、L5 棘突旁压痛（＋），双侧直腿抬高试验（＋），双侧骨神经牵拉实验（＋）；舌质红，黄厚苔，脉滑数。辅助检查：腰椎 MRI 示 L4～L5 椎间盘突出。中医诊断：腰痹（湿热阻络）；治法：清热利湿，舒经通络。用加味二妙散加减。处方：茯苓 15 g，白术 10 g，白芷 15 g，柴胡 10 g，龙胆 10 g，威灵仙 15 g，黄柏 10 g，苍术 15 g，泽泻 15 g，桑寄生 15 g，延胡索 15 g，大血藤 30 g，炮穿山甲 5 g。14 剂。8 月 5 日二诊，患者腰部疼痛及双下肢放射性疼痛较前缓解，情绪较前有所舒缓，仍有夜寐较差，继续予以原方加酸枣仁 15 g，14 剂。患者腰部疼痛基本消失。

　　按：患者为公司职员，长年伏案工作，平素性情急躁，长沙天气湿热，又喜食辛辣刺激之物，湿热夹杂兼有久坐致使湿热下注于腰部。方用《外科大成》加味二妙散加减，方中用苍术、黄柏燥湿，泽泻渗湿泄热、导热下行；白芷、威灵仙、桑寄生祛风湿痹痛；延胡索、活血藤活血止痛；炮穿山甲活血通经；茯苓、白术健脾祛湿；柴胡、龙胆疏肝解郁，泄肝经之热。

第四节　梨状肌综合征

　　梨状肌综合征是指由梨状肌损伤后刺激或压迫坐骨神经而引起的以一侧腰腿疼痛为主要症状的病症。属于中医学"痹病"范畴。以梨状肌肌膜破裂或部分肌束断裂，导致局部充血、水肿，肌肉痉挛、肥大或挛缩从而压迫、刺激坐骨神经而引起臀部及大腿后外侧疼痛、麻痹等为主要特征的腰腿疼痛病症。多由间接暴力所致，如闪、扭、跨越、反复下蹲等动作及慢性劳损，感受风寒侵袭等引起。

【传承概略】

　　湖湘欧阳氏杂病流派第一代传人欧阳锜认为梨状肌综合征应属于"腰痹"范畴，并从肝肾不足论治骨痹。

　　第二代传人朱克俭从痰瘀角度进行了深度研究，丰富了梨状肌综合征的辨证内容，取得了很好的临床疗效。

【临床表现】

　　主要症状是臀部疼痛，可向小腹部、大腿后侧及小腿外侧放射。疼痛多发生于一侧臀腿部，髋关节内旋、内收活动时疼痛加重。严重者自觉臀部有"刀割样"或"烧灼样"疼痛，大、小便或大声咳嗽等引起腹内压增高时可使疼痛加重，睡卧不宁，甚至走路跛行。偶有会阴部不适，小腿外侧麻木。梨状肌肌腹有压痛，可触及条索状隆起的肌束或痉挛的肌肉，有钝厚感，或者肌腹呈弥漫性肿胀，肌束变硬、坚韧，弹性减低，臀肌可有轻度萎缩，沿坐骨神经可有压痛。

【辅助检查】

1. 血常规及其他生化检查可无明显异常。

2. MRI　臀部 MRI 可见到梨状肌处高信号，存在炎症或水肿。

3. 内镜　可在内镜下观察梨状肌情况并治疗。

4. 肌电图　肌电图检查有坐骨神经损伤。

【诊断要点】

1. 有外伤史或受凉史。

2. 常发生于中老年人。

3. 臀部疼痛，严重者患侧臀部呈持续性"刀割样"或"烧灼样"剧痛，多数伴有下肢放射痛、跛行或不能行走。

4. 臀部梨状肌部位压痛明显，并可触及条索状硬结，直腿抬高在 60°以内疼痛明显，超过 60°后疼痛减轻，梨状肌紧张试验阳性。

【鉴别诊断】

1. 坐骨神经炎　坐骨神经炎起病较急，疼痛沿坐骨神经的通路由臀部经大腿后部、腘窝向小腿外侧放散至远端，其疼痛为持续性钝痛，并可发作性加剧或呈烧灼样刺痛，站立时疼痛减轻。

2. 根性坐骨神经痛　根性坐骨神经痛多由于椎间盘突出症、脊柱骨关节炎、脊柱骨肿瘤及黄韧带增厚等椎管内及脊柱的病变造成。发病较缓慢，有慢性腰背疼痛病史，坐位时较行走疼痛明显，卧位疼痛缓解或消失，症状可反复发作。小腿外侧、足背的皮肤感觉减退或消失，足及趾背屈时屈肌力减弱，踝反射减弱或消失。这类病变可行 X 线片检查以协助诊断。

3. 腰椎椎管狭窄症　腰腿痛并有典型间歇性跛行，卧床休息后症状可明显减轻或消失，腰部后伸受限，并引起小腿疼痛，其症状往往和体征不一致。X 线摄片及 CT 检查显示椎体、小关节突增生肥大，椎间隙狭窄，椎板增厚，椎管前后径变小。

4. 腰椎间盘突出症　多见于青壮年，起病较急，有反复发作病史，腰痛和放射性腿痛，体征上多有脊柱侧弯、平腰畸形，下腰部棘突旁压痛并向一侧下肢放射，直腿抬高试验和加强试验阳性。

【证治特色】

1. 气滞血瘀证

[主症] 臀痛如锥，拒按，疼痛可沿大腿后侧向足部放射，痛处固定，

动则加重，夜不能眠。舌暗红苔黄，脉弦。

[治法] 行气活血，活络止痛。

[选方] 桃红四物汤加减。

白芍9g，当归9g，熟地黄12g，川芎6g，桃仁9g，红花6g。

[加减] 若由闪、扭、跨越、反复下蹲等动作致局部积瘀肿痛者，可酌加炮穿山甲、酒大黄、瓜蒌根破瘀散结，通络止痛；若兼有烦热口干、舌红、脉细弦者，加牡丹皮、栀子、黄芩等凉血清热；若气滞血瘀较为严重疼痛较甚者，可加五灵脂、延胡索、厚朴等活血行气止痛。

2. 风寒湿阻证

[主症] 臀腿疼痛，屈伸受限。偏寒者得寒痛增，肢体发凉，畏冷，舌淡苔薄腻，脉沉紧。偏湿者肢体麻木，酸痛重着，舌淡苔白腻，脉濡缓。

[治法] 祛风散寒，除湿通络。

[选方] 薏苡仁汤加减。

薏苡仁15g，当归9g，川芎9g，生姜9g，桂枝9g，羌活9g，独活9g，防风9g，白术9g，草乌9g，川乌9g，麻黄4.5g。

[加减] 若风邪偏盛，疼痛游走者，加寻骨风、秦艽；寒邪偏盛，疼痛固定，拘急冷痛者，加细辛、制附子、制草乌；湿邪偏重，肿胀重着者，加防己、木瓜；肌肤麻木，舌苔腻者，重用苍术，加青风藤、路路通以祛风除湿通络。

3. 湿热蕴蒸证

[主症] 臀腿灼痛，腿软无力，关节重着，口渴不欲饮，尿黄赤。舌质红，苔黄腻，脉滑数。

[治法] 清热通络，除湿止痛。

[选方] 《外科大成》加味二妙散。

黄柏9g，苍术9g，牛膝9g，薏苡仁9g，当归9g，泽兰9g，乳香9g，没药9g，穿山甲5g，甘草5g，水蛭3g。

[加减] 若风热偏盛，疼痛呈烧灼样，游走不定，加秦艽、桑枝、地龙；伴发热、咽痛者，加蚤休、薄荷、牛蒡子、桔梗疏风清热，解毒利咽；湿热偏盛，肿胀明显，重着不利，舌苔黄腻，加土茯苓、萆薢、豨莶草；若皮肤有红斑者，加水牛角、牡丹皮、赤芍、生地黄、凌霄花以清热凉血，活血化斑。

4. 肝肾亏虚证

[主症] 臀部酸痛，腿膝乏力，遇劳更甚，卧则减轻。偏阳虚者面色无华，手足不温，舌质淡，脉沉细；偏阴虚者面色潮红，手足心热，舌质红，脉弦细数。

〔治法〕补益肝肾，通络止痛。

〔选方〕独活寄生汤加减。

独活 9 g，桑寄生 6 g，杜仲 6 g，牛膝 6 g，细辛 6 g，秦艽 6 g，茯苓 6 g，肉桂心 6 g，防风 6 g，川芎 6 g，人参 6 g，甘草 6 g，当归 6 g，芍药 6 g，干地黄 6 g。

〔加减〕肾气虚，腰膝酸软，加制黄精、续断、狗脊；骨节疼痛，乏力较著，加鹿衔草、千年健、石楠藤、骨碎补补虚通络，强壮筋骨；阳虚，畏寒肢冷，疼痛拘急，加附子、鹿角片、淫羊藿、巴戟肉、肉苁蓉；肝肾阴亏，腰膝疼痛，低热心烦，或午后潮热，加生地黄、首乌、桑椹、枸杞子、十大功劳叶。

【其他疗法】

1. 中药内服　川芎 15 g，当归 15 g，全蝎 15 g，乌梢蛇 15 g，鹿衔草 15 g。共研为细末。每次 3 g，每天 2 次，温开水送服。

2. 中药外用　外用坎离砂（当归 37.5 g，川芎 50 g，防风 50 g，透骨草 50 g，铁屑 10 g）布包外加棉垫或毛巾热熨臀部。

3. 针灸治疗　取阿是穴、环跳、殷门、承扶、阳陵泉、足三里等穴，用泻法，以有酸麻感向远端放散为宜。针感不明显者，可加强捻转。急性期每天钊刺 1 次，好转后隔天 1 次。

4. 中医穴位注射　1 mL 复方倍他米松注射液＋1 mL 2% 利多卡因注射液局部封闭治疗。

【传承实录】

1. 欧阳锜从肝肾论治腰痹

肝肾亏虚案：患者，女，58 岁，1980 年 7 月 20 日初诊。因腰臀部疼痛 1 个月，加重 1 周就诊。2 周前劳累后出现腰臀部疼痛伴左下肢痹痛，遂至外院就诊，诊断为腰椎间盘突出症，内服、外用药物后疼痛症状稍减。1 周前无明显诱因出现腰臀部疼痛加重，伴左下肢痹痛，夜间疼痛加剧，呈烧灼样痛，行走困难，间歇性跛行，神疲乏力，汗多，寐差，二便调。舌质暗红、苔黄微腻，脉细。已绝经，否认高血压、糖尿病、冠心病等内科病史。专科检查：左下肢直腿抬高试验 40°（＋），梨状肌紧张试验（＋），左侧梨状肌压痛（＋）。左侧腰臀部表面微红，触之有热感，瘢痕存在，皮下可触及散在条索状改变。DR 腰椎检查：腰椎退行性变，除外 L4～L5 腰椎间盘突出或膨出。中医诊断：腰痹，辨证为肝肾亏虚，治以补益肝肾，通络止痛。中药处方：黄芪 30 g，赤芍、熟地黄、伸筋草、川木瓜、炒白术、浮小麦、糯稻根各 15 g，当归、川芎、桃仁、防风各 10 g，生甘草 5 g。上方 7 剂，每天 1 剂，水煎服。1980 年 8 月 29 日二诊：患者腰臀部疼痛明显缓解，左下肢仍有痹痛，久行久站后疼痛加重，舌质暗红、苔黄腻，脉细。上方去黄芪、浮小麦、糯稻根、当归，加黄柏10 g，杜仲、牛膝15 g，14 剂，水煎服，每天1 剂。西药同上方，继续予局部封闭治疗。1980 年9 月12 日三诊：患者病情明显好转，腰臀部疼痛明显减轻，左下肢痹痛基本消失，舌质暗红、苔白微腻，脉细。中药处方去黄柏，加麦冬、丹参之品养阴，山药养脾健脾。嘱咐患者避风寒，适当活动，注意休息。

按：初次就诊时疼痛明显，夜甚，患者精神疲倦，舌质暗红、苔黄微腻，脉细，是为肝肾亏虚，气滞血瘀，当以补益肝肾，活血化瘀治之。方为补阳还五汤化裁，其中重用黄芪，意在补益元气，气旺则血行，为君药，配伍当归、川芎、桃仁可活血行气，祛风止痛，同时补益肝肾；伸筋草、川木瓜舒筋活络，祛风解痉；防风胜湿止痛；黄芪走皮毛，与浮小麦、糯稻根相伍固护卫气，止汗敛阴；赤芍柔肝缓急；熟地黄辅以炒白术，补脾养血。"急则治其标，缓则治其本"，患者长期居住于长沙，湿热体质，故而复诊时乃以清热祛湿为主，以防湿热之邪乘虚而入，使病情趋于缠绵，故去黄芪；当归较燥，是以去当归加杜仲、牛膝补肝肾，强筋骨，黄柏清热燥湿。二诊时患者卫表已固，可去浮小麦、糯稻根。康复期则予麦冬、丹参等滋阴之品养阴清热，加山药配以炒白术固本健脾。

2. 朱克俭从痰瘀论治腰痹

脾虚血瘀案：患者，男，88 岁，2017 年4 月12 日初诊。因腰臀部反复疼痛伴右下肢痹痛2 年就诊。既往有2 型糖尿病、高血压病史，间断口服甲钴胺片等药物。就诊时患者诉腰臀部反复疼痛伴右下肢痹痛2 年，双下肢乏力、发凉，时有抽搐，行走困难，头晕，无头痛，听力下降，偶有咳嗽，口干，纳可，眠差，小便调，大便干，舌质暗淡，苔黄、微腻，脉弦。专科检查：右下肢直腿抬高试验50°（＋），左下肢直腿抬高试验70°（－），梨状肌紧张试验（＋），右侧梨状肌压痛（＋），右臀梨状肌侧可触及散在条索状改变。中医诊断：腰痹，辨证为痰瘀内阻。治法：健脾化痰，祛瘀止痛。中药处方：黄芪30 g，薏苡仁25 g，党参20 g，茯苓、白术、丹参、独活各15 g，炙甘草、蜜远志、酸枣仁、怀牛膝各10 g，当归、川芎、三七片各5 g。上方7 剂，每天1 剂，水煎服。西药处方：1 mL 复方倍他米松注射液＋1 mL 2%利多卡因注射液，穴位注射。嘱患者避风寒，适当活动，每周复诊1 次。连续治疗3 周后，患者右侧臀部疼痛明显减轻，右下肢痹痛消失。

按：患者病程迁延日久，舌质暗淡、舌苔黄微腻，疼痛反复，是为梨状肌综合征慢性迁延期。辨证为痰瘀内阻，治以健脾化痰，祛瘀止痛。方中薏苡仁、茯苓、白术均有补脾祛湿之功效，其中薏苡仁又可除痹散结，茯苓、白术则重在健脾。患者年近九旬，肝肾亏虚，气血不足，是故以黄芪配党参、当归补气活血兼补肾，其中黄芪补气健脾，党参益气生津，当归补血活血、消肿止痛又可润肠通便；独活善除寒湿之痹，配以川芎更彰祛湿通络之功；三七、丹参活血，三七长于定痛，配伍丹参共济养阴；蜜远志、酸枣仁镇静安神，同时可收敛药性；怀牛膝引药下行，炙甘草调和诸药。处方配伍精当，标本兼治，同时予穴位注射，中西互参，强化治疗效果。

3. 苏新平从湿热论治腰痹

湿热阻络案：患者，李某，男，60岁，2021年4月12日初诊。因腰臀部反复疼痛3年就诊。患者诉腰臀部反复疼痛3年，无双下肢放射性疼痛，口干口苦，纳可，夜寐差，二便调，舌质红，苔黄腻，脉滑数。专科检查：右下肢直腿抬高试验60°（＋），左下肢直腿抬高试验70°（－），梨状肌紧张试验（＋），右侧梨状肌压痛（＋），右臀梨状肌侧可触及散在条索状改变，右臀部可见肌肉萎缩。中医诊断：痹病，辨证为湿热内阻证。治法：清热通络，除湿止痛。中药处方：茯苓15 g，白术10 g，白芷15 g，威灵仙15 g，黄柏10 g，苍术15 g，泽泻15 g，桑寄生15 g，延胡索15 g，大血藤30 g，全蝎5 g，木通6 g，牛膝15 g，炮穿山甲5 g。14剂。西药处方：1 mL复方倍他米松注射液＋1 mL 2%利多卡因注射液，穴位注射。5月1日复诊：患者右侧臀部疼痛明显减轻，右下肢痹痛消失。

按：患者年高，肝肾本不足，久居湿地，郁久发热，致湿热困阻经络。方用《外科大成》加味二妙散加减。方中用苍术、黄柏、黄芩燥湿；泽泻、木通、牛膝渗湿泄热、导热下行；白芷、威灵仙、桑寄生祛风湿痹痛；延胡索、大血藤活血止痛；炮穿山甲、全蝎通络止痛；茯苓、白术健脾祛湿；牛膝引药下行。再兼以复方倍他米松注射液局部注射以消炎止痛，中西结合。

第三章　骨　病

第一节　骨关节炎

骨关节炎是一种慢性关节病，又称增生性关节炎、老年性关节炎、肥大性关节炎、骨关节病、软骨软化性关节病等。属中医"骨痹"范畴，是以关节软骨退行性改变、关节边缘骨质增生、滑膜增生等病理改变为主要特征的骨性关节病，其病因尚不明确，其发生与年龄、肥胖、炎症、创伤及遗传等因素有关。

【传承概略】

湖湘欧阳氏杂病流派第一代传人欧阳锜认为骨关节炎应属于"骨痹"范畴，并从肝肾不足论治骨痹。

第二代传人朱克俭从痰瘀角度进行了深度研究，丰富了骨关节炎的辨证内容，取得了很好的临床疗效。

【临床表现】

骨关节炎病史缓慢、持续，最常见于膝关节。疼痛伴关节活动受限是主要临床症状。早期呈间断性疼痛，主要特点为关节间隙疼痛，活动时加重，休息可缓解，若病情进展，可有休息痛或夜间痛。以酸痛为主，局限于关节间隙，少见放射性疼痛。有晨僵现象，一般少于 30 分钟。屈伸关节有摩擦感、摩擦音。晚期出现关节畸形，关节间隙狭窄，常见膝内翻畸形，疼痛持续，难以负重，肌肉萎缩，关节屈伸进一步受限。

发病于髋关节者，疼痛部位可在髋关节前面或侧方或大腿内侧，常可放射至肢体其他部位，易于误诊。晨僵持续时间短，一般不超过 15 分钟。严重骨关节炎出现屈曲、外旋和内收畸形。若有游离体，可出现关节交锁症。

手部关节是本病的好发部位，以指间关节和拇指腕掌关节炎为常见。晨僵活动后减轻，活动过多又加重，休息后缓解。晚期出现手指畸形，多为外侧偏斜畸形，拇指可出现腕掌关节内收、掌指关节过伸畸形。

【辅助检查】

血常规、尿常规无特殊表现。关节液检查可见白细胞增多，偶尔见红细胞。实验室检查对排除其他病因引起的关节疼痛有鉴别诊断意义。

影像学检查：早期 X 线片常为阴性，随病情进展可见软组织肿胀、关节边缘增生骨赘，关节间隙变窄。软骨下骨有时可见小的囊性改变，多为圆形，囊壁骨致密。MRI 可显示关节软骨面情况。

【诊断要点】

1. ≥40 岁的中老年人。

2. 近 1 个月反复发生的关节疼痛。

3. 有少于 30 分钟的晨僵。

4. 活动时有关节摩擦音（感）。

5. 关节液检查无明显改变。

6. X 线片示关节间隙变窄、软骨下骨硬化和/或囊性变、关节缘骨赘形成。

【鉴别诊断】

1. 类风湿关节炎　多呈急性疼痛、肿胀、活动受限，仅见于膝关节者少见。发生于手指者多见，累及多个近端指间关节，骨关节炎多累及远端指间关节。类风湿因子阳性，红细胞沉降率、C 反应蛋白升高。

2. 痛风　起病急骤，第一次突然发作多在夜间，以第一跖趾关节最多见。受累关节及其周围软组织红肿热痛、活动受限，触之疼痛加重。关节畸形，可见痛风石。血尿酸升高，关节液中可检出尿酸盐结晶。X 线片可见关节边缘骨质破坏，呈穿凿样缺损。

【证治特色】

1. 肝肾亏虚证

[主症] 多见于中老年人，腰脊或关节隐隐作痛，时轻时重，疲劳加重，关节屈伸不利，不能久立远行，久则疼痛不已，遇劳痛甚，休息后疼痛减轻，肌肉瘦削，腰膝酸软，或畏寒肢冷，阳痿、遗精，或骨蒸劳热，心烦口干，舌质淡红，舌苔薄白或少津，脉沉细弱或细数。

[治法] 补益肝肾，通络止痛。

[选方] 独活寄生汤加减。

独活 9 g，桑寄生 6 g，杜仲 6 g，牛膝 6 g，细辛 6 g，秦艽 6 g，茯苓 6 g，肉桂心 6 g，防风 6 g，川芎 6 g，人参 6 g，甘草 6 g，当归 6 g，芍药 6 g，干地黄 6 g。

[加减] 若邪深入络痛甚者，可加制川乌、制草乌、白花蛇、地龙、红花等以助搜风通络，活血止痛；寒邪偏盛见腰腿冷痛者酌加附子、干姜温阳散寒；湿邪偏盛肢体重着者，去地黄，酌加防己、薏苡仁、苍术以祛湿消肿；正虚不甚者，可减地黄、人参。

2. 风寒湿痹证

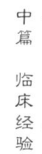

[主症] 腰脊或骨节疼痛、酸楚游走不定，或疼痛遇寒加重，得热痛缓，或重着，肿胀，积液，肌肤麻木不仁，关节屈伸不利，舌淡，苔薄白，脉沉细无力。

[治法] 祛风散寒除湿，温经通络止痛。

[选方] 蠲痹汤加减。

当归 15 g，羌活 15 g，姜黄 15 g，白芍 10 g，黄芪 30 g，防风 10 g，炙甘草 5 g。

[加减] 若风邪偏盛，疼痛游走者，加寻骨风、秦艽；寒邪偏盛，痛处固定者，加制附子、制草乌、麻黄、细辛；湿邪偏重，关节肿胀者，加茯苓、木瓜、防己等；痛在颈项、上肢者，加葛根、桑枝；痛在腰臀、下肢者，加木瓜、牛膝。

3. 瘀血阻滞证

[主症] 腰脊或骨节疼痛固定，肿胀，痛如针刺，按则疼痛加剧，关节屈伸不利，舌紫暗或有瘀斑，苔薄，脉弦涩。

[治法] 活血化瘀，消肿止痛。

[选方] 身痛逐瘀汤加减。

秦艽 3 g，川芎 6 g，桃仁 9 g，红花 9 g，甘草 6 g，羌活 3 g，没药 6 g，当归 9 g，五灵脂（炒）6 g，香附 3 g，牛膝 9 g，地龙 6 g。

[加减] 若有热者，加苍术、黄柏；若虚弱者，加黄芪。

4. 痰瘀互结证

[主症] 痹证日久，关节肌肉刺痛固定，肿胀肥厚感，痿弱少力，骨节肥大，活动受限，舌质偏红，或舌胖质淡，苔薄或薄腻，脉滑或弦细。

[治法] 活血化瘀，祛痰通络，强筋健骨。

[选方] 止痛健骨方加减。

当归 12 g，白芥子（炒）12 g，猪牙皂 1.5 g，丹参 10.5 g，鹿角霜 7.5 g，黄芪 9 g，鳖甲 7.5 g，乳香（醋制）7.5 g，没药（醋制）7.5 g，陆英 9 g，独活 3 g，千年健 9 g。

[加减] 痰浊滞留，皮下有结节者，加南星、僵蚕；瘀血明显，关节疼痛、肿胀、畸形，活动不利，加三七、莪术、土鳖虫；疼痛较甚者，加血竭、苏木、延胡索。

【其他疗法】

1. 外用海桐皮汤（海桐皮 6 g，透骨草 6 g，乳香 6 g，没药 6 g，当归 5 g，花椒 10 g，川芎 3 g，红花 3 g，白芷 3 g，威灵仙 3 g，甘草 3 g，防风 3 g）热敷、熏洗患部。

2. 当归（酒洗）10 g，没药 10 g，五加皮 10 g，皮硝 10 g，青皮 10 g，花椒 10 g，香附子 10 g，丁香 3 g，麝香 0.3 g，老葱 3 根，地骨皮

3 g，牡丹皮 6 g，热敷、熏洗患部。

3. 针灸取局部经穴和阿是穴为主，结合循经和辨证选穴。

【传承实录】

1. 骨痹多从肝肾论治（欧阳锜经验）

肝肾不足、湿阻经络案：周某，女，55 岁，运动员，教练。患腰膝骨质增生已多年，并有双膝关节腔积液，轻微脑震荡。经年不愈，前来求治。查体：腰胀痛，俯仰转侧不灵便，双膝关节肿痛，活动不及，自觉局部有冷感，指关节时痛，气候突变时加重，肢冷喜温，头痛，舌红，脉细。治以补肾壮骨、除湿通络，内服方用狗脊、续断、牛膝、何首乌、当归尾、秦艽、木防己、桑枝、松节、薏苡仁、萆薢、白芥子、石菖蒲、天麻、三七、甘草，再外用甘遂末调敷双膝患处。半个月后，膝关节肿消除，诸痛消失，效果显著。嘱注意防寒保暖，坚持守方续服。

按："骨痹"常因肝肾气虚、精血不荣于骨所致，故多见于中老年人。因骨痹（骨刺）属于骨关节、脊柱、椎体的退行性病变，所以好发于颈、胸、腰椎，亦见于髋、膝、踝等关节。临床有关节疼痛，活动受限，后期常有关节畸形等表现。肾主骨，肝肾同源共为先天（肾为男子先天，肝为女子先天）。治疗上当养肝补肾，壮骨填髓，活血通络。此例患者出身运动员，因运动不慎，腰膝关节多处外伤，加之已进入老年，形成腰膝骨质增生、关节腔积液等病变。关节腔积液，可因风湿性、创伤性或退行性关节炎引起。周某因久治不愈，很为悲观。今除按治"骨痹"之法治外，另用甘遂末外敷，以期收效。甘草与甘遂乃十八反药中不可同用之药，但《金匮要略》中甘遂半夏汤，是为留饮欲去而未根除而设，方中却使甘草与甘遂合而用之，取其相反相成，俾激荡久留深伏的饮邪，使之下降外出。今取其意，用甘草配伍内服，甘遂外敷患部，二甘内外相激而相成，双膝关节腔之积液霍然而消去，果然收到了良好的效果。

2. 骨痹从痰瘀论治（第二代传人朱克俭经验）

痰瘀互结案：王某，男，65 岁，2017 年 11 月 13 日初诊。双膝隐痛 10 年，疼痛加重 3 天。患者诉 10 年前劳累后开始出现双膝关节疼痛，隐痛为主，休息后可以缓解，自用活络油外涂症状稍有好转，未系统治疗，3 天前因天气变冷，出现双膝关节疼痛加重，伴有左膝为甚，站立行走困难，肢体困重，腰膝酸软，喜温，纳差，二便可。查体：双膝对称，不肿，无潮红发热，压痛（＋），浮髌试验（－），研磨试验（＋），摩擦感（＋），关节有弹响，交锁征（－）；舌质暗，苔白腻，脉弦涩。辅助检查：双膝 MRI 示双膝退行性病变，左胫骨内侧髁骨髓水肿，少量关节积液。中医诊断：膝痹病（痰痹，痰瘀互结兼肝肾亏虚）。治法：祛痰化瘀，兼补肝肾。用止痛健骨方化裁。处方：当归 12 g，白芥子（炒）12 g，丹参

10.5 g，猪牙皂 1.5 g，鹿角霜 7.5 g，鳖甲 7.5 g，黄芪 9 g，乳香（醋制）7.5 g，没药（醋制）7.5 g，独活 3 g，千年健 9 g，陆英 9 g，白术 10 g，茯苓 15 g，7 剂。11 月 20 日二诊，患者双膝疼痛症状明显减轻，但不能长时间行走，继续予以原方 14 剂后，患者可独立行走，膝痛基本消失。

按：《冯氏锦囊》云："脏腑津液受病为痰，随气升降，理之常也。若在皮里膜外及四肢关节曲折之地，而脏腑之痰，何能流注其所？此即本处津液遇冷遇热即凝结成痰而为病。"患者年迈病久，纳差，腰膝酸软，肝脾肾三脏受累，天气变冷而加重，津液遇冷即凝结成痰，痰浊流注膝部，停于腔内，气血瘀滞，不通则痛，气血失养，不荣也痛，结合舌质暗，有瘀阻经络，阳气亏虚，苔白腻则内有痰浊，脉弦涩属痛症，气血不畅。综上所述，属于痰痹中痰瘀互结，兼肝脾肾亏虚证，治则上以祛痰化瘀为主，以"病-证-症"理念指导，用止痛健骨方祛痰化瘀、补益肝肾，兼以黄芪、白术、茯苓补气健脾。

3. 骨痹从湿热论治（第三代传人苏新平经验）

湿热困阻案：陈某，女，66 岁。近 1 个月来左膝关节疼痛，活动受限，上下楼梯时疼痛明显，时有关节弹响，症状反复无好转，前来就诊。见左膝关节稍肿胀，无明显潮红，患者自觉发热、肢体困重、乏力，左膝隐痛，休息可缓解，活动加重，纳寐差，二便调。查左膝内侧压痛，关节活动度尚可，浮髌试验（＋）、研磨试验（＋）、麦氏征（＋）有摩擦感，关节有弹响，无关节交锁征；舌淡红，苔黄腻，脉弦数。MRI 示：①左膝关节退行性改变，关节面软骨磨损，左髌骨关节面下骨髓水肿，左膝关节内侧半月板后角Ⅰ度损伤；②左膝关节腔积液。治以清热祛湿、舒经通络，内服处方：苍术 10 g，黄柏 15 g，牛膝 15 g，黄芩 10 g，知母 10 g，茯苓 15 g，白术 10 g，白芷 15 g，车前子 10 g，泽泻 10 g，延胡索 15 g，活血藤 30 g，威灵仙 15 g，香附 10 g，木香 6 g，木通 6 g，桑寄生 15 g，肉桂 10 g，炮穿山甲 3 g，14 剂。每天内服后，同时用该方煎药熏洗左膝关节。二诊患者症状明显好转，肿胀消退，肢体困重感明显减轻，稍有活动不利感，舌淡红，苔薄黄，脉弦。继予前方去肉桂，加伸筋草 10 g 内服外洗，7 天后疼痛消失，效果明显。嘱患者守方续服，巩固疗效。

按：患者年高，肝肾本不足，久居湿地，又正值梅雨季节，郁久发热，致湿热困阻经络。方用《外科大成》加味二妙散加减，主治膝肿初起者。方中用苍术、黄柏、黄芩燥湿；车前子、泽泻、木通渗湿泄热、导热下行；白芷、威灵仙、桑寄生祛风湿痹痛，延胡索、活血藤活血止痛，炮穿山甲通利关节，香附、木香行气解郁通络，茯苓、白术健脾祛湿，牛膝引药下行。其中知母润肺滋肾而降火；黄柏泻虚火而坚肾阴。相须为用，清化湿热，为滋肾泻火之良剂。更有肉桂辛热之品作为中介，以引寒达热，滋阴降火，清化下焦湿热蕴结以获良效。

第二节　骨关节结核

骨关节结核是由结核分枝杆菌感染的一种慢性感染性疾病，大部分继发于肺结核，少部分继发于消化道结核。属中医"骨痨"范畴，多因先天不足、肾气不充，或外来损伤导致气血失和，风寒痰浊凝聚于筋骨而致病。

【传承概略】

湖湘欧阳氏杂病流派第一代传人欧阳锜认为骨关节结核应属于"骨痨"范畴，其中的结核性膝关节炎称为"鹤膝风"，认为鹤膝风其根本为正气不足，多注重补益脾肾，提正气以祛邪气。

第二代传人朱克俭认为该病病程长，久病多虚、多瘀，在扶正的基础上活血祛瘀，改善症状，取得了很好的临床疗效。

【临床表现】

骨关节结核常可出现全身症状及局部症状。全身症状初期表现为少气、乏力，精神倦怠，形体逐渐消瘦；进而可见午后低热，夜间盗汗，两颧发红等阴虚火旺征象；后期气血亏虚，出现头晕目眩、面色无华、心悸怔忡等症。局部可出现疼痛、肿胀、肌肉萎缩或痉挛、畸形、功能障碍、寒性脓肿、瘘管、淋巴结肿大等。

【辅助检查】

1. 红细胞沉降率　其增快是结核病活动期的一种表现，虽不是结核病所特有，但对诊断结核有帮助。

2. 结核菌素试验　试验阳性提示结核分枝杆菌感染或接种过卡介苗，不作为单独诊断结核病的方法。

3. 结核分枝杆菌培养　脓液结核分枝杆菌培养一般阳性率在$50\%\sim60\%$，在化疗前行细菌学检查可调高检出的阳性率。

4. 病理检查　对于早期和不易诊断的滑膜结核和骨关节结核可以做活检，一般可确诊。

5. X线检查　确认病变部位、程度、性质、病理改变，对诊断及指导治疗有重要意义。单纯骨结核主要呈不规则透光区，边缘无硬化、密度增高表现，破坏区内可见较小密度增高影；关节结核主要表现为关节边缘局限性破坏，随后关节面破坏，间隙变窄或消失，或关节脱位，有增生现象。

6. CT 检查　在检查脊柱结核方面比 X 线有优势。

7. MRI 检查　对于骨膜下型结核和椎旁寒性脓肿的显示比 X 线、CT 更具有优越性。

【诊断要点】

1. 多发于儿童和青壮年。

2. 有结核病接触史或结核病史。

3. 典型的结核中毒症状，如低热、盗汗、倦怠、食欲减退及消瘦等。

4. 局部症状早期多不明显，可见轻度肿胀及压痛，晚期可见关节功能障碍、各种畸形、寒性脓肿及窦道。

5. X 线检查呈典型的骨关节结核表现。

6. 红细胞沉降率增快。

【鉴别诊断】

1. 类风湿关节炎　单纯滑膜结核常不易与单关节的类风湿关节炎鉴别，确诊往往要靠滑膜切取活检和关节液的细菌学检查。但类风湿关节炎一般系多发，关节积液不发生混浊和脓性变，而且不破溃。X 线片可见骨质疏松，关节间隙狭窄乃至消失，但关节面不出现较深的骨质破坏。

2. 化脓性关节炎　急性化脓性关节炎不宜与关节结核混淆，但当结核呈急性发展或化脓性关节炎表现为亚急性或慢性病变时，两者常不易区别。病史、其他结核病或化脓性病灶的存在、关节穿刺液的细菌学检查，将有助于鉴别。

3. 化脓性骨髓炎　急性化脓性骨髓炎发病急骤，全身和局部症状明显，2 周后 X 线片可见广泛的骨破坏、大块死骨和大量骨膜新骨形成，所以较容易与骨结核鉴别。慢性化脓性骨髓炎发生在骨端或骨干，或发生在骨松质，由病史、病程、体征、X 线片表现，较易鉴别。

4. 骨肿瘤　骨干结核须与尤文肉瘤鉴别。椎体中心型结核须与转移癌或网织细胞肉瘤鉴别。掌、指骨骨干结核须与内生软骨瘤鉴别。寒性脓肿有时也会被误认为肿瘤，但前者有波动感，穿刺为脓液；后者一般质地坚韧，呈实体感，穿刺可得肿瘤组织或血液；除根据患者年龄、病史、临床特点、实验室和 X 线片所见外，必要时采用抽吸或切开活体检查确诊。

5. 色素性绒毛结节性滑膜炎　本病多发生于膝关节，发展非常缓慢，体温、红细胞沉降率正常。受累关节肿胀、积液，穿刺液呈咖啡色，关节功能受限较少，一般活动不痛，沿关节周围可以摸到有不规则结节状物，压痛不重，病理活组织检查可确诊。

【证治特色】

1. 寒痰凝滞证

［主症］倦怠乏力，潮热盗汗，患处隐痛，或有漫肿，或有溃破，关节活动受限，舌质淡或红，苔薄白，脉沉细。

［治法］温经散寒，化痰通络。

［选方］阳和汤加减。

熟地黄 30 g，肉桂（去皮，研粉）3 g，麻黄 2 g，鹿角胶 9 g，白芥子 6 g，姜炭 2 g，生甘草 3 g。

［加减］脓肿破溃时，可加用黄芪、当归、皂角刺、穿山甲；病灶在上肢可加桑枝，在躯干可加杜仲，在下肢可加牛膝；纳差者，加山楂、陈皮；咳嗽者，加款冬花。

2. 阴虚火旺证

［主症］午后潮热，盗汗失眠，患处隐痛，或有漫肿，或为寒性脓肿，或有溃破，舌红少苔或无苔，脉沉细数。

［治法］滋阴清热，和营托毒。

［选方］清骨散加减。

银柴胡 5 g，胡黄连、秦艽、鳖甲、地骨皮、青蒿、知母各 3 g，甘草 2 g。

［加减］若盗汗不止，加黄芪、浮小麦、煅龙骨、煅牡蛎；若咳痰带血，加南沙参、百部、川贝母、白茅根等；兼气血不足者，可加黄芪、当归、桃仁、红花等和营托毒；内热甚者，加白薇；如合并感染，无汗，发热等，全身症状明显，可加金银花、紫花地丁等清热解毒，纳差的加白术、山楂健脾和胃，疼痛明显的加乳香、没药以活血止痛。

3. 正虚邪实证

［主症］形体消瘦，面色无华，失眠盗汗，瘘管形成，周围皮色晦暗，舌淡或红，苔薄白，脉细或虚大。

［治法］温补托毒。

［选方］神功内托散加减。

当归 18 g，白术、黄芪、人参各 15 g，白芍、茯苓、陈皮、附子各 10 g，木香、甘草（炙）各 6 g，川芎 10 g，炮穿山甲 6 g。

［加减］面色㿠白者，加桂枝、黄芪、附子；心悸失眠者，加茯神、远志、酸枣仁；纳差者，加神曲、山楂、麦芽；疼痛明显者，加红花、乳香、没药、延胡索。

【其他疗法】

1. 白芥子 10 g，白芷 10 g，乳香 2 g，生土牛膝 20 g，共捣烂，加蜜糖 60 g 和匀，敷膝肿处，盖棉被取微汗。

2. 初期用回阳玉龙膏局部外敷。脓肿外溃或窦道形成，可根据情况选用五五丹、七三丹、八二丹药线插入引流，若脓水将尽可改用生肌膏。

【传承实录】

1. 欧阳锜从脾肾论治骨痨

脾肾阳虚案：王某，女，51 岁，农民。左膝关节疼痛多年，近期加重，前来求治，查膝髌肿大，腿胫枯细，行立困难，活动受限，面白肢厥，食少便溏，舌淡苔白。治以补益脾肾，内服方用人参、炒白术、炒干姜、肉桂、制附子、炙甘草、骨碎补，再外用白芥子、白芷、乳香、生土牛膝调敷左膝患处。1 周后膝关节肿胀减轻，活动改善。1 个月后，膝关节肿消除，行走自如。嘱注意避免下蹲、久行、久立。

按："鹤膝风"常因风湿闭阻下肢关节，日久蕴热伤阴化脓所致。以膝髌肿大，而上下肌肉枯瘦如鹤膝，溃脓难敛为主要表现的痹痛类疾病。《类证治裁》谓本病两膝"腿细膝粗，如鹤之膝"故名。本病发病较慢，先是肢体挛痛，足膝无力，屈伸不利，逐渐两膝髌肿大，或漫肿不仁，或赤肿疼痛，而股胫肌肉日渐消瘦，两三个月后可溃烂流脓，并见面色苍白、消瘦、潮热盗汗、痰咳、腹胀便溏、腰痛气短等症。久病者脾肾阳虚，治疗上应补益脾肾阳气、温经散寒止痛。此患者长期疼痛，久病伤及脾肾阳气，经久不愈，今内服外敷同用，共奏奇效。

2. 朱克俭从血瘀论治骨痨

血瘀阻络案：张某，男，47 岁。因"右膝疼痛肿胀、活动受限 1 年"前来就诊。既往肺结核病史，口服抗结核药。近 1 年来反复膝关节疼痛，多方求治未改善。查体：右膝肿痛，昼轻夜重，压痛，屈伸受限，腿胫枯细，面色晦暗，唇萎，舌青紫，脉弦涩。处方：秦艽 10 g，川芎 15 g，桃仁 10 g，红花 10 g，甘草 6 g，独活 6 g，没药 10 g，当归 12 g，五灵脂（炒）10 g，香附 10 g，牛膝 15 g，地龙 10 g，14 剂。2 周后复诊，患者右膝疼痛明显缓解，乏力，脉弦细，续予前方加黄芪，2 周后患者右膝肿痛明显好转，行走基本正常。

按：《景岳全书》云："凡肘膝肿痛，臂细小者，名为鹤膝风，以其象鹤膝之形而名之也。或止以两膝肿大，腿枯细，不能屈伸，俗又谓之鼓槌风，总不过风寒湿三气流注之为病也。然肿痛者，必有邪滞，枯细者，必有血虚。凡治此者，必宜以养气滋血为主。"患者久病，邪气瘀滞血脉，致气滞血瘀之证，予身痛逐瘀汤加减活血化瘀、消肿止痛，患者症状好转，然出现气血虚弱之象，是为实邪渐去，赢状逐现，是以加入黄芪，配伍当归补气血、行气血。

3. 苏新平从风湿论治骨痨

风湿相搏案：唐某，男，59 岁。2 年前无明显诱因感左膝酸痛，当时就诊诊断为左膝关节结核，使用抗结核药治疗，关节逐渐肿胀，致活动受限，行走困难，患者暂拒绝手术，前来就诊。查左膝关节肿大胀痛，皮色不红，举步艰难，自汗，走痛不定，苔薄白，脉浮紧。左膝内侧及外侧压痛，关节活动度受限，浮髌试验（＋），研磨试验（＋），麦氏征（－），有摩擦感，关节无弹响，无关节交锁征；X线片提示左膝胫骨内髁钻齿状缺损，外髁可见破坏，膝关节周围软组织肿胀。红细胞沉降率：29 mm/h。内服处方：独活6 g，桑寄生15 g，杜仲15 g，牛膝15 g，细辛3 g，秦艽10 g，茯苓15 g，肉桂心10 g，防风10 g，川芎10 g，甘草6 g，当归10 g，芍药15 g。每天内服后，同时用该方煎药熏洗左膝关节。1个月后肿痛大减，汗出恶风，舌淡苔薄白，脉浮。前方去秦艽，加人参、干地黄、黄芪、白术。1个月后症状改善，行动基本正常。

按：《周慎斋遗书》曰："鹤膝风，风湿热结于膝也。热胜则肿，肿甚则肌肉消削而膝如鹤也。痛甚因风，宜用后方，或独活寄生汤。"《疡科心得集》曰："小儿鹤膝风，如色红肿，朝轻暮重，寒热交作者，先以羚羊角散加黄柏、苍术，或独活寄生汤，先去其湿火，然后温补。"该患者年高，外感风寒湿邪，方用独活寄生汤补益肝肾，祛风除湿，通络止痛，服药后湿邪渐去，然出现表虚自汗，加用人参、黄芪、白术等补气固表祛风。

第三节　痛风性关节炎

痛风性关节炎是一种由于嘌呤代谢紊乱，导致尿酸生成过多或排出减少使血尿酸过剩并在体内蓄积，持续增高，从而导致尿酸盐结晶析出，沉积在骨关节及骨关节周围而出现以关节疼痛并可伴有血尿酸升高为主的一种临床常见病。痛风性关节炎在我国的发病率为1‰～3‰，并有逐年上升的趋势，该病逐渐趋于年轻化。

古代中医对痛风性关节炎的认识历史悠久，根据痛风性关节炎的临床表现，大多数归属为白虎历节风、痹病等疾病范畴。"痛风"首次出现于梁代陶弘景的《名医别录》："主治诸贼风，百节痛风无久新者。"陶弘景认为痛风是因为我们的机体感受风邪所致，与我们现在所说的痛风有所不同，与我们现在所说的痹病较为接近。而"痹"字最早见于《素问·痹论》，即"风、寒、湿三气杂至合而为痹，其风气胜者为行痹，寒气胜者为痛痹，湿气胜者为着痹也"，认为"痹病"是因为我们的机体感受风寒湿所致的。明代皇甫中《明医指掌》："夫痛风者，遍身骨节走痛是也，古人谓之白虎历节风。"

【传承概略】

湖湘欧阳氏杂病流派第一代传人欧阳锜认为痛风性关节炎属于"痛

痹"范畴，并从邪留筋脉、气血痹阻论治痛痹。

第二代传人朱克俭从瘀、痹的角度进行了深度研究，丰富了痛风的辨证内容，取得了很好的临床疗效。

传承人苏新平在临床中总结经验，认为痛风性关节炎的本源为素体较虚，外加风寒湿热等邪气侵袭，发为此病，临床多见湿热痹阻证者。

【临床表现】

痛风性关节炎在临床中多见于 40 岁以上的男性发病，女性多见于更年期后，常见有家族遗传史，国内外发病呈年轻化的趋势。

1. 无症状期　有高尿酸血症，呈波动性或持续性，从发现血尿酸增高到出现症状之间的时长可达数年，有终身不出现症状者。痛风的患病率与年龄成正比，且与高尿酸血症的水平和持续时间有密切的联系。

2. 急性关节炎期　常见以下特征：①午夜或清晨发病，关节呈撕裂样、刀割样、咬噬样剧痛，伴随数小时内出现受累关节的红肿热痛和功能受限；②好发于单侧第一跖趾关节，余关节为踝、膝、腕、指、肘关节③发作常呈自限性，可在数天或 2 周内缓解，受累关节局部皮肤脱屑和瘙痒；④可伴高尿酸血症，部分患者可出现急性期血尿酸正常的现象；⑤秋水仙碱的使用可明显缓解症状；⑥可有发热。

3. 痛风石及慢性关节炎期　痛风石是痛风的特征性临床表现，典型部位在耳郭，也常见于反复发作的受累关节。痛风石外观为隆起的大小不一的黄白色赘生物，表面粗糙，破溃后排出白色粉状或糊状物。关节内大量沉积的痛风石可造成关节骨质破坏、关节周围组织纤维化、继发退行性改变等。临床可见持续的关节肿痛、畸形、关节活动受限。

【辅助检查】

1. 血常规、红细胞沉降率检查　急性发作期可有白细胞增高，通常为（$10 \times 10^9 \sim 20 \times 10^9$）/L，红细胞沉降率加快，通常<60 mm/h。

2. 血尿酸检查　急性痛风性关节炎发作期绝大多数患者血清尿酸含量升高，男性>420 μmol/L，女性>360 μmol/L。

3. 关节液或痛风结节内容物检查　对于痛风结节进行活检或穿刺吸取关节液，或从皮肤溃疡处采取白垩状黏稠物质涂片，查到特异性尿酸盐的阳性率极高。

4. X 线检查　X 线检查表现可助诊断：早期关节囊肿胀，尔后骨端出现圆形或半圆形边缘锐利的穿凿样缺损。晚期关节间隙变窄，关节边缘骨质增生，关节强直，可伴有脱位和病理性骨折。

5. CT 和 MRI 检查　CT 扫描受累部位可见不均匀的斑点状高密度痛风石影像，MRI 的 T_1 和 T_2 加权图像呈斑点状低信号。

【诊断要点】

目前诊断痛风性关节炎多采用美国风湿病协会 1977 年制定的标准。

1. 尿酸盐结晶　滑液中查见特异性尿酸盐结晶。

2. 痛风石经化学方法或偏振光显微镜检查证实含有尿酸盐结晶。

3. 与下列临床、实验室和 X 线征象 12 项中有 6 项相符者：

（1）一次以上的急性关节炎发作。

（2）炎症表现在 1 天内达到高峰。

（3）单关节炎发作。

（4）患病关节皮肤呈暗红色。

（5）第一跖趾关节疼痛或肿胀。

（6）单侧发作累及第一跖趾关节。

（7）单侧发作累及跗骨关节。

（8）有可疑的痛风石。

（9）高尿酸血症。

（10）X 线片显示关节非对称性肿胀。

（11）X 线片示骨皮质下囊肿不伴骨质侵蚀。

（12）关节炎症发作期间关节液微生物培养阴性。

【鉴别诊断】

1. 继发性高尿酸血症或痛风　发生在其他疾病（如肾脏病、血液病等）过程中，或有明确的相关用药史。

2. 化脓性关节炎　多见于儿童和婴儿，青少年次之，成人少见。男多于女，最常见于髋、膝关节，其次为肩、肘和踝关节。发病早期，关节轻度或中度肿胀。疼痛亦不剧烈，局部稍热，有波动感。关节不能伸直，全身反应不大。继续发展时，体温可升高到 40～41 ℃，关节疼痛剧烈，不能活动。较表浅的关节，如膝、肘、踝关节，局部有明显红、肿、热和压痛，关节积液也较明显。

3. 创伤性关节炎　又称外伤性关节炎、损伤性骨关节炎，它是由创伤引起的以关节软骨的退化变性和继发的软骨增生、骨化为主要病理变化，以关节疼痛、活动功能障碍为主要临床表现的一种疾病。任何年龄组均可发病，但以青壮年多见，多发于创伤后、承重失衡及活动负重过度的关节。

【证治特色】

1. 湿痰阻络证

［主症］关节肿胀，甚则关节周围漫肿，局部酸麻疼痛，头晕昏重，面浮足肿，胸脘痞闷，呕恶，舌胖质暗，苔白腻，脉弦滑。

［治法］导痰通络。

［选方］祛湿痰汤加减。

茯苓 15 g，陈皮 10 g，防己 10 g，薄荷 10 g，半夏 10 g，白术 10 g，苍术 10 g，威灵仙 15 g，香附 10 g，当归 15 g，甘草 5 g。

［加减］热盛者，加忍冬藤、虎杖、连翘；热盛伤阴者，加玄参、生地黄、麦冬；湿盛者，加猪苓、泽泻、车前子。

2. 湿热痹阻证

［主症］关节疼痛剧烈，红肿明显，扪之发热，痛不可触，得冷则舒，遇热则剧，屈伸不利；发热、口渴、汗出，咽喉肿痛，舌质红，苔黄腻，脉数。

［治法］清热利湿，活血通络。

［选方］清痹汤加减。

忍冬藤 30 g，败酱草 30 g，络石藤 18 g，青风藤 60 g，土茯苓 21 g，老鹳草 30 g，丹参 30 g，香附 15 g。

［加减］腰膝酸痛甚者，加杜仲、狗脊、骨碎补等。湿重者，加苍术；四肢不利挛缩者加木瓜。

3. 瘀血阻滞证

［主症］关节肌肉疼痛如刺或有刀割样感，痛有定处，入夜尤甚，局部皮肤紫暗，肌肤甲错，患病日久者关节畸形、僵硬，舌紫暗，有瘀斑，苔少，脉弦涩。

［治法］活血化瘀。

［选方］身痛逐瘀汤加减。

秦艽 10 g，川芎 10 g，桃仁 10 g，红花 10 g，羌活 6 g，当归 15 g，没药 10 g，五灵脂 10 g，香附 10 g，牛膝 15 g，地龙 10 g。

［加减］寒盛者，加附子、干姜、桂枝等；痰浊瘀闭、皮下结节甚者，加天南星、白芥子、没药等。脾胃虚弱者，加木香、砂仁、豆蔻。

【其他疗法】

苏新平教授常使用多种外治法配合治疗本病：湿热阻络者，可使用"自拟外洗方"熏洗患处，或使用中药热痹散外敷治疗；红肿疼痛较重者，还可配合针灸、三棱针放血疗法治疗。若寒湿痹阻者则使用中药寒痹散、乌头散外敷治疗。对于急性期红肿热痛使用新癀片研磨，用蜂蜜调制后敷于患处，多有成效。此外还有拔罐、火针、穴位注射等多种疗法。诸多治疗手段，根据患者病情，辨证准确，或单用或联合使用，临床上均有较好治疗效果。

【传承实录】

1. 欧阳锜从湿痰论治痛痹

蒋某，男，52 岁。既往"痛风"病史 2 年，平素喜饮酒。因饮食不节、饮酒后出现右踝关节红肿热痛，活动困难，至某医院查血尿酸 551 μmol/L。口服秋水仙碱后疼痛症状未能完全缓解，遂至门诊就诊。查右踝关节肿胀疼痛，皮温稍高，行走不利，口干，稍发热，纳眠差，小便如常，大便时干时稀。舌质红，苔白腻，脉滑数。治法：化痰除湿，通络止痛。方用祛湿痰汤化裁，药用茯苓、陈皮、防己、薄荷、白术、苍术、威灵仙、香附、当归、法半夏、甘草、车前子、泽泻。嘱患者服药期间忌烟酒、忌辛辣及高嘌呤食物，多饮水。14 剂尽，关节痛减，肤温正常，稍有压痛，活动欠利，大便稀溏，改予健脾渗湿汤 7 剂，症状皆有好转。

按：患者因饮食不节，脾胃受损，运化失调，痰湿内生，痹阻经络关节，气血运行不畅，病位在经络关节，病性为本虚表实。急性发作时治以化痰除湿、通络止痛，二诊虑其脾胃虚弱，气血生化乏源，此时以健脾渗湿为法，症状皆除，效如桴鼓。

2. 苏新平从湿热论治痛痹

余某，男，52 岁，农民。主诉左足趾、足背肿痛反复发作 6 年。用消炎镇痛药，病情缓解。每遇饮酒过量或感冒突然发作，需 1～5 周治疗才能使病情缓解。因酒后卧睡受凉，足背肿痛复作，遂前来门诊求治。现症见：左足趾、足背红肿热痛，疼痛部位固定于左足背及左跖趾关节，功能受限。口渴不欲饮水，咽干、大便干、小便黄。舌质偏红，苔黄腻。脉弦滑数。查体：体壮实，面红，跛行。左足背及跖趾关节红肿，局部发热，压痛，功能受限。实验室检查：血尿酸 795.9 μmol/L。X 线：左足第一跖骨头处出现溶骨性缺损，局部软组织肿胀。西医诊断：痛风性关节炎；中医诊断：痛痹。证属湿热痹阻。治以清热祛湿，通络止痛。处方清痹汤加减：忍冬藤 60 g，败酱草 30 g，络石藤 18 g，青风藤 60 g，土茯苓 21 g，丹参 30 g，薏苡仁 20 g，川牛膝 20 g，木瓜 18 g，苍术 9 g，防己 20 g，香附 12 g，白茅根 9 g。10 剂，每天 1 剂，水煎服，早、晚各 1 次。医嘱：1 剂煎煮 2 次后，药渣倒入桶中，加沸水，至足于桶上，用中药蒸气熏之，待水至适宜温度后，双脚泡于桶中。少食酒肉厚腻之味，注意休息。

二诊：服上药 10 剂，症状消失，行走自如，无跛行。舌质淡红，苔薄白。为防止复发服用活络消痛胶囊，每次 4 粒，每天 3 次，连服 1 个月，巩固疗效；慎食酒肉厚腻。随访 1 年，病未复发。

按：本案患者素体壮实，多进厚腻饮食，化湿生热；湿热蕴结，阻滞经脉，出现局部红肿热痛，功能受限。可见本案以邪实（湿热之邪）为主，针对湿热蕴结、阻滞经脉之病机，予以清热祛湿、通络止痛为法，方中忍冬藤、败酱草、络石藤、青风藤、土茯苓、薏苡仁、木瓜、苍术、防己、白茅根清热利湿，治疗邪实为主；丹参、川牛膝、香附活血通络止痛以治瘀，薏苡仁、白茅根调和诸药，兼顾正气以防虚，本方祛邪为主，兼顾瘀、虚，故疗效显著。本病消除急性症状较易，控制反复发作较难。控制其反复发作是关键，因此，除了长期服药以彻底清除体内残留的湿热痰瘀之邪外，更重要的是限制摄入酒肉厚腻之味，以阻断湿热化生之源。

第四节　类风湿关节炎

类风湿关节炎是一种以关节滑膜慢性炎症、关节的进行性破坏为特征的自身免疫疾病，其病因尚不明确，临床主要表现为对称性多关节炎。它也是一种全身性慢性自身免疫性疾病，是临床常见的风湿性疾病之一，其主要病变表现在关节。类风湿关节炎在最初1～2年进展很快，前2～3年的致残率较高，如不及早合理治疗，3年内关节骨破坏可达70%，严重影响人们的身体健康和生活质量，是导致劳动力丧失的主要疾病之一。

类风湿关节炎属中医学"白虎历节风""顽痹""尪痹"范畴，系由风湿痹于关节，损害骨节所致，以四肢多个小关节对称性肿痛、活动不利，甚则僵硬变形为主要特征。

【传承概略】

湖湘欧阳氏杂病流派第一代传人欧阳锜认为类风湿关节炎属于"白虎历节风""顽痹""尪痹"范畴，并从虚寒为本，热象为标论治顽痹。

第二代传承人朱克俭从虚、邪、瘀论治顽痹的角度进行了深度研究，丰富了类风湿关节炎的辨证内容，取得了很好的临床疗效。

【临床表现】

多数患者具有引起本病发生的各种诱因，如精神刺激、受风寒潮湿刺激、产后、外伤、劳损等。病情和病程有个体差异，70%的患者隐渐发病，从短暂、轻微的少数受累关节炎到急剧进行性多关节炎。类风湿关节炎的关节受累特点为滑膜受累，呈对称性多关节炎（常≥5个关节），以近端指间关节、掌指关节及腕、肘、肩、膝和足趾关节最为多见，其次为踝、颈椎、颞颌关节等，表现为对称性、持续性肿胀疼痛、压痛和活动受限，并伴有晨僵常长达1小时以上。

晚期可并发关节畸形，常见的关节畸形包括近端指间关节梭形肿胀与掌侧半脱位、天鹅颈样畸形和钮孔花样畸形，以及腕关节尺偏畸形、肘关节强直等。重症患者关节呈纤维性或骨性强直，并因关节周围肌肉萎缩、痉挛而失去关节功能，致使生活不能自理。除关节症状外，还可出现关节外表现及内脏损害，如贫血、皮下类风湿结节、淋巴结肿大、血管炎、外周神经病变、眼部病变及心、肺、肾脏等病变。类风湿关节炎早期的全身表现可有低热、倦怠、乏力、全身肌肉酸痛、纳呆、消瘦等。

【辅助检查】

实验室检查：多数活动期患者可见血红蛋白减少，白细胞计数正常或降低，嗜酸性粒细胞和血小板增高，红细胞沉降率≥30 mm/h，C反应蛋白增高，血清免疫球蛋白IgG、IgM、IgA可升高，血清补体水平多数正常或轻度升高，约70%病例可出现类风湿因子为阳性，滴度在1∶20以上。其他如抗角蛋白抗体、抗核周因子抗体和抗环瓜氨酸肽抗体等自身抗体对类风湿关节炎的诊断有较高的特异性，但敏感性仅30%左右。关节滑液较混浊，黏稠度降低，黏蛋白凝力差，滑液的含糖量降低。

X线检查：关节周围软组织肿胀，随后出现关节周围骨质疏松改变，继之出现关节间隙变窄，关节面侵蚀破坏并呈半脱位或脱位，甚至出现关节面融合，纤维性或骨性强直等。对类风湿关节炎进展的分期，主要以X线改变为主分为4期，即早期、中期、严重期和末期。

【诊断要点】

类风湿关节炎的诊断主要依靠临床表现，并结合实验室检查和X线改变。目前最为广泛采用的是由美国风湿病学会（ARA）1987年提出的类风湿关节炎诊断标准。有下述7条中的4条者并排除其他关节炎即可诊断为类风湿关节炎：

（1）晨僵至少1小时（≥6周）。

（2）3个或3个以上区域关节肿胀（≥6周）。

（3）腕、掌指或近端指间关节肿胀（≥6周）。

（4）对称性关节肿胀（≥6周）。

（5）存在类风湿结节。

（6）类风湿因子阳性（任何方法检测均可，但正常对照组的阳性率应<5%）。

（7）放射性改变（手和腕关节有骨质侵蚀或关节周围骨质疏松）。

【鉴别诊断】

1. 骨性关节炎　该病是一种多发于40岁以上的慢性退行性骨关节病，主要累及膝、髋、脊柱等负重关节，痛处固定，活动时加重，关节活动受限，时伴关节肿胀、积液。而手指骨关节病常被误诊为类风湿关节炎，尤其是在远端指间关节出现赫伯登（Heberden）结节和近端指间关节出现布夏尔（Bouchard）结节时。骨关节病患者红细胞沉降率正常，类风湿因子阴性，X线摄片可见关节间隙狭窄、关节边缘呈唇样增生或骨赘形成。

2. 强直性脊柱炎　本病主要侵犯骶髂关节及脊柱，外周关节多以下肢不对称关节受累为主，常有肌腱端炎；发病高峰年龄为16～31岁，青年男性多见；90％～95％的患者 HLA-B27 为阳性，类风湿因子阴性；骶髂关节及脊柱的 X 线改变对诊断极有帮助；活动期以骶髂部疼痛和僵硬为主要表现。

3. 痛风性关节炎　多见于中老年男性，常呈反复发作，好发部位为单侧第一跖趾关节，也可侵犯其他关节，发病时关节红肿热痛，血尿酸水平增高，缓解时则症状消失，不留畸形，迁延日久、反复发作者可在关节和耳郭等部位出现结节样痛风石。

【证治特色】

1. 风寒湿阻证

[主症] 关节肿胀疼痛，痛有定处，晨僵，屈伸不利，遇寒则痛剧，局部畏寒怕冷。舌苔薄白，脉浮紧或沉紧。

[治法] 散寒除湿，祛风通络。

[选方] 蠲痹汤加减。

羌活 10 g，独活 10 g，肉桂 10 g，秦艽 15 g，海风藤 15 g，桑枝 15 g，当归 20 g，川芎 10 g，乳香 10 g，木香 10 g，甘草 5 g。

[加减] 表虚有汗可加桂枝、芍药；寒象较重可加麻黄、细辛。

2. 湿热痹阻证

[主症] 关节红肿疼痛如燎，晨僵，活动受限，兼有汗不解，心烦口渴，便干尿赤。舌红，苔黄或燥，脉滑数。

[治法] 清热除湿，通痹止痛。

[选方] 宣痹汤合二妙丸加减。

知母 18 g，生石膏 30 g，茯苓 15 g，白术 10 g，白芷 15 g，川芎 10 g，肉桂 10 g，防己 15 g，秦艽 15 g，黄柏 12 g，威灵仙 15 g，怀牛膝 12 g，青风藤 15 g，独活 6 g，羌活 6 g，薏苡仁 30 g。

[加减] 湿重于热，加苦参、苍术、猪苓、泽泻等；热重于湿，加黄芩、茵陈等。

3. 痰瘀互结证

[主症] 关节漫肿日久，僵硬变形，屈伸受限，疼痛固定，痛如锥刺，昼轻夜重，口干不欲饮。舌质紫暗，苔白腻或黄腻，脉细涩或细滑。

[治法] 祛瘀化痰，通络止痛。

[选方] 桃红四物汤合二陈汤加减。

当归尾 15 g，熟地黄 15 g，川芎 9 g，白芍 9 g，桃仁 9 g，红花 9 g，陈皮 9 g，半夏 9 g，茯苓 15 g，甘草 6 g，威灵仙 15 g。

[加减] 若痰较重加白芥子、胆南星；若瘀阻日久，可加穿山甲、地龙、土鳖虫、乌梢蛇等。

4. 肝肾阴虚证

［主症］病久关节肿胀畸形，局部关节灼热疼痛，屈伸不利，形体消瘦，腰痛酸软；伴有头晕耳鸣，盗汗，失眠。舌红，少苔，脉细数。

［治法］补肝益肾。

［选方］六味地黄丸合健步虎潜丸加减。

熟地黄 24 g，山茱萸 12 g，山药 12 g，泽泻 9 g，茯苓 9 g，牡丹皮 9 g，黄芪 30 g，当归 20 g，牛膝 20 g，龟甲 30 g，白术 15 g，白芍 15 g。

［加减］阴虚火旺，骨蒸潮热，遗精盗汗之证，加知母、黄柏；如有干咳少痰，肺肾阴虚，加麦冬、五味子。

【其他疗法】

1. 针刺疗法　取肩髃、曲池、臀中、合谷、环跳、足三里为主穴，指关节取八邪，腕关节取阳溪、大陵，肘关节取曲池，肩关节取肩髎，膝关节取膝眼，踝关节取昆仑，趾关节取八风，脊椎取大椎，哑门为配穴。虚证可用温针、艾灸或隔姜灸，实证用毫针泻法浅刺，痛不解者可用穴位注射。

2. 理筋手法　活动期可采用轻柔的手法，如按、揉、点穴等方法以镇静消肿止痛；稳定期采用活节展筋手法，以增进关节活动度，防止或矫正畸形。

3. 物理疗法　一般应在关节炎的慢性期进行，可用中药等离子导入法、中短波电疗法、超声波疗法等，以及蜡疗、泥疗法等，其作用是镇痛、缓解肌痉挛，增加软组织伸展性以及增加毛细血管通透性。

4. 自拟通络熄风汤　欧阳锜认为此病的病机关键在于"久痛入络"，其证外无风寒湿滞肌肤之象，内有郁热瘀阻经络之征，自非风寒湿邪痹阻肌肉关节可比，不宜再用辛燥温散之剂，遂用自拟通络熄风汤以活络缓痛，久服后可取得较好疗效。组成：炒豨莶草 15 g，萆薢 12 g，桑枝 12 g，络石藤 10～15 g，秦艽 10～12 g，忍冬藤 12～15 g，蚕沙 12～15 g，薏苡仁 15 g，木防己 12～15 g，当归尾 5～12 g，白芍 12 g，甘草 1.5～3 g。加减：兼恶风寒、无汗身痛者，加紫苏叶、防风；关节肿大，屈伸不利者，加松节、竹节；小指关节肿大僵硬者，加僵蚕、蜈蚣、白花蛇；手足心热、关节肿胀热痛者，加生地黄、牡丹皮；心悸短气、自汗恶风者，加丹参、炙远志、黄芪。功效：活络祛湿，柔肝熄风，缓痉止痛。主治慢性风湿性关节炎和类风湿关节炎反复发作，证属湿热瘀阻，症见关节掣痛日增，拘急不解，屈伸不利而日久不愈或反复发作，烦热、口渴、尿黄，舌苔黄。方中用忍冬藤、薏苡仁、萆薢、蚕沙、桑枝清热祛湿；络石藤、豨莶草通经活络；木防己、秦艽、薏苡仁祛湿通络；当归尾活血通络；白芍和营敛阴；甘草调和诸药。诸药配合，共奏通络熄风、缓痉止痛之效。"肝主筋"，昔陈修园对"久痛入络"曾立"柔润息肝风"一法，而此方既用桑枝、白芍、蚕沙、决明子等柔肝之品，更加忍冬藤、络石藤、防己、豨莶草等通络之物，故适于风湿入络之久痹。

【传承实录】

1. 欧阳锜治疗风寒已罢、邪入血络

任某，女，36岁，干部。自诉半年前一次淋雨，当夜即感膝关节以下发冷，此后双足趾、踝关节呈游走性疼痛，经某医院查类风湿因子阳性，诊断为类风湿关节炎。治以昆明山海棠片、阿司匹林，疼痛有所减轻。上个月再次冒雨蹚水，以致双足趾、踝关节疼痛明显加重，并累及双髋关节、肩关节，夜间因痛甚而难以入眠，再服昆明山海棠片、阿司匹林及温散止痛作用的中药，疼痛仍无明显缓解。查双肩、髋、膝、踝及足趾关节多处疼痛，夜间尤剧，难以入睡，行走不便，活动受限，舌淡红、苔薄黄，脉弦细。采用活血祛风、通络缓痛之法，予通络熄风汤化裁，药用当归尾、白芍、续断、牛膝、姜黄、忍冬藤、络石藤、豨莶草、木防己、蚕沙、薏苡仁、甘草。14剂尽，关节痛减轻，再进10剂，疼痛大减，可自如行走。

按：患者两次淋雨涉水，致风寒湿邪反复内侵骨节而致疼痛，且日趋加重。久痛入络，再服缓痛温散之药已罔效，知风寒自罢。其关节疼痛，活动不利，入夜痛甚，更是邪已入血络之明证。方用柔润、通络、缓痛之品，故也能取效。

2. 朱克俭用柔润熄风之法治顽痹

黄某，女，43岁，船厂工人。患风湿性关节炎多年不愈，每年春夏之交必发，发则四肢关节肿痛、活动受限，并见心悸气促，小便短少。初发时服麻黄、桂枝、羌活、独活等风湿药（包括药酒）尚能缓解，迨出现心悸气短时，服之更觉心悸不宁，五心热，汗出，关节痛亦有增无减。诊其脉细涩而数，舌质紫暗。改用活血祛风、通络缓痛之法，取治风先治血，血行风自灭之意。方用当归尾、白芍、续断、丹参、牡丹皮、忍冬藤、钩藤、桑枝、络石藤、豨莶草、木防己、蚕沙、甘草。坚持服药一个多月，关节痛逐渐缓解，四肢活动逐渐恢复正常，烦热、忪仲、急促等症亦相继改善（自后诸生，对凡关节痛而用一般风湿药无效者，改用此方，亦多能取效）。

按：痹病日久，风寒湿表证已不存在，麻、桂、羌、独、附等辛燥温散之品，自非所宜。痛久入络，络气不通，自当活血祛风、通络缓痛，佐以清热除湿之品。陈修园在《时方妙用》中亦提到久痛入络用柔润熄风法。上方亦即柔润熄风之类。

3. 苏新平从湿热论治顽痹

匡某，女，27岁。主诉：全身多关节反复肿胀、疼痛2年。患者2

年前因受凉引起全身关节反复肿胀疼痛，服用消炎止痛药后稍缓解。近日来关节疼痛明显，次数增多，服用止痛药后症状无明显缓解。刻下症见：表情痛苦，自主体位，双手掌指关节及指间关节肿胀、疼痛，双腕及肘、膝关节疼痛，无明显红肿，右肘关节鹰嘴处有一硬结，轻压痛；肿胀关节局部皮肤发红，久抚发热，关节活动时疼痛加剧，伴有晨僵约半小时，口苦咽干，食欲尚可，喜饮凉水。舌尖边红，苔薄黄。辅助检查：类风湿因子 353 IU/mL，红细胞 3.72×10^{12}/L，血红蛋白 102 g/L，红细胞沉降率：51 mm/h。关节 X 线显示：肿胀关节除局部软组织肿胀外，骨质未见明显异常；右膝关节腔内少量关节积液。西医诊断：类风湿关节炎。中医诊断：尪痹，中医证型：湿热痹阻证。治则：清热化湿、通络止痛。处方：茯苓 15 g，白术 10 g，白芷 15 g，川芎 10 g，肉桂 10 g，防己 15 g，秦艽 15 g，黄柏 12 g，威灵仙 15 g，怀牛膝 12 g，青风藤 15 g，独活 6 g，羌活 6 g，薏苡仁 30 g，泽泻 10 g，栀子 10 g，甘草 6 g。7 剂，每日 1 剂，水煎服。

二诊：关节肿胀疼痛较前明显缓解，局部皮肤皮温正常，触之稍热，晨僵时间较前减少。关节肿胀仍未全消，肢体活动重滞不便，乏力自汗，饮食稍增，二便尚可。脉缓，舌红减退，舌苔白腻有津液。原方去黄柏、栀子，加黄芪 20 g，山药 15 g，桂枝 10 g。7 剂，每日 1 剂，水煎服。

三诊：四肢关节无明显肿胀疼痛，无明显晨僵，余无特殊。在原方基础上去防己、羌活、独活，加当归 10 g，桑寄生 15 g。14 剂，每日 1 剂，水煎服。

按：此患者正虚而感受外邪，以致全身多关节反复肿痛，肿胀关节灼热难耐，关节活动时疼痛加剧，且清晨有僵硬感，局部皮肤发红而热，口咽干苦，食欲欠佳，喜饮清凉。舌尖边红，苔薄黄。四诊合参，诊断为湿热痹阻型类风湿关节炎。因正气不足，易感受外邪，痹阻经脉、关节。由于气虚推动血行无力，血虚不能濡养关节经脉，不荣则痛，邪郁化热遂致风湿热郁，痹阻作痛。故以清热化湿、通络止痛为治则，以宣痹汤合三妙散为基础方。宣痹汤功专清热化湿，通络止痛，该方出自《温病条辨·卷二·中焦篇》："湿聚热蒸，蕴于经络，寒战热炽，骨骱烦疼，舌色灰滞，面目萎黄，病名湿痹，宣痹汤主之。"热甚可以伤津耗液，甚至热毒鸱张，正如叶天士《临证指南医案》所谓"寒入络脉，气乘填塞阻逆"，遂凝而为毒（热毒、寒毒等），或凝泣津血，或灼津熬血，变生痰、湿、瘀等。二诊可见热证已除，但湿邪性质缠绵难化，加之气血不充，濡养经脉、肌肤不佳，且营卫尚未调和。处方加黄芪益气止自汗，山药健脾祛湿，桂枝调和营卫。三诊可见诸证已消，热邪已清，但湿邪缠绵，仍需健脾祛湿，适当加活血、补肾之药物巩固疗效。

下篇　论文精编

第一章　学术经验

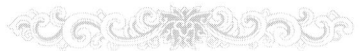

病证结合及其临床科研设计思路的理论思考

朱克俭[1]，苏新平[1]，张堃[2]，尹天雷[1]，朱璐[3]，朱沛[1]，程晓燕[1]，丁正香[1]

（1 湖南省中医药研究院附属医院，长沙 410006；2 湖南中医药大学第一附属医院，长沙 410007；3 湖南省人民医院，长沙 410005）

[摘要] 病证结合是中医理论和临床研究的切入点。病、证均有广义和狭义概念，相互关系因纵横联系既单一又复杂。临床诊疗应根据病、证、症的主次、轻重、缓急，以病为主，病证结合；或以证为主，证病结合；或以症为主，症病或症证结合。临床疗效评价或中医证候研究，依据目标适应证选择病证结合、证病结合、症病（或证）结合模式，科研设计、分析总结应注意因广义或狭义病证关系所致多种混杂因素的均衡，分析总结应注意排除上述混杂因素导致的各种偏倚。分析症、证、病及其各种观察指标的相关性，有助于探讨药物或治疗方法的临床特点，阐明中医证候与西医检测指标的内在联系。

[关键词] 病证结合；中医诊疗；科研设计；思路

Theoretical Thinking on Syndrome and Disease Combination and its Clinical Research

Zhu Kejian[1], Su Xinping[1], Zhang Kun[2], Yin Tianlei[1], Zhu Lu[3], Zhu Pei[1], Cheng Xiaoyan[1], Ding Zhengxiang[1]

（1 Affiliated Hospital to HuNan Academy of Traditional Chinese Medicine Changsha 410006，China；2 First Affiliated Hospital to Hunan University of Chinese Medicine，Changsha 410007，China；3 Hunan Provincial People's Hospital，Changsha 410006，China)

[Abstract] Syndrome and disease combination is the essential point of traditional Chinese medicine（TCM）and clinical research. Disease and syndrome can all be interpreted from a broad and narrow sense. The relationship of them is both simple and complex. In clinical treatment，the primary and secondary symptom，syndrome and disease should be firstly differentiated，as well as their developing stage，then treat in successive orders. When doing clinical evaluation or TCM syndrome score, the combination of disease and symptom, symptom and syndrome, or disease and syndrome should be chosen. Besides, during scientific research, the balance among various factors induced by broad and narrow sense of disease and syndromes should be paid with special attention, and extract any bias. Analyzing the disease, syndrome, symptoms and their indexes can help in discussing the clinical characteristics of medication and treatment and the inner relationship between TCM syndrome and western examination.

[**Keywords**] Disease and syndrome combination; Chinese medicine diagnosis and treatment; Scientific research design; Theoretical thinking

[中图分类号] R229　　[文献标识码] A

DOI：10.3969/j. issn. 1673 - 7202. 2016. 06. 009

中医与西医临床虽然同以防治疾病为主要目的，但由于各自理论体系不同，临床诊疗模式亦有较大差别。辨证论治是中医诊疗基本特点，病证结合是中医临床基本模式[1-2]。从一定意义上来说，在临床科研设计如何正确认识和处理病证关系，应当是中医及中西医结合临床及其科研设计中能否体现中医特色十分重要和关键的一环[3-4]。从目前中医临床科研和中药新药临床评价研究趋势来看，绝大多数适应病证以西医疾病为主体，适当结合该病的证候，这无论与中医传统或现代临床模式均有较大距离，难以满足中医临床需要和不利于中医临床特色的发挥。其主要原因，是对中医病、证、症的概念及其相互关系和中医临床诊疗模式缺乏全面、深刻的理解，以及中医临床科研和中药新药临床评价临床试验设计、总结等主要借鉴西医以病为主体的临床研究方法，对具有中医特色的以证或症为适应主体的研究方法，亦即中医药病证结合临床科研方法探讨缺乏必要的探讨和共识。从理论及方法学角度探讨病、证、症的概念及其相互关系，探索中医临床和科研模式及思路，无论对于中医临床、科研和中药新药临床评价开发思路的拓展，以及建立具有中医药特色的中医临床科研和中药新药临床评价研究体系，促进中医学术与临床的发展，均不无裨益[5-7]。

1　病、证、症的概念及其相互关系

病、证、症是以机体内在病理变化为本质的不同的表现和认识形式。疾病的概念有广义与狭义之分。广义的疾病，是机体健康状态受到损害、发生病变的总称，除了具备导致患者就诊的主要病、证和症状体征外，还可能包含合并病症、医源性或药源性病症、患者体质及异常生理心理、社会适应状态，甚至地域、季节气候等等所致混杂或不典型病症。而狭义的即具体的疾病是在一定病因作用下，人体特定脏器和组织气血阴阳失调或虚损紊乱发生、发展、转归的特殊的有一定规律的病理演变过程。证候的概念亦有广义与狭义的区别。广义的证候是中医对人体病变的一种宏观的认识形式，即在病因、体质、环境、既往病史等综合作用下，机体整体或局部气血阴阳失调，从病因、病位、病性及其动态变化不同角度反映内在病变的具有内在联系的一组症状群。狭义的证候是具体疾病演变过程中所处一定阶段的病因、病位、病性及其发展趋势各阶段本质的综合反映。我们一般所述之病证，均是指狭义的病和证。临床及科研过程中，广义的病和证是临床客观存在的，而狭义的病及其主要和常见证候在临床和科研过程中则必须通过辨析，排除不同种类的混杂或干扰才能确定。症状是患者自身感觉到的异常变化及医者通过四诊获得的异常体征，是疾病和证候的本质反映、外在表现和影响患者工作及生活质量的直接因素。由于历史条件的限制，中医传统四诊主要依赖于人体感官，现代中医临床广泛应用的各种检验、窥镜及影像学检查可以看作为人体感官的延伸，各种检查结果是医者借助各种现代工具获得的生理病理信息，亦属于疾病发生、发展、变化及转归各阶段本质的反映。从这种意义上来说，亦可以理解为是疾病及其各阶段的"症状"或"体征"。

病、证、症三者均统一在人体病变的基础之中，每种疾病都有其基本症状，但病在各个阶段是以证候表现出来的；证候也是由一定的症状组合所组成，是病在一定阶段及一定条件下的表现形式。其区别在于，任何一种具体的疾病均是人体内外环境动态平衡失调所表现出来的病变全过程，是由疾病的特殊本质决定的，病的特殊本质贯穿于疾病全过程的始终；证候是疾病所处某一阶段多种因素综合作用所致主要本质的反映，是病在这一阶段的主要表现形式，但又主要由病的特殊本质变化决定。病与病、病与证、证与证之间，常常表现出纵横两方面的联系，纵向是由疾病的特殊本质所决定的，梯次表现出疾病发生、发展、变化等全过程的不同阶段；横向多因合并病症、体质、治疗经过及发病时节及地域性等而异。因此，以广义病、证患者作为诊疗或研究对象，针对狭义即具体病证辨治或研究时，如何排除多种干扰因素对疗效和研究结果的干扰，是必须考虑的重要问题。症状是病证本质及其变化的表现形式，每一种或一类具体病证都有其主要症状及其主症的组合形式。换句话说，典型的症状表现为一组从不同角度、层次反映病证本质即基本或一定阶段主要病因病机、相互之间具有内在联系的症状群。病与病、证与证之间的发生，加重、恶化或减轻、消除，主要通过症状的变化反映于临床。症状的性质及其特点与病、证病因病机息息相关，即同一症状出现于不同疾病或证候，其特点多有所不同。

应当指出，由于广义病、证的客观存在，贯穿发生、发展、转归全过程的具体或狭义疾病的基本病因病机与其发展一定阶段的证的主要病因病机可能一致，亦可能不一致。当二者一致时，病、证疗效实际上是一致的；但二者不一致时，病与证的疗效就可能不一致。如恶性肿瘤的基本病因病机为癌毒积聚，治疗基本原则为解毒散结。及至晚期，出现一派脏腑气血阴阳虚损之证。辨证论治，虚者补之，疗效主要体现为改善患者生存质量，延长生存期。主要原因，恶性肿瘤晚期之虚证，乃因癌毒迅速增长，耗损正气，因实致虚。补之虽能扶正，但癌毒不除，病终难愈。这可能是一些治疗方法或药物主要疗效表现在证候改善的深层次原因。疾病和证候的广义与狭义，说明临床上同一疾病出现的证，既可能是该疾病一定阶段的主要和/或常见证候，也可能是与病因、体质、环境、合并病症等相关甚至起主导地位的证候。临床辨证论治，强调三因制宜。而对于试验因素必须相对固定或其他因素组间应均衡的临床科研，后者可能不同程度地干扰临床评价结果，这提示受试者选择标准、随机分组、分层分析方法等制定的重要性。

2 病证结合的临床诊疗基本模式

从病、证、症三者的关系中，可以看出，任何疾病欲求治愈或提高疗效，一是要掌握疾病的特殊本质及对其具有针对性的治疗手段，包括疾病进入危重阶段，有急救方药能使患者迅速转危为安，即所谓辨病治疗；二是要摸清疾病发生发展阶段及其主要证候和有对应的确能缓解病情，控制或中断病势发展的有效方药，即所谓辨证治疗；三是对于疾病发展到一定阶段可能具有的给患者带来较大痛苦，甚至可危及患者生命的突出症状，有比较成熟的对症处理方法。因此，中医临床上强调根据实际情况，正确处理病、证、症三者的关系，或以病为主，病证结合；或以证为主，证病结合；或对症为主，症病和/或症证结合。这是现代中医临床诊疗的主要模式。

以病为纲、病证结合即以专方辨证加减，主要适应于临床上疾病的早期或恢复期，或其他原因所致的疾病基本症状及相关指标典型，而发展阶段证候相对不突出，即所谓有病而无证；或者贯穿疾病全过程的特殊病因病机相对简单和认识明确，可以一方通治之时，以辨病专方为主，适当结合疾病分期、分型或一些证候趋势进行加减治疗。临床上疾病某一发展阶段的证候非常典型或危重，应当着重于病情的缓解和/或立即逆转病势，以及典型证候主症所反映的病因、病位、病性、病势与疾病特殊本质及其发展规律有一定差别时，宜采用辨证为主，适当结合辨病、对症加减的论治方式。在当前对大多数慢性疑难疾病的特殊本质、发生发展演变规律、主要证候及其转变关系尚不十分清楚或统一的条件下，以证为主，证病结合是病证结合方法运用于临床的常用方式。临床上某一症状特别突出或危重，成为患者就诊的主要动因，可以采用直接针对症状发生的病因病机，对症处理，适当兼顾证和/或病的辨治方式，以迅速消除症状。此方式亦是传统中医临床的主要模式。

3　病证结合临床科研设计的基本思路

之所以说临床前研究开始时只能对中医临床科研和中药新药临床评价的目标适应病症（证）和临床试验观察主体进行择定，是因为适应病症（证）的确定亦是临床试验的主要目的之一。这一点，在既往的中医临床科研和中药新药临床评价临床试验方案设计中并没有引起足够的重视。事实上，唯有根据不同适应主体新药设计临床试验方案，通过临床研究，验证和进一步明确所研究新药的适应病症（证），才能在更深层次科学地评价其疗效和安全性，并最终使其在临床应用中扬长避短。

以病为观察主体的中医临床科研和中药新药临床评价，如果择药组方有明显的证候偏重，证候单一者应纳入相近的证候，两证或数证相兼者则应同时纳入相兼证候中证候单一的病例。在不侵害受试对象权益和患者知情同意的条件下，可以考虑纳入小样本的与该新药主治证候相反证候的病例，以从不同角度证实所选择证候的准确性或发现其新的适应证候，并提出该药的禁忌证。各证候观察的例数应符合统计学要求和多中心临床观察的要求。分组方法可采用以证候为依据的分层或区组随机方法，以保证试验组与对照组证候分布的均衡性。在结果分析中，除一般对病证疗效综合分析和主要观察指标、疗效特点和安全性分析外，还应对不同证候病证综合疗效、症状和指标疗效、证候积分变化与主要检测指标疗效、证候与不良反应相关性进行分析比较。病与证是人体在病因作用下的病理变化及其过程或阶段，二者无论从本质还是从临床上都无法分割。

以证为观察主体的中医临床科研和中药新药临床评价，从理论上而言应纳入可出现该证候的全部病种，但从临床试验的工作量、时间和经费考虑，实际上这是无法做到的。因此，在制定了辨证标准后，还应选择纳入病种。纳入病种的选择主要依据新药处方临床经验和文献，即前期临床应用疗效较好且所观察证候为常见证候的病种，所纳入的病种一般不宜超过3～5种。如果不同纳入病种的主要临床表现差别较大，应根据不同病种临床特点分别制定辨证标准以提高其可操作性。各纳入观察病种的例数应符合统计学要求和多中心临床观察的要求。分组方法应采用以病种为依据的分层或区组随机方法。主要观察指标除应列入证候的主要症状（含舌脉）并制定操作性强的分级记分标准外，各病种的实验检测指标均应逐一选择。结果分析，要注意对不同病种的证、病综合疗效、症状和指标疗效，不同观察时限证候积分变化与纳入观察各病种主要疗效指标变化、病种与不良反应相关性进行分析比较。

对症处理药物，是临床上迫切需要的且需要量很大的药物。由于疗效评价的客观性难以掌握和在临床研究中无法处理好病和/或证的关系，这一类中医临床科研和中药新药临床评价的研究还很少有人涉足。从一定意义上来说，这也是目前社会上不少人认为中成药起效不快，只能治疗慢性病和用于病后调理的重要原因之一。对症处理药物的病例选择，当然首先是必须具备所观察的症状。为了评价其对不同证候和/或不同疾病同一症状的疗效以明其适应证，有必要在病例选择时对证候和病种进行限定。除组方择药有明显的证候偏重外，对症处理新药的纳入证候一般只要求进行寒热、虚实等性质的分类辨证。而纳入病种应根据临床经验选择，以及以选择所观察症状为常见表现，且该症常常直接影响患者工作与生活的病种。各纳入观察证候和病种的例数可根据中医临床科研和中药新药临床评价临床研究技术要求、统计学要求和多中心临床观察要求确定。分组方法可采用以证类为依据的分层或区组随机方法。观察指标设计中尤其应以所观察症状为核心。从该症程度、部位、持续时间、发作频次、对生活工作影响大小、伴随症状等等不同方面分别制定详细而又可操作的分级计分标准和疗效评价标准，以评价新药的作用强度及其特点。并以症状起效时间、消失时间或同时点症状缓解消失率，评价新药的作用速度。同时对纳入观察的证候和病种亦应设计相应的疗效和安全性观察指标和疗效评价指标。结果分析，要以评价对所观察症状的疗效及安全性为主。并通过不同寒热虚实证类、不同病种症状疗效和不良反应比较分析，以及所观察症状积分与各寒热虚实证类主症积分变化或各病种主要疗效检测指标变化、不良反应与寒热虚实证类或病种等的相关性分析，探讨该药对症处理的特点，以明确其应用范围。

4　西医常见病中医证候临床流行病学研究思路

常见病中医证候辨证标准的不规范和不统一，是制约中医及中西医结合科研与新药研制水平、临床疗效提高的关键因素之一。同时，要系统总结各病的治疗规律，不断开发出新的治疗方法和新药，提高临床疗效，前提是从中医角度对西医各病种的病因病机，发生、发展阶段及其演变规律有明确的符合客观实际的认识。而"审症（证）求因"是中医临床研究的主要方法和手段。认识各种西医疾病的主要证候及其主症、主要证候转化规律，并通过反复的临床验证予以证实，从而制定统一的辨证标准和不断完善，是阐明其本质的基础。

近几十年来，国内中医及中西医结合界对西医常见病的中医辨证分型进行了大量研究，相继制定、提出或颁布了一些疾病的辨证论治方案或临床研究指导原则，其中即包括辨证分型和辨证标准。但由于研究思路基本上采用文献研究、专家咨询及病例研究方法，缺乏大样本病例支持，即使同一疾病辨证分型及辨证标准亦存在不同程度的差异，从而影响其权威性和临床应用。流行病学从宏观或群体的角度，采用人群对照设计方案，研究疾病的分布特点、流行因素（包括外环境和人群自身的某些特征），以及消长规律，从而探讨疾病在人群中发生和流行的原因。常见病中医证候临床流行病学调研，则是以中医辨证理论方法为核心，借鉴现代医学病例对照研究和流行病学人群对照研究及横断面研究的设计方法，按照事先设计的方案，在患病人群中应用抽样调查的方法，收集特定时间内疾病中医证候及其脉症的描述性资料，并进行处理，为疾病辨证分型、辨证标准及疾病证候演变规律的阐明提供依据。由于流行病学调查样本数相对一般临床研究较大，样本的分布具有广泛性和均衡性，可以较好地消除地区环境、体质、合并病症等多因素以及调研者主观因素的影响，并有助于研究探讨证候与上述因素的相关性，为临床"因人、因地、因时制宜"提供依据。

常见病中医证候临床流行病学调研的主要内容一般应包括疾病的常见证候，由疾病本质决定的主要证候，主要证候的转化规律，主要或常见证候的主要脉症及其组合规律。证候是疾病发展一定阶段本质包括病因、病位、病性及其发展趋势的反映。所谓常见证候，是指患病人群出现频率高的证候。主要证候是指疾病特殊本质在其发展各阶段的反映。主要证候一般是常见证候，常见证候则不一定是主要证候，其中非主要证候多与疾病的多发合并病症、患者体质，甚至地域环境、气候季节等相关。研究探讨疾病主要证候之间的相互关系及其转化规律，是阐明一病不同于其他疾病特殊本质的基础。各证主要脉症是各证基本或主要病因病机的反映，因而是制定各证辨证标准的依据。

常见病中医证候的临床流行病学调研，是中医证候研究中一个有待开拓的新领域。调研方案的制定，既是研究成功与否的关键，又是有待探索的新课题，通过高血压病中医证候的流行病学调研实践，我们认为，调研方案的主要部分有：调研表格设计、调研对象选择、调研现场选择、调研人员培训、调研实施步骤等。调研表可分一般项目、病情资料、中医证候和填表说明四大部分。一般项目除住院病历相应部分的内容外，还应根据中医证候及疾病合并症的特点，设计体质、生活嗜好、心理特点、工作性质、居住环境等等内容。病情资料部分主要包括病史、一般体检项目及主要阳性体征、主要理化检查结果、诊断等等，对常见合并病症的记载应与所调研疾病同样详细。中医证候是调研表的核心和重点，应逐证具体列出证候名称及脉症。为了保证所列证候的科学性、实用性和可操作性并防止遗漏，在设计证候表之前，应进行相关文献调研和专家咨询。所收集证候分型及其脉症，不应局限于各级行业主管部门、学术会议颁布制定标准（指导原则）及中医本科教材的有关内容，还应尽可能收集近 10 年国内主要学术期刊的资料。当然，对于某些疾病证候分类和脉症庞杂，可以适当予以归类及精简。为了使调研对象的分布具有广泛性和均衡性，调研现场的选择应遵循多地域、多层次医疗单位随机选点的原则。调研资料的处理采用中医专业理论分析综合与统计学处理有机结合的方法，并按一定的步骤进行。

常见证候分析。采用频次统计方法，统计各证候在总体样本中的总构成比，由此可区分出疾病的常见证候、次常见证候及非常见证候。主要证候分析。首先分别统计合并病症、体质类型、地域环境、气候季节等与证候发生密切相关因素中各常见证候的构成比。然后，采用显著性检验、相关分析等统计学方法和医理分析方法，分析常见证候与上述相关因素的关系，从常见及次常见证候中区分出由疾病本质所决定的主要证候，以及因合并病症、体质类型、地域环境、季节气候等影响而非疾病特殊本质决定所出现的非主要证候。主要证候转化关系分析。首先统计不同病程、病情、病期中各主要证候的构成比。然后采用显著性检验、趋势分析等统计学方法和医理分析相结合，分析各主要证候与病程、病情、病期的关系，从而确定各主要证候的先后排列顺序及转化关系，由此阐明贯穿疾病全过程的基本病机、各主要阶段病机及其转化关系[8]。

常见证候主要脉症分析。采用聚类分析、主成分分析等多因素分析、脉症频次统计与医理分析方法，分别对调研资料中各常见证候的脉症进行分析。聚类分析可将临床相对繁杂的脉症按照其与证候病因病机的联系归纳为几类，结合中医辨证理论分析，有助于区分出反映证候基本或主要病因病机的脉症类及反映证候次要病机的脉症类，初筛出可作为临床辨证依据的脉症。主成分分析则从另一角度对聚类分析结果进行验证，并有助于区别主要脉症类中各症对证候的重要性即所谓贡献率。脉症频次分析，系在上述分析基础上，统计证候中单个脉症和脉症组合的构成比，进一步将脉症区分为常见、次常见、少见几类，为简化辨证标准中的脉症提供依据。3种方法的结合，使辨证标准既能客观地反映证候的本质，又有较高的临床符合率，因而能大幅度提高其实用性和可行性[9-10]。

综上所述，病证结合是中医理论和临床研究的切入点和基本模式。病、证、症均有广义和狭义概念，相互关系因纵横联系既单一又错综复杂。临床诊疗应根据病、证、症的主次、轻重、缓急，以病为主，病证结合；或以证为主，证病结合；或以症为主，症病或症证结合。临床疗效评价或中医证候研究，依据目标适应证选择病证结合、证病结合、症病（或证）结合模式，科研设计、分析总结应注意因广义或狭义病证关系所致多种混杂因素的均衡，分析总结应注意排除上述混杂因素导致的各种偏倚。分析症、证、病及其各种观察指标的相关性，有助于探讨药物或治疗方法的临床特点，阐明中医证候与西医检测指标的内在联系。

参考文献

［1］朱克俭. 欧阳锜研究员临床病证结合诊疗经验［J］. 中国农村医学，1996，24
　　（8）：51 - 53.

［2］戴恩来. 病证结合，优势互补：构建中西医结合的临床基本模式［J］. 甘肃中医
　　学院学报，2013，30（3）：90 - 92.

［3］马捷，李峰，宋月晗，等. 病证结合理论的研究与思考［J］. 河北中医，2013，
　　35（1）：112 - 114.

［4］朱克俭. 中药新药适应病症（证）与方案设计有关问题探讨［J］. 中药新药与临
　　床药理，2001，12（2）：73 - 76.

［5］卞庆来，刘娇萍，邹小娟，等. 病证结合模式下的中医证候研究探析［J］. 中华
　　中医药杂志，2015，30（9）：3199 - 3201.

［6］李建生，余学庆，王至婉. 病证结合模式下证候诊断标准建立的关键环节
　　［J］. 中医杂志，2013，54（15）：1261 - 1264.

［7］王阶，王永炎，郭丽丽. 基于病证结合的中药组方模式研究［J］. 中国中药杂志，
　　2009，34（1）：2 - 5.

［8］朱克俭，蔡光先，卢六沙，等. 高血压病证候及其转化规律研究［J］. 中国中医
　　药信息杂志，1999，6（2）：13 - 14.

［9］朱克俭，丁正香，尹天雷，等. 高血压病阴虚阳亢主症之探讨［J］. 中华中医药
　　杂志，2009，24（5）：628 - 630.

［10］朱克俭，丁正香，尹天雷，等. 高血压病肝阳上亢主要脉症临床流行病学调研
　　［J］. 中国中医药信息杂志，2009，16（1）：24 - 26.

（《世界中医药》，2016 年第 11 卷第 6 期）

朱克俭论治痰痹经验探析

张道伟[1]，苏新平[2*]，朱克俭[2]，谭旭仪[2]，罗海恩[2]，何灿宇[2]，黄刚[2]，李小东[1]，黄旭升[1]，张堃[3]

（1. 湖南中医药大学，湖南　长沙 410208；2. 湖南省中医药研究院，湖南　长沙 410006；3. 湖南中医药大学第一附属医院，湖南　长沙 410007）

［摘要］朱克俭研究员提出痰痹主要病因病机为痰瘀阻络，祛痰化瘀为主要治法，根据"专病专方，病证结合，证症相参"理念指导选方用药，应用止痛健骨方治疗痰痹临床疗效明显。

［关键词］痰痹；病证结合；祛痰化瘀；止痛健骨方；朱克俭

［中图分类号］R255.6　　　［文献标识码］B

DOI：10.3969/j.issn.1674-070X.2019.08.008

Analysis of ZHU Kejian in Treating Phlegm Arthralgia

ZHANG Daowei[1]，SU Xinping[2*]，ZHU Kejian[2]，TAN Xuyi[2]，LUO Hai'en[2]，HE Canyu[2]，HUANG Gang[2]，LI Xiaodong[1]，HUANG Xusheng[1]，ZHANG Kun[3]

（1. Hunan University of Chinese Medicine，Changsha，Hunan 410208，China；2. Hunan Institute of Traditional Chinese Medicine，Changsha，Hunan 410006，China；3. The First Affiliated Hospital of Hunan University of Chinese Medicine，Changsha，Hunan 410007，China）

［Abstract］Researcher ZHU Kejian proposed that the main etiology and pathogenesis of phlegm arthralgia is phlegm obstruction in collaterals. Removing phlegm and resolving blood stasis method is the main therapeutic principle of treating phlegm arthralgia. According to the concept of "definite prescription for definite diseases，combination of diseases and syndromes，and combination of syndromes and symptoms"，the selection of prescription medicine is guided. The efficacy of Zhitong Jiangu Decoction is remarkable.

［Keywords］phlegmarthralgia；combination of disease and syndrome；remove phlegm and resolve blood stasis；Zhitong Jiangu Decoction；ZHU Kejian

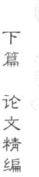

朱克俭研究员，博士研究生导师，湖湘欧阳氏杂病流派传承人，湖南

省首批跨世纪中医学科学术与技术带头人，国家卫生健康委有突出贡献中青年专家，享受国务院政府特殊津贴专家。其擅长中医及中西医结合内科，长期致力于脾胃、肝胆疾病及骨关节病、肺癌等疑难病症防治研究。

痹病，闭者不通，因风、寒、湿等邪气侵袭筋脉肉皮骨导致气血痹阻所致；痰为津液气化失职，逐渐积聚在人体内形成的产物，也是致病因素。有形之痰，视之可见，闻之有声，触之有形；无形之痰，只见其象，不见其形，累积日久亦可有形；痰痹指痰邪瘀滞经络，停于关节，阻碍气血，导致肢体关节肿胀、酸胀、困重、疼痛、麻木等特征的病证，其痰多是无形之痰。痰痹相当于西医中的"风湿性关节炎""类风湿关节炎""痛风""骨关节炎""肩周炎"等疾病。本文介绍朱克俭研究员应用止痛健骨方治疗痰痹的思路与方法，报道如下。

1 痰痹源流

《素问·痹论篇》首发其端，提出"风寒湿三气杂至，合而为痹也"；汉代张仲景《伤寒杂病论》中的"风湿相搏，骨节烦疼"，提出了历节病与风湿病相鉴别；唐代孙思邈《千金方》中的"气多而阴火少者，其痹且热也"，提出了热痹之名；宋代陈无择《三因极一病证方论》提出"风寒湿三气袭人经络，久而不已，则入心脏"；金代张从正《儒门事亲》提出"因阴雨时节，寝处潮湿，痹从外入"；明代秦景明在《症因脉治》中提出风痹、寒痹、湿痹、热痹；清代李用粹在《证治汇补》中提到"元精内虚，三气流注经络久而成痹"，"湿热痰火，郁气死血，流于经络四肢，悉能为麻为痹"；清代吴谦《医宗金鉴》提出"三痹之因风寒湿，五痹筋骨脉肌皮，复感于邪入脏腑"；清代叶天士《临证指南医案》中的"痹者，闭而不通之所谓，正气为邪所阻，脏腑经络不能畅达，痰湿浊血，流注凝涩而得之"，指出了痰瘀痹阻经络；清代林佩琴《类证治裁·痹证》认为"痹久不愈，必有湿痰败血瘀滞经络"；清代董西园《医级杂病》提出"痹非三气，患在痰瘀"，发展了"痰瘀致病"学说；清代何梦瑶《医碥》提出"外感之寒湿能痹，岂内生寒湿独不痹乎？寒能滞气涩血，湿能停痰聚液，观之瘀血痰饮之为痹"，痰瘀互阻成痹，提出痰痹之名。

2 痰瘀阻络为主要病因病机

朱克俭研究员通过总结历代医家论治痰痹观点及多年临床经验，提出痰痹主要病因在痰瘀，痰浊阻滞经络关节，气血不通，不通则痛；脉瘀络阻，关节痹久，经络失养，不荣则痛。痰痹之痰来源有：一、外感五邪（风寒湿热燥）而生痰。风动则燥，津液黏稠而为痰；寒性凝滞，津液凝滞为痰；湿邪重着，津液壅积为痰；热邪伤津，熬液为痰。二、内伤脏腑而生痰。五脏皆可生痰，唯肝脾肾三脏至关重要。脾主运化，脾失健运，则痰湿内生；肝主疏泄，肾主水，肝为阴中之阳，肾为阴中之阴，肝肾不足，阴阳失衡，水液代谢紊乱，此乃生痰之本。故脾胃为生痰之源，肝肾为生痰之本。痰痹病机多是无形之痰留于经络关节，痰瘀阻络，经脉不畅，气血不通所致。若外感五邪与痰湿胶着，外邪不得宣透，痰湿不去，流连分肉之间，则痹症缠绵，外邪内痰，内外昭彰，互为因果。若病久入络，外伤劳损，必挟瘀血，痰瘀互结，脉瘀阻络；若久痹不愈，气血暗耗，虚挟痰浊，脉络瘀阻，气血不畅，肌肉筋脉失养，癥疭不收，可成痹痿。

3 治法以祛痰化瘀为主

外感内伤生痰，痰瘀阻络，经脉痹阻，气血不通，不通则痛。外感五邪与痰湿胶着，内外昭彰，外邪伤正而生痰浊，或脏腑内伤痰浊。痰浊黏滞，痹症缠绵。病久入络，络损血停，必夹瘀血，痰瘀互结为实，脉瘀阻络，经络失养为虚，虚实夹杂；病程初期，痰邪多挟带风、寒、湿、热邪，实多虚少，治法上以祛痰化瘀为主，兼以祛风、散寒、除湿、清热；病程后期，日久致瘀，痰瘀互阻，累及肝脾肾三脏，虚多实少，治法上以祛痰化瘀为主，兼以健脾、补肝、益肾。

4 "专病专方，病证结合，证症相参"理念选方用药

朱克俭研究员提出，临证思路从"病-证-症"模式探析[1]。"症"反映的是疾病表现的各个现象，"证"反映的是疾病在某阶段的病位病性的概括，"病"是对疾病全过程的规律和特征的把握。临证时整体把握，从主病主证入手，结合理法方药，究其源，明其理，从症入证，病证结合，以证立法，以法选方，随症加减。

选方：痰痹，因无形之痰阻经络关节，出现以关节疼痛，僵直麻木，关节变形，活动受限为主症的疾病。痰浊瘀阻经络关节，祛痰与活血祛瘀并重，痰愈留则瘀愈重，瘀愈重则痰愈留，更瘀阻气机，瘀血祛除，经络通畅，痰浊也随之祛除。朱克俭研究员据此提出，痰痹以痰瘀阻络为主证，以专病专证专方为指导思想，临床上以止痛健骨方化裁祛痰活血，屡起沉疴。

方解：止痛健骨方[2-8]是朱克俭研究员通过多年临床总结，在原为湖南省民间经验方的基础上化裁而得。白芥子（炒）12 g，猪牙皂1.5 g，当归12 g，丹参10.5 g，鹿角霜7.5 g，鳖甲7.5 g，黄芪9 g，乳香（醋制）7.5 g，没药（醋制）7.5 g，独活3 g，千年健9 g，陆英9 g，共12味药。全方治疗痰瘀互结之痰痹，以祛痰活血、通络止痛、补益肝肾、调和阴阳为法。方中白芥子性温味辛，入肺胃二经，豁痰理气，温中散寒，通络止痛；猪牙皂性温味辛咸，入肺胃大肠三经，有搜风涤痰之效；独活性微温味辛苦，千年健性温味苦辛，入肝肾二经，陆英性平味甘微苦，此三味，可祛除风湿、强筋骨、通痹止痛之用。当归性温味甘辛，入心肝脾三经，具有活血止痛之效；丹参性微温味苦，入心肝二经，具有活血祛瘀、宁心安神之效；乳香性温味辛苦，没药性平味苦辛，辛味可散，可增强散血去瘀，消肿止痛之功，又可疗风寒湿痹之效，除周身麻木；鹿角霜性温味咸涩，入肝肾二经，可补肾助阳、健脾祛寒；鳖甲性平味咸，入肝脾二经，可养阴清热、平肝息风、软坚散结；黄芪性微温味甘，入肺脾肾三经，可补气固表、托毒生肌、利水退肿。方中白芥子、猪牙皂豁痰理气，搜风剔络；当归、丹参、乳香、没药四味可活血化瘀、通络止痛，此二组为君药，为治疗痰痹大法之要诀，痰瘀同治，祛痰活血乃治痰痹首法也。鹿角霜、鳖甲二味，鹿角霜性温暖肾阳，此应张景岳《景岳全书》"痰即水也，其本在肾"；鳖甲性平养阴清热，平肝息风，朱克俭研究员提出此二味为臣药，一阴一阳，可调理脏腑阴阳，补肝肾健脾，乃治本之证也。独活、千年健、陆英之属为佐药，可祛风湿强筋骨；黄芪亦为佐药，补气健脾既可助鳖甲、鹿角霜固本培元，又助祛痰活血之功。

用药加减：朱克俭研究员认为，止痛健骨方又为主治痰瘀互结兼肝肾亏虚之痰痹专方，以祛痰活血、通络止痛为主治之法，兼以补益肝肾。其一，"病证结合"上可针对痰痹不同阶段都可出现的肢体困重，关节重痛，或关节微肿，喜温恶寒等典型症候群之痹证用药。其二，"证病结合"上在主症辨病的基础上，挟带风寒湿热瘀虚证，在止痛健骨方的基础上辨证加减：风痰痹阻，兼以祛风，加防风、荆芥；寒痰痹阻，兼以散寒，加麻黄、桂枝、干姜；痰湿痹阻，兼以除湿，加薏苡仁、苍术、白术、陈皮、半夏；湿热痹阻，兼以清热化湿，加苍术、黄柏、牛膝、薏苡仁、半夏；痰瘀互阻、活血祛痰之法，加桃仁、红花、生地黄、川芎、半夏、陈皮、茯苓；气血亏虚，兼以补益气血，加熟地黄、芍药、川芎、茯苓、党参、白术。其三，"症证（或病）结合"上若除主症兼有肿胀、发热、疼痛、头痛、腹胀等特殊症候，可予以对症处理。关节肿胀甚者，此为痰湿壅盛，可加木通、萆薢、泽泻、薏苡仁消肿除湿；疼痛处发热，可为郁热，加连翘、栀子、竹茹；头痛者，加蔓荆子、川芎；关节有结节者，加白附子、僵蚕，并加大白芥子量；胸闷，加瓜蒌、桂枝；腹胀纳差，加木香、厚朴；疼痛剧烈，入睡痛醒，加延胡索、全蝎、地龙。

5 典型病案

王某，男，65岁。2017年11月13日初诊：双膝隐痛10年，疼痛加重3d。患者诉10年前劳累后开始出现双膝关节疼痛，隐痛为主，休息后可以缓解，自用活络油外涂，症状稍有好转，未系统治疗，3天前因天气变冷，出现双膝关节疼痛加重，伴有左膝为甚，站立行走困难，肢体困重，腰膝酸软，喜温；纳差，二便可；查体：双膝对称，不肿，无潮红发热，压痛（＋），浮髌试验（－），研磨试验（＋），摩擦感（＋），关节有弹响，交锁征（－）；舌质暗，苔白腻，脉弦涩。辅助检查：双膝MR示双膝退行性病变，左胫骨内侧髁骨水肿，少量关节积液。中医诊断：膝痹病（痰痹，痰瘀互结兼肝肾亏虚），治法：祛痰化瘀，兼补肝肾。用止痛健骨方化裁。处方：当归 12 g，白芥子（炒）12 g，丹参 10.5 g，猪牙皂 1.5 g，鹿角霜 7.5 g，鳖甲 7.5 g，黄芪 9 g，乳香（醋制）7.5 g，没药（醋制）7.5 g，独活 3 g，千年健 9 g，陆英 9 g，白术 10 g，茯苓 15 g，7 剂。11 月 20 日二诊，患者双膝疼痛症状明显减轻，但不能长时间行走，继续予以原方 14 剂后，患者可独立行走，膝痛基本消失。

按语：《冯氏锦囊》云："脏腑津液受病为痰，随气升降，理之常也。若在皮里膜外及四肢关节曲折之地，而脏腑之痰，何能流注其所？此即本处津液遇冷遇热即凝结成痰而为病。"患者年迈病久，纳差，腰膝酸软，肝脾肾三脏受累，天气变冷而加重，津液遇冷即凝结成痰，痰浊流注膝部，停于腔内，气血瘀滞，不通则痛，气血失养，不荣也痛，结合舌质暗有瘀阻经络，阳气亏虚，苔白腻则内有痰浊，脉弦涩属痛症，气血不畅。综上所述，属于痰痹中痰瘀互结，兼肝脾肾亏虚证，治则上以祛痰化瘀为主，以"病-证-症"理念指导，用止痛健骨方祛痰化瘀、补益肝肾，兼以黄芪、白术、茯苓补气健脾。

参考文献

［1］朱克俭，苏新平，张堃，等. 病证结合及其临床科研设计思路的理论思考 ［J］. 世界中医药，2016，11（6）：974-978.

［2］李小东，苏新平，谭旭仪，等. 止痛健骨方治疗痰瘀互结型膝关节滑膜炎临床观察 ［J］. 湖南中医药大学学报，2018，38（8）：908-912.

［3］张堃，朱克俭，谭旭仪，等. MR T2 mapping 成像评估止痛健骨方治疗膝骨性关节炎关节软骨损伤疗效的实验研究 ［J］. 中国介入影像与治疗学，2017，14（11）：694-698.

［4］苏新平，朱克俭，谭旭仪，等. 止痛健骨方对兔膝骨关节炎软骨 IKKα 及 NF-κB mRNA 的影响 ［J］. 中国中医骨伤科杂志，2017，25（10）：1-5.

［5］苏新平，朱克俭，谭旭仪，等. 止痛健骨方对膝骨关节炎兔软骨 TNF-α 的影响及 TNF-α 与软骨评分的相关性分析 ［J］. 中医药导报，2017，23（14）：23-26，30.

［6］苏新平，朱克俭，谭旭仪，等. 止痛健骨方对兔膝骨关节炎软骨 MMP-1 的影响及与 MRI 分级的相关性分析 ［J］. 时珍国医国药，2017，28（4）：812-815.

［7］苏新平. 止痛健骨方治疗兔膝骨关节炎软骨的 MRI 评价及与 NF-κB 信号通路的相关性分析 ［D］. 长沙：湖南中医药大学，2016.

［8］苏新平，朱克俭，谭旭仪. 止痛健骨方对兔膝骨关节炎模型滑膜及软骨修复的影响 ［J］. 湖南中医药大学学报，2016，36（4）：11-14.

下篇 论文精编

苏新平治疗膝骨关节炎经验

黄旭升[1*],苏新平[2*],谭旭仪[2],罗海恩[2],何灿宇[2],张道伟[1],于文奇[1],谭子龙[1]

(1. 湖南中医药大学,湖南 长沙 410208;2. 湖南省中医药研究院,湖南 长沙 410006)

[摘要] 介绍苏新平教授治疗膝骨关节炎(KOA)经验。苏教授提出 KOA 的主要病机为气滞血瘀,肝肾脾亏虚。临床分为五型论治,即寒湿型(独活寄生汤加减)、湿热型(宣痹汤加减)、寒热夹杂型(独活寄生汤加减、宣痹汤加减)、痰瘀互结型(止痛健骨方)、肝肾亏虚型(独活寄生汤合六味地黄汤加减)。并总结出"寒温并重""发汗、利小便""善用虫类药物""注重外洗"等用药特点,取得满意疗效。

[关键词] 膝骨关节炎;中医药疗法;名医经验;苏新平

[中图分类号] R274.943   [文献标识码] A

DOI:10.16808/j.cnki.issn1003-7705.2021.05.015

膝骨关节炎(knee osteoarthritis,KOA)是一种由多种因素作用导致软骨细胞、软骨下骨和细胞外基质合成及降解失衡,致关节代谢异常,进而引起关节软骨及软骨下骨变性,关节缘骨赘形成,滑膜炎症,关节组织渐进的结构改变及慢性炎症的持续损害的慢性骨关节病。随着病情不断进展,关节功能出现不可逆性的丧失和疼痛,严重影响了患者的生活[1-3]。KOA 多见于中老年人,该病发病率逐年上升,且呈现日趋年轻化之趋势[4]。现代医学对 KOA 治疗主要为缓解疼痛、改善功能并重建受损软骨及骨结构,但均有局限性,效果不佳。中医学将其归属于"痹证""骨痹""膝痹"等范畴。中医药治疗 KOA 方法众多,毒副作用较少,费用低,具有一定优势。

苏新平主任医师,从事骨科临床工作三十余年,擅长中西医结合治疗四肢疾患,对四肢、脊柱、骨关节损伤等疾病的诊治临床经验丰富。笔者(除通讯作者外)有幸跟师,获益颇多,现将苏教授治疗 KOA 的经验介绍如下。

1 病因病机

痹证的病因不外乎外感、内伤两类。《素问·痹论》载:"风寒湿三气杂至,合而为痹也。"《玉机微义·痹证门》曰:"痹,感风寒湿之邪则阴受之。"《症因脉治·卷三》载:"痹者闭也,经络闭塞,麻痹不仁,或攻注作痛,或凝结关节,或重著难移……故名曰痹。"外感由于风、寒、湿、热等侵袭关节肌肉，导致经络闭阻，气血凝滞。内伤多因人体年老体衰、肝肾亏损、气血不足所致。因脏腑损亏，津液气血不足，无以濡养四肢皮肉、筋脉骨髓，不荣则痛；气血津液运行不畅，致湿浊内生，湿浊之邪留注肌肉关节，不通则痛，故致痹证。《灵枢·百病始生》曰："风雨寒热不得虚，邪不能独伤人，卒然逢疾风暴雨而不病者，盖无虚，故邪不能独伤人，此必因虚邪之风，与其身形，两虚相得，乃客其形。"脏腑亏虚又以肝脾肾为重。肾者先天之本，主藏精，主骨，能生髓充骨，濡养筋骨，肾亏不能主骨，发为骨痹。肝主筋，膝乃"宗筋之聚""宗筋主束骨而利机关"，肝血亏虚，筋脉濡养不足，筋不束骨，膝关节运行不利，故《金匮要略心典》曰："厉节者，盖非肝肾先虚，则虽得水气，未必便入筋骨。"脾为后天之本，运化水谷精微濡养全身，脾气健运则四肢肌肉营养充足，脾气不足，运行不利，四肢失于濡养，不荣则痛。《素问·太阴阳明论》言："四肢皆禀气于胃而不得至经，必因于脾乃得禀也。今脾病不能为胃行其津液，四肢不得禀水谷气，气日以衰，脉道不利，筋骨肌肉，皆无气以生，故不用焉。"苏教授认为，KOA 病因病机总属肝肾脾亏虚为本，正气亏虚，卫外不固，外感风寒湿热之邪，以致关节气血运行不畅，筋脉闭阻，故引起疼痛、活动障碍。

2　辨证论治

苏教授认为本病为本虚标实之候。痹证新发，风、寒、湿、热之邪为实，此时虚象不明显，应分清风寒湿热之邪。《素问·痹论》载："其风气胜者为行痹，寒气胜者为痛痹，湿气胜者为着痹。"行痹者，风邪偏盛，关节疼痛游走不定；痛痹者，寒邪偏盛，疼痛较剧，痛有定处，遇寒痛甚；着痹者，湿邪偏盛，肢体关节酸痛、漫肿、重着，肌肤麻木不仁；而热邪偏胜者，为热痹，以肢体关节红肿灼热疼痛为主症。治当以祛外邪为主，补益肝脾肾为辅，以防止病邪伤及人体正气脏腑。痹证日久，耗伤气血，损及脏腑，肝脾肾不足，病程缠绵，日久不愈，痰瘀互结，肝脾肾亏虚，形成虚实夹杂证。治当祛风除湿散寒、理气活血化瘀与补益脾肝肾兼顾，以达标本兼治，根除或延缓关节痹痛之目的。

苏教授结合临床，将膝痹分为寒湿型、湿热型、寒热夹杂型、痰瘀互结型、肝肾亏虚型。

2.1　寒湿型　临床表现：关节冷痛重着，或有肿胀，局部畏寒，遇寒加重，得热痛减，舌淡红、苔薄白，脉弦紧。可予独活寄生汤加减：独活 10 g，桑寄生 10 g，杜仲 10 g，牛膝 15 g，秦艽 10 g，茯苓 15 g，肉桂 10 g，防风 10 g，川芎 10 g，黄芪 30 g，当归 10 g，白芍 10 g，白术 10 g，延胡索 15 g。寒盛者可佐附子 6 g；湿邪盛者可加薏苡仁 20 g、苍术 10 g。

2.2 湿热型 临床表现：关节红肿疼痛，局部触之发热，伴有沉重感，口干，小便黄，舌红、苔黄，脉弦数或滑数。可予宣痹汤加减：防己 10 g，薏苡仁 20 g，杏仁 6 g，滑石 20 g，连翘 10 g，栀子 10 g，法半夏 10 g，土茯苓 15 g，蚕沙 10 g。骨节痛甚，可加海桐皮 10 g、延胡索 15 g；湿甚可予苍术 10 g、黄柏 10 g。

2.3 寒热夹杂型 临床表现：关节局部冷痛重着，或有肿胀，局部畏寒，遇寒加重，得热痛减，却见口干口苦，心中烦闷，小便黄，大便干，舌红、苔黄，脉数等上热下寒之象；或见关节红肿疼痛，局部触之发热，伴有沉重感，却见畏寒怕冷、口不干不苦，舌淡红、苔白，脉弦紧等上寒下热之象。临床此型多见，多因素体寒而复感热邪，或体热复感寒邪所致。临床在针对膝关节症状选方的基础上，加用治疗上部之寒热药物。如上热下寒者在独活寄生汤的基础上加寒药：独活 10 g，桑寄生 10 g，杜仲 10 g，牛膝 15 g，秦艽 10 g，茯苓 15 g，桂枝 10 g，防风 10 g，川芎 10 g，黄芪 30 g，白芍 10 g，白术 10 g，延胡索 15 g，栀子仁 10 g，黄芩 10 g。口渴可加知母 10 g、葛根 20 g 等。上寒下热者选宣痹汤辅以寒药：知母 20 g，桂枝 10 g，防己 10 g，薏苡仁 20 g，杏仁 6 g，茯苓 15 g，蚕沙 10 g，白术 10 g，白芷 15 g，黄柏 10 g。

2.4 痰瘀互结型 临床表现：关节疼痛，痛有定处，僵直麻木，关节变形，活动受限，舌可见瘀斑瘀点、苔白腻，脉涩。方选止痛健骨方：炒白芥子 12 g，猪牙皂 3 g，当归 12 g，丹参 15 g，鹿角霜 15 g，鳖甲 15 g，黄芪 20 g，醋乳香 10 g，醋没药 10 g，独活 6 g，千年健 15 g，陆英 15 g[5]。

2.5 肝肾亏虚型 临床症见：关节疼痛、局部肿大变形，僵硬，沉重感，触之可及发热，肌肉瘦削，屈伸不利，腰膝酸软，舌淡或红，苔白，脉沉细。方予独活寄生汤合六味地黄汤加减：生地黄 15 g，山茱萸 10 g，山药 20 g，牡丹皮 10 g，泽泻 10 g，茯苓 15 g，独活 10 g，桑寄生 10 g，杜仲 10 g，牛膝 15 g，肉桂 10 g，防风 10 g，川芎 10 g，黄芪 30 g，当归 10 g，白芍 10 g，白术 10 g，延胡索 15 g。

3 用药特点

3.1 寒温并重 寒湿之邪为阴邪，重着凝滞气血，故膝痹初感，适当应用肉桂、附子等药物以散寒，即使是热痹，仍需在寒凉药物中佐以少量温药，以防寒凝之弊。痹证日久，邪盛正虚，邪郁化热，可仿仲景桂枝芍药知母汤制方之法，于众多祛风湿、温经散寒之品中伍知母、白芍以清热养阴，可治久痹化热伤阴之证，又可制约温性药物的温燥之性。

3.2 发汗、利小便 因气候的影响，湖南地区的患者湿邪多重，而湿邪其性阴柔，重浊黏滞，缠绵难去，滞留腠理肌肉，令痹证久作难愈。

仲景言："湿性滞当渐解，汗大出，则骤风去而湿不去，故不愈。若发之微，则出之缓，缓则风湿俱去矣。"痹证初期，风湿邪在表，故制方时多予发汗之品，使患者微微汗出，如荆芥、防风之类，兼顾祛风除湿止痛。若发汗不佳或气候寒冷，可予麻黄或桂枝宣表发汗。仲景治痹证的麻杏薏甘汤、桂枝芍药汤、知母汤、桂枝附子汤、甘草附子汤等诸方均有此意。久痹或素体有湿者，以内湿为主，当通利小便，达祛邪之效。"治湿不利小便，非其治也"，故多予茯苓、白术、苍术配肉桂或桂枝，振奋阳气，助膀胱气化，助利小便之功。

3.3 虫类药物 痹证日久，邪气久羁，深入筋骨，气血凝滞，内生痰浊血瘀，胶着固塞，脉络不通，引起抽掣疼痛，肢体拘挛，此时非草木之品所能宣达，须借虫类等血肉有情之品搜剔走窜，深入隧络，方能通经达络。地龙、全蝎、蜈蚣、穿山甲等药物均为常用药。地龙平肝息风，通经活络，可祛风通络止痛，与路路通相配伍，祛风通络疗效更佳。蜈蚣乃祛内风之要药，全蝎搜剔走窜效强，两药相伍而用，搜风力及通络力更强。但虫类药物多辛温，部分有毒，作用较猛，量大、久用易伤正气，使筋脉肌肉失养，发为痿病，预后更差，须慎用。应用虫类药物时宜加用熟地黄、鸡血藤之类以滋阴养血，避免伤津动血。

3.4 注重外洗 KOA本虚标实，病因复杂，合而为病，且病位偏下，药力难以完全通达，中药内服有一定疗效，但难以面面俱到。苏教授认为应当内服外洗同时兼顾，可予中药煎3次，取第3次直接熏洗患处，使药效直达病处，如此方能事半功倍。

4 典型病案

王某，女，55岁，2019年10月19日初诊。反复左膝关节疼痛2年余，加重3 d。患者诉2018年始发左膝关节疼痛，活动后加重，休息后缓解，曾多次就诊于外院，予止痛等对症治疗后好转。3 d前劳累后左膝关节疼痛明显加重，行走受限，口干喜冷饮，纳一般，小便稍黄，大便稍干燥。查体：双膝对称，左膝稍肿、发热，压痛（＋），浮髌试验（±），摩擦感（＋），关节有弹响，交锁征（－）。舌质红、苔稍黄腻，脉弦滑。X线片示：左膝退行性变。西医诊断：左膝骨性关节炎。中医诊断：痹证，湿热痹兼肝肾亏虚型；治法：祛风清热，除湿止痛，兼补益肝肾。处方：苍术10 g，怀牛膝15 g，黄柏15 g，黄芩10 g，茯苓15 g，白术10 g，白芷15 g，肉桂10 g，木香6 g，泽泻15 g，延胡索15 g，鸡血藤20 g，杜仲10 g，威灵仙15 g，全蝎3 g。7剂。每天1剂，水煎3次，煎2次汤剂分早晚温服，并取第3次汤剂外用，熏洗患处。10月26日复诊：患者症状均较前好转。续予原方10剂后，患者症状基本好转。

按语：《素问·上古天真论》曰："女子……七七，任脉虚，太冲脉衰少，天癸竭，地道不通，故形坏而无子也。"患者年过半百，肝肾脾脏亏损，肾气衰，不能主骨，肝气衰，筋脉不利，故活动不利；风湿热邪内侵，气滞血瘀，经脉不通，不通则痛。患者虽为热痹，仍佐以肉桂，一可防寒凝之弊；二与茯苓、白术、苍术、泽泻相伍以燥脾、利小便、除内湿；三可制约寒凉药物，以防寒凉太过败胃。患者痹证已有一年有余，久病入络，予全蝎搜剔走窜，深入隧络，通经达络，获得显效。

参考文献

[1] LIU Y，ZHANG H F，LIANG N X，et al. Prevalence and associated factors of knee osteoarthritis in a rural Chinese adult population：an epidemiological survey [J]. BMC Public Ealth，2016，16（1）：94.

[2] ROOS E M，ARDEN N K. Strategies for the prevention of knee osteoarthritis [J]. Nat Rev Heumatol，2016，12（2）：92–101.

[3] FELSON D T，NIU J，NEOGI T，et al. Synovitis and the risk of knee osteoarthritis：the MOST study [J]. Osteoarthritis Cartilage，2016，24（3）：458.

[4] 中华医学会骨科学分会关节外科学组. 骨关节炎诊疗指南（2018年版）[J]. 中华骨科杂志，2018，38（12）：705–715.

[5] 李小东，苏新平，谭旭仪，等. 止痛健骨方治疗痰瘀互结型膝关节滑膜炎临床观察 [J]. 湖南中医药大学学报，2018，38（8）：908–912.

苏新平运用中药内服外用治疗膝骨性关节炎经验

于文奇[1]，苏新平[2*]，谭旭仪[2]，罗海恩[2]，何灿宇[2]，谭子龙[1]

（1. 湖南中医药大学，湖南　长沙 410208；2. 湖南省中医药研究院附属医院，湖南　长沙 410006）

［摘要］介绍苏新平教授运用中药内服配合熏洗疗法治疗膝骨性关节炎（KOA）的经验。苏教授认为 KOA 患者发病以肝肾不足、正气亏虚为本，外感风寒湿邪阻滞人体经络为标，瘀血痹阻于人体局部，经络不畅，气血不通，不通则痛而发病。其结合临床将本病分为寒湿、湿热、寒热夹杂、痰瘀互结、肝肾亏虚五型论治，治疗上主要以祛痰化湿、补益肝肾、通络止痛为法，采用中药内服配合熏洗治疗，可消除寒湿，有效缓解膝关节疼痛症状。附验案 1 则，以资佐证。

［关键词］膝骨性关节炎；中药内服；熏洗疗法；名医经验；苏新平

［中图分类号］R274.943　　　［文献标识码］A

DOI：10.16808/j.cnki.issn1003-7705.2021.11.015

膝骨性关节炎（knee osteoarthritis，KOA）是由多种因素导致的慢性膝关节退行性疾病，其典型的临床表现包括膝关节疼痛、功能障碍、畸形，病变特点是关节软骨的退行性改变和关节周围继发性骨质增生，属中医学"痹证"范畴，现代医家多将 KOA 称为"膝痹"。KOA 常见致病因素有年龄、性别、身高、体质量指数、异常生物力学以及遗传等，其中年龄是最主要的影响因素[1]。本病往往反复发作，难以痊愈，目前尚无根治的治疗方法，主要以控制膝关节疼痛为目的。现代西医治疗方法主要包括局部注射药物、口服消炎镇痛类药物以及手术治疗，虽有一定疗效，但是存在并发症，如长期服用非甾体抗炎药引发胃肠道反应，局部注射引起关节感染，手术治疗风险高、费用高、损伤大等。中医药治疗 KOA 具有并发症少、费用低、疗效显著的优点，是目前治疗 KOA 的重要手段。

苏新平，教授，主任医师，硕士研究生导师，湖湘欧阳氏杂病流派第三代重要传承人之一，从事中医骨伤科临床、科研三十余年，临床经验丰富，擅长中西医结合防治脊柱及骨关节疾病。其治疗 KOA 临床常采用中药内服配合熏洗治疗，疗效显著。笔者（除通讯作者）有幸跟师学习，获益匪浅，现将其运用中药内服外用法治疗 KOA 经验介绍如下。

1　病因病机

痹证最早见于《素问·痹论》："风、寒、湿三气杂至，合而为痹也。"

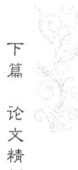

指出痹证的主要病因是风寒湿邪侵袭；而"五脏皆有合，病久而不去者，内舍于其合也。故骨痹不已，复感于邪，内舍于肾；筋痹不已，复感于邪，内舍于肝；脉痹不已，复感于邪，内舍于心；肌痹不已，复感于邪，内舍于脾；皮痹不已，复感于邪，内舍于肺"，这为后世医家认识膝痹奠定了理论基础。"膝痹"一名最早由娄多峰提出，属于肢体痹之一[2]。苏教授认为，膝痹的根本原因有外因和内因两方面。外因主要是风寒湿三气杂至。由于该病好发于中老年人，此类患者多肝肾亏虚，更易感外邪，故风、寒、湿邪侵入人体，使膝关节局部经络受阻，阻滞不通，枢机不利，而致膝痹。风性善动，为百病之长，最先侵入人体，其性开泄，故膝痹患者除有膝关节疼痛的症状外，多表现有膝关节的恶寒恶风，得温则缓。湖南属于亚热带地区，气候潮湿，降水量大，大部分农民常在田间劳作，更易感湿邪。且该病常在冬春季节多发，湿性黏滞，寒性重着，寒湿相间，故患者多自诉膝关节沉重、肿胀，迁延难愈。内因则是痰浊。痰浊阻滞于人体关节经络，导致气血不通，不通则痛。外感风寒湿热燥邪而生痰，风动则燥，伤津耗液，致体内关节津液黏稠而为痰湿；寒邪凝滞，湿邪重着，凝滞津液而聚湿生痰；热邪伤津，熬伤津液而化痰。五脏亦可生痰，尤以肝脾肾三脏为甚。脾胃是生痰之源，肝肾是生痰之本。脾主运化，若脾失健运，则内生痰湿；肝主疏泄，为阴中之阳，肾主水，为阴中之阴，若肝肾亏虚，则阴阳失衡，水液失调而生痰。故本病患者多为肝肾不足，外感风寒湿邪，加之痰浊阻滞关节经络，导致经脉不畅，气血不通而痛。

2 治疗方法

2.1 中药内服 有研究证明，相对于单纯口服西药，口服中药或者联合用药治疗 KOA 在改善疼痛、僵硬等方面效果更好[3-7]。而且口服中药相较于非甾体抗炎药，胃肠道反应较轻，长期服用患者耐受性好，不会产生胃肠道出血、药物源性肝损伤等不良反应。

苏教授认为本病为本虚标实之候，结合临床将本病分为五型论治。

2.1.1 寒湿型 临床表现：畏寒，关节冷痛，遇寒加重，得温则减，舌淡、苔白，脉弦紧。用药：独活，桑寄生，杜仲，牛膝，秦艽，茯苓，肉桂，防风，川芎，黄芪，当归，白芍，白术，延胡索。寒盛者佐附子；湿盛者加薏苡仁、苍术。

2.1.2 湿热型 临床表现：关节红肿热痛，甚至发热，口干，舌红、苔黄，脉数。用药：防己，薏苡仁，杏仁，滑石，连翘，栀子，法半夏，土茯苓，蚕沙。骨节痛甚加海桐皮、延胡索；湿甚加苍术、黄柏。

2.1.3 寒热夹杂型 此型患者表现为上热下寒或上寒下热之象，上热下寒者口干口苦，关节冷痛，得温则减，舌红、苔黄，脉数；上寒下热者无口干口苦，畏寒，关节红肿热痛，舌淡红、苔白，脉弦紧。用药：独活，桑寄生，杜仲，牛膝，秦艽，茯苓，桂枝，防风，川芎，黄芪，白芍，白术，延胡索，栀子仁，黄芩。口渴加知母、葛根。

2.1.4　痰瘀互结型　临床表现：关节麻木，痛有定处，舌上可见瘀斑，苔白腻，脉涩。用药：炒白芥子，猪牙皂，当归，丹参，鹿角霜，鳖甲，黄芪，醋乳香，醋没药，独活，千年健，陆英。

2.1.5　肝肾亏虚型　临床表现：关节肿痛，变形，腰膝酸软，舌淡红、苔白，脉弦细。用药：生地黄，山茱萸，山药，牡丹皮，泽泻，茯苓，独活，桑寄生，杜仲，牛膝，肉桂，防风，川芎，黄芪，当归，白芍，白术，延胡索[8]。

2.2　中医外治法　中药熏洗疗法是利用药物煎汤煮沸的蒸汽对患处进行熏蒸的治疗方法。有学者通过临床研究证明中药熏洗疗法不仅可以抗炎、缓解疼痛，同时有促进血液循环的作用[5,9]。

苏教授认为，KOA患者以肝肾不足、正气亏虚为本，外感风寒湿邪阻滞人体经络为标，本虚标实，病机复杂，合而为病。本病病位偏下，单用中药内服，药力难以完全通达至患处。而中药熏洗疗法能发挥局部作用，使药物浓度直达患处，舒筋活络，通达腠理。临床采用中药内服配合外用熏洗，中药内服发挥其祛痰化湿、补益肝肾、通络止痛之功效，外用熏洗改善局部血运，消炎止痛。内外兼顾，整体与局部治疗相结合，能最大程度地发挥中药作用。熏洗药物如下：荆芥，防风，杜仲，独活，牛膝，苍术，茯苓，白芷，白术，威灵仙，桑寄生，香附，木香，炮穿山甲等，全方以祛痰化湿、补益肝肾、通络止痛为法，主治肝肾亏虚、痰湿阻络之膝痹。方中荆芥、防风除湿散寒、解痉止痛；苍术、白术、茯苓燥湿健脾；牛膝、杜仲补肝肾、强筋骨，其中牛膝亦可引药下行；香附、木香行气解郁通络；独活、白芷、威灵仙、桑寄生祛风除湿、通痹止痛；炮穿山甲通利关节。如若疼痛严重者，可加乳香、没药；湿气盛者，加防己、薏苡仁。苏教授认为，中药熏洗治疗在热效应下，使药物浓度通过弥散直达患处深部，可改善局部血液循环，舒筋活络，通达腠理，延缓关节退变。内外合治，使局部寒湿消除，共同发挥抗炎、缓解疼痛和促进血液循环的作用。

3　典型病案

陈某，女，66岁，2021年1月就诊。主诉：左侧膝关节疼痛2年余，再发加重10 d。患者诉2年前因劳累后出现左侧膝关节疼痛，伴有活动受限，感受风寒及上下楼梯时尤甚，休息后可自行缓解。曾自行涂抹红花油后症状稍有好转，未到医院进行系统治疗。10 d前因天气突然转凉，外感风寒感冒，上述症状再发加重，涂抹红花油后无明显好转，遂来苏教授门诊就诊。刻下症见：左膝关节疼痛，呈胀痛，站起时疼痛加重，行走困难，肢体困重，易疲倦，无口干口苦，腰膝酸软，纳差，夜寐可，小便正常，大便溏。查体：膝关节无变形、皮肤不红肿。皮温不高，左侧浮髌试验（＋），左侧髌骨研磨试验（＋），侧方应力试验（－）。膝关节活动度正常，左膝内侧压痛，关节弹响（＋）；舌质暗、苔白腻，脉弦。核磁共振检查结果示：（1）左膝关节退行性改变，关节面软骨磨损，左髌骨关节面下骨髓水肿，左膝关节内侧半月板后角Ⅰ°损伤；（2）左膝关节腔积液。中医诊断：膝痹，痰湿阻络证。治以祛痰化湿、补益肝肾、通络止痛，采用中药内服加熏洗治疗。处方：荆芥 10 g，防风 10 g，杜仲 10 g，独活 6 g，牛膝 15 g，苍术 10 g，茯苓 15 g，白芷 15 g，白术 10 g，威灵仙 15 g，活血藤 30 g，桑寄生 15 g，香附 10 g，木香 6 g，炮穿山甲 3 g。14 剂，每天 1 剂，水煎，早晚分服。将熬制过后的中药再次加水煮沸后倒入桶中，将患侧膝关节放置于桶上，用湿毛巾覆盖，使患处能够被蒸气笼罩，达到治疗目的。嘱患者佩戴护膝，避风寒，减少登山、上下楼梯等运动以保护膝关节。15 d 后二诊：患者述膝关节疼痛明显减轻，守方续服 14 剂后，膝关节疼痛基本消失，可独立行走。

　　按语：《灵枢·百病始生》载："风雨寒热不得虚，邪不能独伤人。"《冯氏锦囊》记载："按脏腑津液受病为痰，随气升降，理之常也。若在皮里膜外及四肢关节曲折之地，而脏腑之痰何能流注其所？此即本处津液遇冷遇热，即凝结成痰而为病。"本案患者年过六旬，身体虚弱，易感受外邪；肝脾肾三脏亏虚，肝气虚则筋脉不利，活动受限；脾虚则湿盛；肾虚则不能主骨。故以肝肾亏虚为本，外感寒湿及内生痰湿为标，瘀阻脉络，不通则痛而发病。治疗以散寒湿、补肝肾、通经络、止痹痛为法。方中荆芥、防风除湿散寒、解痉止痛；苍术、白术、茯苓燥湿健脾；牛膝、杜仲补肝肾、强筋骨，牛膝亦可引药下行；香附、木香行气解郁通络；独活、白芷、威灵仙、活血藤、桑寄生祛风除湿、通痹止痛；炮穿山甲通利关节。全方配伍，共奏祛痰化湿、补益肝肾、通络止痛之效，同时配合熏洗疗法使局部寒湿消除，发挥抗炎、缓解疼痛和促进血液循环的作用，见效明显。

参考文献

[1] 裴福兴，陈安民. 骨科学 ［M］. 北京：人民卫生出版社，2016：308.

[2] 李满意，娄玉钤，潘宏伟. 肢体痹的源流及临床意义 ［J］. 风湿病与关节炎，2013，2（9）：54 - 60，72.

[3] 李楠，林昌松，杨织杼，等. 骨痹方治疗膝骨性关节炎的临床研究 ［J］. 时珍国医国药，2016，27（1）：120 - 122.

[4] 王功国，郑胜，董济青，等. 舒筋接骨汤治疗膝骨性关节炎的临床研究 ［J］. 中

国骨质疏松杂志，2016，22（10）：1329－1332.

[5] CHEN Q Q，JIN H T，HE B，et al. Effect of Huqian Wan on liver-Yin and kidney-Yin deficiency patterns in patients with knee osteoarthritis［J］. Journal of Traditional Chinese Medicine，2015，35（4）：417－421.

[6] SI Y H，MA Y，GUO Y，et al. Efficacy and safety of Shaoyang Xibi decoction in patients with knee osteoarthritis：a multi-center，single-blind，randomized controlled trial［J］. Journal of Traditional Chinese Medicine，2018，38（5）：733－739.

[7] 曾令烽，杨伟毅，潘建科，等. 瘀肾合治方药辅助治疗膝骨性关节炎的文献研究与分析［J］. 中华中医药杂志，2017，32（11）：5088－5095.

[8] 黄旭升，苏新平，谭旭仪，等. 苏新平治疗膝骨性关节炎经验［J］. 湖南中医杂志，2021，37（5）：47－49.

[9] 王涛，王钢，王佳，等. 中药熏洗联合西药治疗寒湿痹阻型膝骨性关节炎的临床观察［J］. 中国骨质疏松杂志，2017，23（4）：506－510.

（《湖南中医杂志》，2021 年第 37 卷第 11 期）

下篇 论文精编

湖湘欧阳氏杂病流派学术经验研究丛书

骨伤病临证精要

第二章　临床应用

中医内外兼治气虚血瘀型骨转移癌痛 56 例临床观察

苏新平[1,2]，邓天好[1,2]，谭达全[2]

（1. 湖南省中医药研究院附属医院，湖南　长沙 410006；2. 湖南中医药大学，湖南　长沙 410208）

[摘要] 目的：观察中医内外兼治气虚血瘀型骨转移癌痛的临床疗效。方法：将 111 例骨转移癌痛患者随机分为两组，对照组 55 例给予奥施康定口服治疗，治疗组 56 例在对照组基础上予癌痛正骨方内服、抑癌制痛膏外敷治疗。治疗 10 d 后观察比较两组中医证候评分、NRS 评分、疼痛影响评分、奥施康定最终滴定剂量以及不良反应的发生情况。结果：治疗组总有效率为 96.4%，优于对照组的 81.8%，差异有统计学意义（$P<0.05$）。治疗组中医证候评分以及两组 NRS 评分、NCCN 疼痛影响评分治疗前后组内比较，差异均有统计学意义（$P<0.05$ 或 $P<0.01$）；两组中医证候评分治疗后组间比较，差异有统计学意义（$P<0.05$）；治疗组 NRS 评分、NCCN 疼痛影响评分低于对照组，但差异无统计学意义（$P>0.05$）。奥施康定最终滴定剂量治疗组低于对照组（$P<0.05$）。治疗组不良反应发生率为 19.6%，少于对照组的 61.8%，差异有统计学意义（$P<0.01$）。结论：中医内外兼治气虚血瘀型骨转移癌痛能改善患者的症状，缓解疼痛程度，减轻不良反应，具有较好的疗效。

[关键词] 骨转移癌痛；气虚血瘀；内外兼治；中药内服；中药外敷

[中图分类号] R273　　　[文献标识码] B　　　[文章编号] 1672-951X（2016）01-0033-03

DOI：10.13862/j.cnki.cn43-1446/r.2016.01.010

骨转移癌是一种继发性肿瘤疾病，以乳腺癌、肺癌、前列腺癌为多见，因各种癌细胞经血液循环或淋巴系统转移到骨骼所产生，严重影响患者的身心健康，危及生命。其疼痛性质有异于慢性癌痛，多因血钙离子浓度升高、骨质破坏、肌肉痉挛等导致，属于神经-病理性疼痛，以痛觉过敏、痛觉超敏和自发痛等为特征[1]。口服非甾体抗炎药、奥施康定、吗啡等药，能有效缓解疼痛，但是存在恶心呕吐、便秘、头晕头痛、呼吸抑制及胃溃疡、肝肾功能损害等毒副作用，并因长期服用而产生耐药性与成瘾性。而中医药治疗不仅能改善患者症状、减轻毒副作用，而且能减轻患者精神、心理负担，提高生活质量，从而到达带瘤生存的目的[2]。笔者在奥施康定治疗的基础上采用中药内服联合外用治疗气虚血瘀型骨转移癌痛取得了较好的疗效。现报告如下。

1 资料与方法

1.1 诊断标准 （1）西医诊断标准：符合《肿瘤学》[3]中的相关标准，经病理学、影像学、细胞学确诊为骨转移癌。（2）中医证候辨证标准：参考《中药新药临床研究指导原则》[4]拟定。中医证型为气虚血瘀证，主症：疼痛，见于胸胁、肩背、四肢等部位，痛处固定，以胀痛、刺痛为主，神疲乏力、面色苍白或晦暗；次症：自汗懒言、骨软筋疲、肌肤甲错，舌苔暗淡，或有瘀点瘀斑，脉细涩。具备主症2项及次症1项即可诊断。

1.2 纳入标准 （1）符合上述诊断标准；（2）观察前1个月内未使用任何有止痛作用的药物；（3）KPS评分＞60分；（4）4分≤NRS评分≤9分，中重度疼痛；（5）疼痛部位：疼痛点≤3处；（6）年龄20～75岁；（7）签署知情同意书。

1.3 排除标准 （1）不符合诊断标准；（2）非骨转移癌引起的疼痛；（3）近1个月内使用了具有止痛作用的药物，或接受放射治疗；（4）严重心、肝、肾、造血系统疾病和精神疾患；（5）有出血倾向；（6）过敏体质，或对本观察药物过敏。

1.4 一般资料 111例气虚血瘀型骨转移癌痛患者均来源于2013年4月至2014年8月我院肿瘤科，按照随机数字表法随机分为两组。治疗组56例，其中男27例，女29例；年龄41～69岁，平均（53.4±6.9）岁；病程1～6年，平均3.5年；疼痛程度：中度34例，重度22例；原发灶：肺17例，乳腺13例，前列腺9例，胃3例，膀胱3例，肝6例，结直肠5例；转移灶：脊椎骨29例，股骨7例，肩胛骨9例，髋骨6例，肋骨5例。对照组55例，其中男25例，女30例；年龄44～65岁，平均（57.4±7.2）岁；病程1.5～5年，平均4.3年；疼痛程度：中度31例，重度24例；原发灶：肺15例，乳腺19例，前列腺11例，胃4例，膀胱1例，肝2例，结直肠3例；转移灶：脊椎骨26例，股骨9例，肩胛骨8例，髋骨5例，肋骨7例。两组性别、年龄、病程、疼痛程度、原发灶及转移灶等比较，差异均无统计学意义（$P＞0.05$），具有可比性。

1.5 治疗方法

1.5.1 对照组 给予盐酸羟考酮缓释片治疗。口服盐酸羟考酮缓释片（商品名：奥施康定，生产厂家：BARD PHARMA-CEUTICALS LIMITED），第1次使用剂量：NRS评分4～6分者，初始剂量为5 mg，2次/d；NRS评分7～10分者，初始剂量为10 mg，2次/d。治疗后12～

48 h NRS 评分＞7 分，剂量增加 50%～100%；NRS 评分 5～6 分，剂量增加 25%～50%；NRS 评分＜4 分，剂量增加 25%；若每天突发性疼痛超过 3 次，则每次增加剂量 25%～50%，直至疼痛控制。

1.5.2 治疗组 在对照组基础上加用中药治疗。（1）癌痛正骨方（自拟），处方：生黄芪 30 g，当归 12 g，熟地黄 15 g，白术 15 g，补骨脂 20 g，骨碎补 15 g，赤芍 12 g，川芎 12 g，延胡索 10 g（醋制），香附 15 g，三七 12 g，半枝莲 20 g，全蝎 6 g，桑螵蛸 12 g，甘草 6 g。水煎，1 剂/d，分 2 次口服。（2）抑癌制痛膏（自拟），处方：莪术、三棱、醋制延胡索、乳香、没药、山慈菇、威灵仙、冰片、蟾酥等，由湖南省中医药研究院附属医院药剂科采用传统油膏制备工艺加工为棕褐色软膏。操作方法：温水清洁局部皮肤，取抑癌制痛膏适量，均匀涂于约 20 cm×20 cm 大小的纱布上，再贴敷于疼痛部位，每个部位用 1 贴，1 次/d，每 24 h 换药 1 次。注意事项：观察期间不能合并用任何止痛药；避开皮肤破溃处；注意局部皮肤反应，一旦发生皮疹、瘙痒、红肿等过敏反应，立即停止用药，并及时对症处理。

两组均以 5 d 为 1 个疗程，1 个疗程后休息 2 d，共治疗 2 个疗程。

1.6 观察指标 根据 NRS 评分与中医证候积分评价治疗前后的综合疗效。（1）中医证候积分参照《中药新药临床研究指导原则》[4]中的有关内容进行症状分级量化。主症：无症状，计 0 分；轻，计 2 分；中，计 4 分；重，计 6 分。次症：无症状，计 0 分；轻，计 1 分；中，计 3 分；重，计 5 分。舌脉不计分。（2）观察疼痛程度的缓解情况：根据治疗前后的 NRS（数字疼痛量表）评分[6]对疼痛程度进行评估。无痛：0 分；轻度疼痛：1～3 分；中度疼痛：4～5 分；重度疼痛：7～9 分；剧痛：10 分。（3）观察疼痛影响评分：根据"2008 版美国 NCCN 成人癌痛指南"疼痛影响评估量表[7]比较两组治疗前后患者因疼痛造成的影响的改善程度。NCCN 疼痛影响评分分为 7 项：日常活动、情绪、步行能力、正常工作（包括家庭以外的工作和家务）、与他人之间的关系、睡眠、生活享受，总评分为 70 分，各项评分均为 10 分。无影响：0 分；完全影响：10 分。（4）观察奥施康定的最终滴定剂量：计算患者在治疗全程中所使用的奥施康定的剂量，疼痛缓解 75% 以上，则为剂量滴定的终点，不使用其他中西止痛药。（5）记录治疗过程中第 5 天、第 10 天不良反应的发生情况：不良反应包括恶心呕吐、便秘、头晕头痛、口干多汗、嗜睡乏力等症状以及呼吸情况等，检查三大常规、肝肾功能等指标，比较两组不良反应发生率。

1.7 疗效标准 参照《中药新药临床研究指导原则》[4]拟定。稳定：症状、体征完全缓解，中医证候积分减少≥90%，无疼痛，NRS 评分减少到 0 分；显效：症状、体征明显改善，70%≤中医证候积分减少＜90%，疼痛较轻，NRS 评分减少 1/2～3/4；有效：临床症状、体征均有好转，30%≤中医证候积分减少＜70%，疼痛明显，NRS 评分减少＜1/2；无效：未达以上标准。

1.8 统计学方法 采用 PEMS 3.1 统计软件进行数据处理，计量资料以"均数±标准差"（$\bar{x}\pm s$），方差齐时采用 t 检验，方差不齐时采用 t' 检验；计数资料采用 χ^2 检验。$P<0.05$ 表示差异有统计学意义。

2 结果

2.1 两组疗效比较 治疗组和对照组总有效率分别为 96.4%、81.8%，两组比较，差异有统计学意义（$P<0.05$）。（见表 1）

表 1 两组疗效比较（例）

组别	例数	稳定	显效	有效	无效	总有效率/%
治疗组	56	9	28	17	2	96.4[a]
对照组	55	5	21	19	10	81.8

注：与对照组比较，[a]$P<0.05$。

2.2 两组治疗前后中医证候评分、NRS 评分及 NCCN 疼痛影响评分比较 治疗组中医证候评分、NRS 评分、NCCN 疼痛影响评分治疗前后组内比较，差异均有统计学意义（$P<0.05$ 或 $P<0.01$）；两组中医证候评分治疗后组间比较，差异有统计学意义（$P<0.05$）；治疗组 NRS 评分、NCCN 疼痛影响评分均低于对照组，但差异均无统计学意义（$P>0.05$）。（见表 2）

表 2 两组中医证候评分、NRS 评分、NCCN 疼痛影响评分比较（$\bar{x}\pm s$，分）

组别	例数	治疗时间	中医证候评分	NRS 评分	NCCN 疼痛影响评分
治疗组	56	治疗前	9.91±4.26	7.11±1.28	42.91±14.22
		治疗后	2.57±1.82[ad]	2.83±1.51[bc]	25.71±13.82[bc]
对照组	55	治疗前	10.53±4.92	7.57±1.49	47.50±13.59
		治疗后	9.10±3.41	3.12±1.64[b]	29.07±14.94[b]

注：与组内治疗前比较，[a]$P<0.05$，[b]$P<0.01$；与对照组治疗后比较，[c]$P<0.05$，[d]$P<0.05$。

2.3 两组奥施康定最终滴定剂量比较 奥施康定最终滴定剂量组间比较，差异有统计学意义（$P<0.05$）。（见表 3）

表 3　两组奥施康定最终滴定剂量比较（$\bar{x} \pm s$，mg/d）

组别	例数	奥施康定最终滴定剂量
治疗组	56	62.25 ± 31.47^a
对照组	55	78.51 ± 40.16

注：与对照组比较，$^a P < 0.05$。

2.4　两组不良反应发生率比较　不良反应发生率治疗组为 19.6%，少于对照组的 61.8%，差异有统计学意义（$P < 0.05$）。（见表 4）

表 4　两组不良反应发生率比较（例）

组别	例数	恶心或呕吐	便秘	口干	头晕或头痛	嗜睡乏力	呼吸抑制	其他	发生率/%
治疗组	56	2	5	1	0	0	0	3	19.6^a
对照组	55	7	11	4	3	5	0	4	61.8

注：与对照组比较，$^a P < 0.01$。

3　讨论

骨转移癌痛以局部疼痛与压痛为首发症状，是骨转移癌最早出现、最常见、最畏惧的症状之一，常伴有功能障碍、病理性骨折等，严重影响患者的睡眠质量、情绪状态、工作生活等[8]，缓解疼痛及提高生活质量是其主要治疗目的。笔者基于西药毒副作用大、易成瘾等特点，在使用西药止痛的基础上应用中药内服外敷治疗，收效颇佳。

中医学认为，骨转移性癌痛是因瘤毒邪气阻滞机体某部位经络气血而发生疼痛，属中医学"骨瘤""骨疽""骨痹"等范畴。《外科证治全书》载："又有贴骨瘤，贴骨而生，极疼痛。"癌症骨转移性疼痛产生的主要病机为"不通则痛""不荣则痛"。机体受邪气侵袭，留于体内与正气交争，气机紊乱，血液阻滞，脉络不通，不通则痛；瘤毒稽留日久，积血生瘀，阻滞经脉，致损伤正气，气血亏损，不荣则痛。正气亏损是癌痛发生的根本原因，癌毒痰瘀是其致病条件。本病为正虚标实、虚实夹杂之候，故治疗以益气养血、活血祛瘀、通络止痛、解毒抑癌为主要治法，所以笔者自拟癌痛正骨方内服与抑癌制痛膏外敷治疗。癌痛正骨方中重用生黄芪补益元气，意在旺气以行血；当归养血活血、通络止痛，二者共为君药，气血兼治。臣以熟地黄、白术助君药补养气血。佐以补骨脂、骨碎补补肾强骨；赤芍、川芎、延胡索、香附、二七活血化瘀、行气止痛；半枝莲清热解毒、活血化瘀、消肿止痛；桑螵蛸制酸止痛；全蝎攻毒散结、通络止痛。甘草缓急止痛、调和诸药，为佐使之用。全方合用，气足血旺，瘀化毒祛、脉荣络通，使癌痛得解。抑癌制痛膏方中莪术、三棱、醋制延胡索、乳香、没药等行气活血、化瘀通络；山慈菇、蟾酥、威灵仙、冰片等解毒消肿、散结止痛。诸药配伍，可达解毒扶正、消肿防癌的目的。

现代研究[9-15]证实，当归、黄芪、白术等补益药物具有提高免疫、抗癌转移的作用。延胡索、三七能明显干预小鼠骨矿物质含量和骨密度值，能直接作用于神经系统，拮抗伤害感受器，从而起到止痛作用。半枝莲具有消肿、抗癌、解毒的功效，并能对抗呼吸抑制。桑螵蛸能修复骨损伤、抗肿瘤、保护胃黏膜、减轻药物对胃黏膜的刺激。全蝎等虫类药对机体的补益调整有特殊功效，有抗炎止痛的作用。补骨脂、骨碎补能改善骨组织的微环境。蟾酥具有局麻镇痛抑制肿瘤血管及内皮细胞增生、促肿瘤细胞凋亡、提高机体免疫力等作用。

奥施康定具有强大的镇痛作用，可有效缓解中重度疼痛，但是存在较大的毒副作用，如呼吸抑制、消化道反应、心血管疾病等[16-17]。中药口服缓解癌性疼痛有较好疗效，而且能减少奥施康定用量。中药药膏外贴，药物作用于局部，直接经皮肤吸收，直达病所，止痛作用迅速有效，且能避免药物内服带来的不良反应[18]。

本研究结果证实，在运用奥施康定的同时联合中药口服外敷，可以改善临床症状与体征，减少 NRS 评分与疼痛影响评分，有效缓解疼痛，并能减少奥施康定的用量、抑制其不良反应，从而可提高患者生活质量，达到控制病情进展、延长患者生存期。该方法治疗气虚血瘀型骨转移癌痛有较好的疗效，但其具体作用机制有待进一步研究。

参考文献

[1] WACNIK P W，EIKMEIER L J，RUGGLES T R，et al. Functional interactions between tumor and peripheral nerve：morphology，algogen identification，and behavioral characterization of a new murine m odel of cancer pain [J]. J Neurosci，2001，21（23）：9355 - 9366.

[2] 丰哲，练克俭，林宗汗，等. 参苓白术散加味治疗肺癌骨转移的临床研究 [J]. 中医药导报，2013，19（10）：1 - 6.

[3] 蒋国梁，杜祥. 肿瘤学 [M]. 上海：复旦大学出版社，2005：101 - 108.

[4] 郑筱萸. 中药新药临床研究指导原则 [M]. 北京：中国医药科技出版社，2002：379 - 380，384 - 385.

[5] 蒋云峰. 穴位埋线疗法治疗骨转移性癌痛的临床研究 [D]. 广州：广州中医药大学，2014.

[6] 孙燕. 临床肿瘤内科手册 [M]. 北京：人民卫生出版社，2002：183 - 185.

[7] Michael H Levy，Anthony Back，Costantino Benedetti，et al. NCCN Clinical Practice Guidelines in Oncology v. 2 [J]. Journal of the National Comprehensive CancerNetwork：JNCCN，2009，7（4）：436 - 473.

［8］周行，曾超，谢华，等. 奥施康定治疗中重度癌性疼痛 60 例的临床观察［J］. 肿瘤预防与治疗，2013，26（2）：75 - 78.

［9］邓博，贾立群. 化瘀止痛方对骨转移癌骨质破坏影响的研究［J］. 中国实验方剂学杂志，2010，16（9）：145.

［10］高音，冯利. 山慈菇外敷治疗骨转移癌疼痛的临床观察［J］. 世界中西医结合杂志，2011，6（7）：574.

［11］陈玉春，高依卿. 当归补血汤作用机理的探讨［J］. 中国中药杂志，1994，19（1）：43 - 45.

［12］朱良春. 益肾壮督治其本，虫蚁搜剔治其标［J］. 江苏中医药，2008，40（1）：2 - 3.

［13］程旭峰，张新峰，刘绮，等. 白术附子汤加味治疗乳腺癌骨转移临床研究［J］. 中医学报，2012，27（3）：270 - 272.

［14］DENG B，JIA L H，TAN H Y，et al. Effects of sangu decoction on osteoclast activity in a rat model of breast cancer bone metastasis［J］. Evidence-Based Complementary and Alternative Medicine，2012（381904）：1 - 8.

［15］LIU Y P，QU X J，WANG P P，et al. WTl downregulation during K562 cell differentiation and apoptosis induced by bufalin［J］. Chinese Hematol，2002，23（7）：356 - 359.

［16］GALLEGO A O，BARON M G，Arranz E E. Oxycodone：a pharmacological and clinical review［J］. Clin Trann sloncol，2007，9（5）：298 - 307.

［17］GREINER W，LEHMANN K，EARNSHAW S，et al. Economic evaluation of Durogesic in moderate to severe，nonmalignant，chronic pain in Germany［J］. Eur J Econ，2006，7（4）：290 - 296.

［18］战祥毅，王文萍，王艳，等. 中药止痛巴布贴镇痛效果实验［J］. 辽宁中医药大学学报，2011，13（7）：45 - 46.

中药分期论治下肢骨折术后并发症 52 例疗效观察

苏新平

（湖南省中医药研究院附属医院，湖南　长沙 410006）

[摘要] 目的：观察中药分期论治下肢骨折术后并发症的临床疗效。方法：将 104 例下肢骨折术后并发症患者随机分为两组各 52 例，对照组采用西医常规疗法治疗，治疗组在对照组治疗的基础上配合中药分期论治。结果：治疗组和对照组总有效率分别为 92.31%、76.92%，两组比较，差异有统计学意义（$P<0.05$）；治疗组 DVT、骨折延迟愈合、骨不连、切口感染、其他部分感染、周围神经麻痹发生率与对照组比较，差异均无统计学意义（$P>0.05$）；两组腹胀便秘及并发症总发生率比较，差异均有统计学意义（$P<0.01$）；平均住院天数治疗组短于对照组，组间比较，差异有统计学意义（$P<0.01$）。结论：中药分期论治下肢骨折术后并发症疗效较好。

[关键词] 下肢骨折；中西医结合疗法；中药分期论治

[中图分类号] R274.915$^+$.5　　　　　[文献标识码] A

DOI：10.16808/j.cnki.issn1003-7705.2016.04.039

骨折指的是骨结构的连续性或部分断裂，可发生于四肢、胸、腰、髋部等各个部分，下肢为易发部位，常因直接、间接暴力及劳损所致。手术是其治愈的主要方式，但是术后并发症的治疗与防范是临床的重点[1]。中医药对骨折术后并发症的治疗具有独特优势，疗效肯定，且毒副作用少。笔者在西医常规治疗的基础上采用中药分期论治骨折术后并发症 52 例，取得较好疗效，并与单用西医常规治疗的 52 例作对照观察，现报告如下。

1　临床资料

1.1　一般资料　104 例均为 2014 年 11 月至 2015 年 11 月我院骨伤科骨折术后患者，手术成功，但术后存在不同程度的并发症，如 DVT、骨折愈合、感染、腹胀便秘、尿潴留等。其中股骨颈骨折 40 例，采用人工股骨头置换术；股骨平台骨折 48 例，采用切开复位钢板螺钉内固定术；胫腓骨骨折 16 例，采用髓内钉内固定术；踝部骨折 5 例，采用切开复位内固定式。并按随机数字表法随机分为两组，每组各 52 例。治疗组中，男 28 例，女 24 例；年龄 23~64 岁，平均（42.7±11.5）岁；股骨颈骨折 19 例，股骨平台骨折 23 例，胫腓骨骨折 7 例，踝部骨折 3 例。对照组中，男 23 例，女 29 例；年龄 29~61 岁，平均（45.4±12.1）岁；股骨颈骨折 21 例，股骨平台骨折 21 例，胫腓骨骨折 8 例，踝部骨折 2 例。两

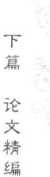

组性别、年龄、骨折类型等资料比较，差异均无统计学意义（$P>0.05$），具有可比性。

1.2 排除标准 （1）合并心肺、肝肾、神经血管等其他系统严重疾病，如糖尿病、高血压病等患者；（2）依从性差及精神疾患者；（3）妊娠及哺乳期妇女。

2 治疗方法

2.1 对照组 采用西医常规疗法。术后针对患者的不同症状采用对症支持疗法。如采用抗生素静脉滴注预防感染 3 d，根据患者的具体病情选择不同的抗生素；采用低分子肝素皮下注射预防 DVT，根据患者体质量选择不同的用量与使用时间，具体用量参照文献［2］。

2.2 治疗组 在对照组治疗的基础上加用中药分期治疗。（1）早期（2 周内）：以活血祛瘀为主，兼行气消肿、止痛止血，采用桃红四物汤加减治疗。处方：桃仁 10 g，红花 10 g，当归 12 g，生地黄 15 g，川芎 12 g，白芍 15 g，酒大黄 19 g，延胡索 15，三七 3 g（打粉冲服），柴胡 15 g，泽兰 15 g，侧柏叶 15 g，甘草 6 g。实热明显者，白芍改赤芍，加金银花、菊花、栀子、蒲公英等清热凉血解毒；虚热明显者，加地骨皮、秦艽、鳖甲等清利虚热；气血亏虚明显者，改四物汤加减治疗，加少量活血祛瘀药，加黄芪、党参、茯苓、白术等补气健脾之品；出血明显者，酌情加止血药，如地榆、白及、小蓟等。（2）中后期（2～4 周）：以补益肝肾、续筋接骨为主，兼活血化瘀、行气止痛，自拟补正益骨汤治疗。处方：黄芪 20 g，党参 15 g，茯苓 15 g，当归 15 g，川芎 12 g，白芍 15 g，熟地黄 15 g，延胡索 12 g，三七 3 g（打粉冲服），牛膝 20 g，续断 15 g，苏木 15 g，骨碎补 15 g，杜仲 20 g，五加皮 15 g，甘草 6 g。以上中药均由我院中药方统一煎煮打包，每次 1 包，每天 2 次。共治疗 5 周。并配合三黄膏外敷治疗。三黄膏由黄连、黄柏、黄芩等组成，将粘有药膏的纱布贴于患处，1～2 d 换药 1 次，使用 1～2 周。

两组均以 4 周为 1 个疗程，疗程结束后统计疗效。

3 疗效观察

3.1 观察指标 观察两组术后 DVT、骨折延迟愈合、骨不连、切口感染、其他部分感染、周围神经麻痹、腹胀便秘发生率。观察两组术后软组织功能、肌肉硬化及骨折部位的疼痛、肿胀、麻木等情况。

3.2 疗效标准 参照《实用骨科学》[3]中的有关标准拟定。治愈：症状体征消失，软组织功能和关节功能恢复正常；有效：症状体征缓解，软组织功能和关节功能基本恢复；无效：未达以上标准。

3.3 统计学方法 采用 SPSS 16.0 统计软件进行数据处理，计量资料以均数±标准差（$\bar{x}\pm s$）表示，采用 t 检验；计数资料以率表示，采用

χ^2 检验。$P<0.05$ 表示差异有统计学意义。

3.4 治疗结果

3.4.1 两组综合疗效比较 治疗组和对照组总有效率分别为 92.31%、76.92%，两组比较，差异有统计学意义。（见表1）

表1 两组综合疗效比较（n）

组别	n	治愈	有效	无效	总有效率/%
治疗组	52	18	30	4	92.31[a]
对照组	52	13	27	12	76.92

注：与对照组比较，[a]$P<0.05$。

3.4.2 两组并发症发生情况比较 治疗组 DVT、骨折延迟愈合、骨不连、切口感染、其他部分感染、周围神经麻痹发生率与对照组比较，差异均无统计学意义（$P>0.05$）；但腹胀便秘及并发症总发生率比较，差异均有统计学意义。（见表2）

表2 两组并发症发生情况比较[n（%）]

组别	n	DVT	骨折延迟愈合	骨不连	切口感染	其他部分感染	周围神经麻痹	腹胀便秘	总发生
治疗组	52	2(3.85)	2(3.85)	3(5.77)	1(1.92)	3(5.77)	1(1.92)	2(3.85)[a]	6(11.54)[a]
对照组	52	5(9.62)	7(13.46)	8(15.38)	4(7.69)	6(11.54)	3(5.77)	9(17.31)	14(26.92)

注：与对照组比较，[a]$P<0.01$。

3.4.3 两组住院天数比较 平均住院天数治疗组为（11.88±4.22）d，对照组为（19.54±4.90）d，组间比较，差异有统计学意义（$P<0.01$）。

4 讨论

骨折术后常见的并发症主要有骨折延迟愈合或不愈合、骨不连、下肢深静脉血栓形成（DVT）、切口感染及周围神经麻痹、胃肠功能紊乱及其他部位感染等。DVT 是下肢骨折最常见的并发症之一，主要是由于骨折手术后，由于患者长期卧床不动，致使血液黏滞度增加，长期的高凝状态极易产生血栓，一旦血栓脱落，易造成脑血栓、肺血栓。还可造成腹胀便秘等胃肠功能紊乱与感染等。若手术或术后处理不当，可导致骨损伤的愈合时间延迟，或无骨痂形成，或骨痂形成缓慢，甚或骨折端出现骨吸收[4]。因此，及早对骨折术后患者进行有效干预，是防治并发症的关键。

中医学认为，气血阻滞，不通则痛，气血不荣，不荣则痛，故笔者根据骨折不同阶段的病理特点采用中药分期论治。骨折术后早期多存在气滞血阻，加之卧床不动，经脉不畅，瘀血为患，闭阻严重，易产生肿胀、疼

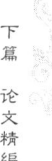

115

痛、麻木、腹胀、便秘等症状，长此以往，血液呈高凝状态，致使血栓产生。故早期以活血祛瘀为主，兼以行气消肿、止痛止血，采用桃红四物汤加减治疗。中后期气血运行虽得以恢复，但仍有气滞血瘀，此时骨折端初步愈合，气血亏虚，筋骨软弱，极易造成骨折延迟愈合、骨不连、DVT等并发症，加之气血损伤，耗伤正气，机体免疫功能低下，感染易发。故治疗上重在补益肝肾、续筋接骨，兼以活血化瘀、行气止痛，自拟补正益骨汤治疗。桃红四物汤中桃仁、红花、白芍、川芎、柴胡、延胡索等行气活血、祛瘀止痛；当归、三七活血补血；酒大黄、侧柏叶、生地黄祛瘀通经、凉血止血；甘草调和诸药。补正益骨汤中黄芪、党参、茯苓健脾补气；熟地黄、当归益精养血；牛膝、续断、骨碎补、杜仲、五加皮等补肝肾、强筋骨；牛膝、当归、川芎、苏木、白芍、延胡索、三七等活血行气、祛瘀止痛；甘草调和诸药。早期气行血活、瘀化新生，后期肝肾益、筋骨强，如此配合，扶正祛邪，标本兼治，可有利于骨折的愈合，防止并发症产生；辅以三黄膏清热解毒、活血消肿、行气止痛、托毒排脓，疗效更显。

本观察结果表明，在西医常规疗法的基础上应用中药分期论治骨折术后并发症，总有效率、并发症发生率、住院天数均优于单纯西医常规疗法。说明中西医结合治疗可缓解临床症状，有效防治DVT，促进骨折愈合，增强抵抗力，抑制炎症反应，还能防止长期卧床导致的胃肠功能紊乱、肠源性感染。不仅能防止术后并发症的发生，还能缩短住院时间，减轻患者精神负担与经济负担，值得临床推广应用。

参考文献

[1] 侯启柱，汤芳生，黄劲松. 下肢骨科术后深静脉血栓形成及肺栓塞的防治 [J]. 海南医学，2010，21（11）：65-66.

[2] 田勇，陈富. 股骨颈骨折后伴下肢深静脉血栓形成的治疗探讨 [J]. 检验医学与临床，2011，8（1）：24-26.

[3] 胥少汀，葛宝丰，徐印坎. 实用骨科学 [M]. 4版. 北京：人民军医出版社，2012.

[4] 岑泽波. 中医伤科学 [M]. 上海：上海科学技术出版社，2010：78.

（《湖南中医杂志》，2016年第32卷第4期）

止痛健骨方治疗骨转移癌疼痛

罗海恩，汤英，李小东，苏新平

（湖南省中医药研究院附属医院，湖南　长沙 410006）

[摘要] 目的：观察止痛健骨方治疗骨转移癌疼痛的临床优势。方法：随机将 70 例骨转移癌痛患者分为对照组和治疗组，每组各 35 例。两组均给予盐酸羟考酮缓释片治疗 20 d，治疗组在第 7～20 天给予止痛健骨方汤剂口服。治疗后比较两组患者数字疼痛分级评分（numerical rating scale，NRS）、卡氏评分（Karnofsky performance status，KPS）、盐酸羟考酮缓释片日均剂量及不良反应发生情况。结果：治疗后，两组患者 KPS 均增加（$P<0.05$），治疗组治疗后高于对照组治疗后（$P<0.05$）。治疗后，治疗组盐酸羟考酮缓释片日均剂量较对照组明显下降（$P<0.05$）。治疗组不良反应发生率明显低于对照组（$P<0.05$）。结论：止痛健骨方能在对骨转移癌疼痛患者起到止痛作用的同时减少盐酸羟考酮缓释片的使用剂量，并减少不良反应。

[关键词] 止痛健骨方；骨转移癌；癌症疼痛；盐酸羟考酮缓释片；数字疼痛分级评分；卡氏评分

[中图分类号] R273.381　　　[文献标识码] A　　　[文章编号] 1674 - 8999 (2020) 02 - 0384 - 04

DOI：10.16368/j. issn. 1674 - 8999. 2020. 02. 087

Zhitong Jiangu Prescription in Treating Bone Metastatic Cancer Pain

LUO Hai'en，TANG Ying，LI Xiaodong，SU Xinping

（The Affiliated Hospital to Hunan Academy of Chinese Medicine，Changsha Hunan，410006，China）

[Abstract] Objective To observe the clinical advantages of Zhitong Jiangu Prescription in treatment of pain in bone metastases. Methods 70 patients with bone metastatic cancer pain were randomly divided into control group and treatment group，with 35 cases in each group. Both groups were treated with oxycodone hydrochloride sustained-release tablets for 20 days，and the treatment group was given Zhitong Jiangu Prescription orally on the 7 — 20th day. After treatment，the numerical pain scale （NRS），Karnofsky performance status （KPS），oxycodone hydrochloride sustained-release tablets，and the incidence of adverse reactions were compared between the two groups. Results After treatment，KPS in both groups increased （$P<0.05$），and the treatment group was higher than that in the control group ($P<0.05$). After treatment，the average daily dose of oxycodone hydrochloride sustained-release tablets in the treatment group was significantly lower than that in the control group ($P<0.05$). The incidence of adverse reactions in the treatment group was significantly lower than that in the control group ($P<0.05$). **Conclusion** Zhitong Jiangu Prescription can reduce the dosage of oxycodone hydrochloride sustained-release tablets and reduce adverse reactions while playing an analgesic role in patients with bone metastatic cancer.

[**Keywords**] Zhitong Jiangu Prescription；bone metastatic cancer；cancer pain；oxycodone hydrochloride sustained-release tablets；digital pain grading score；Karst score

骨转移癌是恶性肿瘤晚期常出现的情况，可由所有恶性肿瘤转移而致，特别是前列腺癌、乳腺癌等[1-3]。疼痛是骨转移癌最常见的临床表现，也是使晚期恶性肿瘤患者生活质量严重下降的最主要因素[4]。骨转移癌疼痛的治疗方法包括药物治疗、微创介入治疗、放疗、射频消融等，其中最为简便且疗效确切的是口服药物[5]。临床上常用口服药物为阿片类镇痛药物，如盐酸羟考酮缓释片、盐酸吗啡缓释片等，虽然止痛效果确切，但具有不良反应较明显、易产生耐药性和依赖性、成瘾性高等弊端，并且随着爆发痛的出现，阿片类药物剂量常高于维持剂量，可导致明显的不良反应，虽减轻了疼痛，但患者生活质量不一定得到改善[6-7]。中医药的辨证施治对减轻药物不良反应及改善患者生活质量具有明显优势。笔者在常规给予骨转移疼痛患者盐酸羟考酮缓释片的基础上给予止痛健骨方，临床疗效显著，现报道如下。

1 资料与方法

1.1 一般资料　选取 2017 年 4 月至 2019 年 1 月在湖南省中医药研究院附属医院骨肿瘤科和肿瘤科住院患者共 70 例，采用随机数字表法随机分为对照组和治疗组，各 35 例。对照组因疼痛控制不佳更改治疗方案脱落 2 例，因失访脱落 1 例；治疗组因疼痛控制不佳更改治疗方案脱落 1 例。最后完成观察的共 66 例，其中对照组 32 例，治疗组 34 例。对照组男 14 例，女 18 例；年龄 38～79 岁；原发肿瘤：肺癌 23 例，乳腺癌 5 例，食管癌 1 例，前列腺癌 2 例，结肠癌 1 例；疼痛程度：中度 21 例，重度 11 例。治疗组男 13 例，女 21 例；年龄 42～80 岁；原发肿瘤：肺癌 26 例，乳腺癌 4 例，胃癌 2 例，前列腺癌 1 例，甲状腺癌 1 例；疼痛程度：中度 24 例，重度 10 例。两组患者一般资料比较，差异无统计学意义（$P>0.05$），具有可比性。

1.2 诊断标准

1.2.1 西医诊断标准 参照《现代肿瘤学》的恶性肿瘤诊断标准，同时经骨扫描、MRI、PET/CT 等辅助检查证实为骨转移癌[5]。

1.2.2 中医证候诊断标准 参照《中药新药临床研究指导原则》中恶性骨肿瘤证候诊断标准[8]，痰瘀互结证：肿瘤所处部位持续疼痛，入夜则痛甚，肿块坚硬固定，推之不移，局部肤色暗紫或血管曲张，舌质有瘀斑或紫暗，脉涩或弦细；邪盛正虚证：局部疼痛，肿块坚硬固定，推之不移，形体瘦弱，面色苍白，唇甲淡白，神疲倦怠，舌质偏红或胖，苔薄或腻，脉虚细或沉迟。

1.3 病例纳入标准 ①符合上述诊断标准者；②年龄＞18 岁，男女不限；③预计生存期＞3 个月；④近 1 个月内未进行放化疗，或拒绝放化疗患者；⑤神志清楚，能够感知疼痛并回答问题者；⑥数字疼痛分级评分（numerical rating scale，NRS）为中度、重度疼痛者；⑦自愿参加且签署知情同意书者[8]。

1.4 病例排除标准 ①对本研究相关药物成分过敏者；②肝、肾、心脑血管功能异常患者，或患有精神病，无法判断疼痛程度患者；③疼痛为非癌性疼痛；④卡氏评分（Karnofsky performance status，KPS）≤30 分；⑤有药物滥用及成瘾史患者[8]。

1.5 脱落与剔除标准 ①不按计划治疗，或因不良反应严重更改治疗方案者；②肿瘤进展较快危及生命者；③随访中断者[8]。

1.6 治疗方法 对照组和治疗组患者进行口服阿片类药物初始剂量滴定，转化为盐酸羟考酮缓释片（BARD PHARMACEUTICALS LIMITED，国药准字 J20140125，每片 10 mg）的口服剂量作为治疗初始剂量，每天 2 次，口服 20 d；治疗组在第 7～20 天加服止痛健骨方，方药组成：当归 12 g，白芥子（炒）12 g，丹参 10.5 g，猪牙皂 1.5 g，鹿角霜 7.5 g，鳖甲 7.5 g，黄芪 9 g，乳香（醋制）7.5 g，没药（醋制）7.5 g，独活 3 g，陆英 9 g，千年健 9 g。由本院代煎，每日 1 剂，早晚各服 1 次，连服 2 周。两组在治疗过程中根据患者疼痛控制情况调整盐酸羟考酮缓释片剂量，治疗结束后判定疗效。

1.7 观察指标

1.7.1 疼痛评分及疗效判定 治疗前后，采用 NRS[9]，评估疼痛程度：0 分为无痛；1～3 分为轻度疼痛，睡眠不受影响；4～6 分为中度疼痛；7～9 分为重度疼痛（不能入睡或痛醒）；10 分为剧痛。

1.7.2 体力状况评分及疗效判定 治疗前后，采用 KPS 判定体力状况，分值越高代表生活质量越好。

1.7.3 盐酸羟考酮缓释片日均剂量及减少率 从治疗后第 18 天开

始，记录最后 3 天盐酸羟考酮缓释片的用量，计算日均剂量为治疗后剂量，对比治疗后剂量与治疗初始剂量。并对比减少率：治疗后剂量比治疗初始剂量增加≥50％为"增加"；治疗后剂量比治疗初始剂量减少≥50％为"减少"；治疗后剂量比治疗初始剂量增加或减少<50％为"稳定"。

1.7.4　不良反应情况　记录患者治疗过程中发生的不良反应，包括便秘、恶心、呕吐、头晕等不良反应的发生情况。

1.8　疗效判定标准

1.8.1　疼痛疗效判定标准　使用 WHO 疼痛疗效标准结合 NRS 双重判定[10]，完全缓解：毫无疼痛，NRS 为 0 分；部分缓解：疼痛较前明显减轻，睡眠未受影响，NRS 减少 50％～75％；轻度缓解：疼痛较前减轻，但仍明显疼痛，NRS 减少<50％；无效：疼痛无减轻，NRS 无下降。

$$有效率＝（完全缓解＋部分缓解＋轻度缓解）/n×100％$$
$$显效率＝（完全缓解＋部分缓解）/n×100％$$

1.8.2　体力状况疗效判定标准　参照《黄家驷外科学》评定标准[11]。显效：KPS 增加≥20 分；有效：10 分≤KPS 增加<20 分；稳定：1≤KPS 增加<10 分；无效：KPS 无增加或减少。

$$有效率＝（显效＋有效）/n×100％$$

1.9　统计学方法　采用 SPSS 24.0 统计学软件进行统计分析，计量资料采用均数±标准差（$\bar{x}±s$）表示，若数据符合正态性，组间比较采用 t 检验，若不符合正态性则采用非参数检验；组内对比，若差值满足正态性则使用配对 t 检验；否则采用 Wilcoxon 符号秩和检验；计数资料采用 χ^2 检验，等级资料采用秩和检验。$P<0.05$ 为差异有统计学意义。

2　结果

2.1　两组患者治疗前后疼痛评分及疼痛疗效比较　具体数据见表 1、表 2。

表 1　两组患者治疗前后疼痛评分比较（$\bar{x}±s$，分）

组别	n	治疗前	治疗后	Z 值	P 值
对照组	32	6.16±1.51	3.00±1.80	−4.743	0.000
治疗组	34	5.76±1.63	2.62±1.71	−4.996	0.000
U 值		457.500	477.500		
P 值		0.258	0.381		

表 2　两组患者疼痛疗效比较（例）

组别	n	完全缓解	部分缓解	轻度缓解	无效	显效率/%	有效率/%
对照组	32	4	22	3	3	81.25	90.63
治疗组	34	6	22	4	2	82.35	94.12

2.2　两组患者治疗前后 KPS 及生活质量疗效比较　具体数据见表 3、表 4。

表 3　两组患者治疗前后 KPS 比较（$\bar{x} \pm s$，分）

组别	n	治疗前	治疗后	Z 值	P 值
对照组	32	53.53 ± 9.74	$67.22 \pm 9.79^{*}$	-4.726	0.000
治疗组	34	55.24 ± 10.32	71.91 ± 7.57	-5.019	0.000
t/U 值		-0.689	322.500		
P 值		0.493	0.004		

表 4　两组患者生活质量疗效比较（例）

组别	n	显效	有效	稳定	无效	有效率/%
对照组	32	8	13	7	4	65.63
治疗组	34	12	18	3	1	88.24^{*}

注：与对照组比较，$^{*}P < 0.05$。

2.3　两组患者盐酸羟考酮缓释片日均剂量、剂量减少率比较　具体数据见表 5、表 6。

2.4　两组患者不良反应发生情况比较　对照组 15 例出现不良反应，治疗组 4 例出现不良反应，治疗组不良反应发生率明显低于对照组（$\chi^2 = 9.913$，$P = 0.002 < 0.05$）。说明止痛健骨方能明显减少使用盐酸羟考酮缓释片的不良反应。

表 5　两组患者治疗前后盐酸羟考酮缓释片日均剂量比较（$\bar{x} \pm s$，mg）

组别	n	初始剂量	治疗后剂量	t/Z 值	P 值
对照组	32	46.88 ± 15.75	49.06 ± 17.66	-0.596	0.555
治疗组	34	47.06 ± 16.97	30.59 ± 13.91	-4.174	0.000
U 值		543.000	187.500		
P 值		0.989	0.000		

表 6　两组患者治疗后盐酸羟考酮缓释片日均剂量减少率比较

组别	n	增加	稳定	减少	减少率/%
对照组	32	5	23	4	12.50
治疗组	34	2	7	25	73.53*

注：与对照组比较，* $P < 0.05$。

3　讨论

骨转移癌根据临床表现属于中医"骨瘤""骨疽""骨蚀"等疾病范畴。各医家对其病因病机、证治分型有不同看法，但总体来说，莫不是虚实夹杂，以邪实兼正虚为要[12-14]。《中药新药临床研究指导原则》将其分为 3 个主要证型[8]：热毒蕴结证、痰瘀交阻证、邪盛正虚证，肾主骨、肝主筋，在临床中以肝肾亏虚、痰瘀交阻较为常见，并且大多以实证为多，疼痛较甚。止痛健骨方本是我院用于治疗膝骨关节炎及膝关节滑膜炎的常用方，笔者偶然用于治疗骨转移癌患者，发现其效果较好，故进行此临床观察研究。

止痛健骨方以当归、白芥子为君药，以当归补血活血，白芥子豁痰通络、散肿消痛。丹参、猪牙皂、鹿角霜为臣药，丹参不仅活血化瘀止痛，又入心经而清心除烦；猪牙皂祛痰散结消肿，合白芥以祛痰；鹿角霜入肝、肾经而扶正补虚。乳香、没药、黄芪、鳖甲、独活、千年健、陆英共为佐药，其中乳香、没药合而增强行气止痛之功；黄芪升扶正气；鳖甲滋阴且破坚；独活、千年健、陆英通络除湿消肿。全方有化痰通络、祛瘀止痛、强筋健骨之功。课题组前期研究发现，止痛健骨方可明显改善以痰瘀互阻为病机的疼痛，且使用安全[15]，并对软骨有保护作用，减少体内炎症因子的表达[16-21]。

本研究表明，止痛健骨方联合盐酸羟考酮缓释片能增加 KPS，改善患者的生活质量，且能明显减少盐酸羟考酮缓释片的用量，减少不良反应的发生。

综上，止痛健骨方能在对骨转移癌疼痛患者起到止痛作用的同时减少盐酸羟考酮缓释片的剂量，从而减少不良反应的发生，明显改善其生活质量，但其具体机制不明，有待进一步研究。

参考文献

[1] 沈丹华，郭卫，杨毅，等. 骨转移癌临床及病理学研究 [J]. 中华病理学杂志，2006，35（6）：324-327.

[2] KOOB S, KEHRER M, STRAUSS A, et al. Bone Metastases-Patho-physiology, Diagnostic Testing and Therapy（Part1）[J]. Z Orthop Unfallchir，2017，155

(6): 716 - 726.

[3] PAROOEI F, ZAMANPOUR S, SALARZAEI M. BONE METASTA-SIS OF BREAST CANCER-A REVIEW [J]. Indo Am J Pharm Sci, 2017, 4 (9): 3297 - 3299.

[4] ZHU X C, ZHANG J L, GE C T, et al. Advances in cancer pain from bone metastasis [J]. Drug Des Dev Ther, 2015, 9: 4239 - 4245.

[5] 汤钊猷. 现代肿瘤学 [M]. 上海: 上海医科大学出版社, 1993.

[6] 李小梅, 李博, 刘端祺, 等. 癌痛的阿片类药物治疗: EAPC 基于循证医学证据的推荐 [J]. 中国肿瘤临床, 2012, 39 (21): 1578 - 1587.

[7] 李斌本, 王景阳. 阿片类药物在慢性疼痛治疗中的副作用 [J]. 疼痛, 2004, 24 (1): 86 - 89.

[8] 中华人民共和国卫生部. 中药新药临床研究指导原则 [M]. 北京: 中国医药科技出版社, 1997: 122.

[9] 中华人民共和国卫生部. 癌症疼痛诊疗规范 (2011 年版) [J]. 临床肿瘤学杂志, 2012, 17 (2): 153 - 158.

[10] 贾立群, 娄彦妮. 癌性疼痛中医外治诊疗规范专家共识意见 [J]. 北京中医药, 2014, 33 (4): 305 - 307.

[11] 吴阶平, 裘法祖. 黄家驷外科学 [M]. 4 版. 北京: 人民卫生出版社, 1986: 141.

[12] 关新军, 王娅玲. 骨转移癌的病因病机探讨 [J]. 中国中医基础医学杂志, 2009, 15 (3): 176.

[13] 黄满玉, 李东升, 张志勇, 等. 骨转移瘤中医诊疗的体会 [J]. 辽宁中医杂志, 2012, 39 (2): 290 - 293.

[14] 刘心悦, 李学. 骨转移癌疼痛的中医治疗进展 [J]. 中日友好医院学报, 2018, 32 (1): 48 - 51.

[15] 李小东, 苏新平, 谭旭仪, 等. 止痛健骨方治疗痰瘀互结型膝关节滑膜炎临床观察 [J]. 湖南中医药大学学报, 2018, 38 (8): 908 - 912.

[16] 张堃, 朱克俭, 谭旭仪, 等. MR T2 mapping 成像评估止痛健骨方治疗膝骨性关节炎关节软骨损伤疗效的实验研究 [J]. 中国介入影像与治疗学, 2017, 14 (11): 694 - 698.

[17] 苏新平, 朱克俭, 谭旭仪. 止痛健骨方对兔膝骨关节炎模型滑膜及软骨修复的影响 [J]. 湖南中医药大学学报, 2016, 36 (4): 11 - 14.

[18] 谭旭仪, 苏新平, 罗海恩, 等. 止痛健骨方对兔膝骨关节炎模型滑膜显微结构的影响 [J]. 时珍国医国药, 2018, 29 (8): 1793 - 1795.

[19] 苏新平, 朱克俭, 谭旭仪, 等. 止痛健骨方对兔膝骨关节炎软骨 IKKα 及 NF-κB mRNA 的影响 [J]. 中国中医骨伤科杂志, 2017, 25 (10): 1 - 5.

[20] 苏新平, 朱克俭, 谭旭仪, 等. 止痛健骨方对兔膝骨关节炎软骨 MMP - 1 的影响及与 MRI 分级的相关性分析 [J]. 时珍国医国药, 2017, 28 (4): 812 - 815.

[21] 苏新平, 朱克俭, 谭旭仪, 等. 止痛健骨方对膝骨关节炎兔软骨 TNF - α 的影响

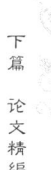

及 TNF‑α 与软骨评分的相关性分析 [J]. 中医药导报，2017，23（14）：23 - 26，30.

止痛健骨方治疗痰瘀互结型膝关节滑膜炎临床观察

李小东[1]，苏新平[2]*，谭旭仪[2]，罗海恩[2]，何灿宇[2]，黄刚[2]，张道伟[1]

（1. 湖南中医药大学，湖南　长沙 410208；2. 湖南省中医药研究院附属医院，湖南　长沙 410006）

[摘要] 目的：观察止痛健骨方治疗膝关节滑膜炎（痰瘀互结型）的临床疗效。方法：膝关节滑膜炎（痰瘀互结型）患者共 64 例，将其随机分为治疗组和对照组，每组 32 例。对照组治以膝关节穿刺术并联合塞来昔布胶囊口服，治疗组在对照组的基础上配合止痛健骨方口服，两组疗程均为 28 d。对两组治疗结束后的疗效及治疗 14 d、28 d 的观察指标进行统计分析。结果：两组总有效率差异无统计学意义（$P>$ 0.05）；治疗组的临床治愈率明显高于对照组（$P<0.05$）。治疗后 14 d、28 d，两组膝关节周径、VAS 评分、WOMAC 评分、关节液中 IL-1 及 TNF-α 的含量均较治疗前下降（$P<0.05$）；两组治疗后 14 d、28 d，关节 VAS 疼痛评分、WOMAC 评分、关节液中 IL-1 与 TNF-α 的含量比较，治疗组下降程度均大于对照组（$P<0.05$）。治疗后 14 d 两组间关节周径对比差异无统计学意义（$P>0.05$）；治疗后 28 d，治疗组平均膝关节周径短于对照组（$P<0.05$）。结论：止痛健骨方配合塞来昔布胶囊联合膝关节穿刺术治疗痰瘀互结型膝关节滑膜炎，疗效优于塞来昔布胶囊联合膝关节穿刺术；止痛健骨方治疗痰瘀互结型膝关节滑膜炎具有良好的效果及安全性。

[关键词] 膝关节滑膜炎；止痛健骨方；关节穿刺术；痰瘀互结；临床观察

[中图分类号] R274.9；R686.7　　　　[文献标识码] B

DOI：10.3969/j.issn.1674-070X.2018.08.016

Clinical Effect of Zhitong Jiangu Decoction in Treatment of Knee Synovitis with the Syndrome of Intermingled Phlegm and Blood Stasis

LI Xiaodong[1]，SU Xinping[2]*，TAN Xuyi[2]，LUO Hai'en[2]，HE Canyu[2]，HUANG Gang[2]，ZHANG Daowei[1]

（1. Hunan University of Chinese Medicine，Changsha，Hunan 410208，China；2. The Affiliated Hospital of Hunan Academy of Chinese Medicine，Changsha，Hunan 410006，China）

[Abstract] Objective To investigate the clinical effect of Zhitong Jiangu Decoction in the treatment of knee synovitis with the syndrome of intermingled phlegm and blood stasis. Methods A total of 64 patients with knee synovitis with the syndrome of intermingled

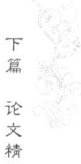

下篇　论文精编

125

phlegm and blood stasis were enrolled and randomly divided into treatment group and control group, with 32 patients in each group. The patients in the control group were given knee joint cavity paracentesis combined with celecoxib capsules, and those in the treatment group were given Zhitong Jiangu Decoction in addition to the treatment in the control group. The course of treatment was 28 days for both groups. A statistical analysis was performed for clinical outcome after treatment and observation indices on days 14 and 28 of treatment. **Results** There was no significant difference in overall response rate between the two groups ($P>0.05$), and the treatment group had a significantly higher clinical cure rate than the control group ($P<0.05$). On days 14 and 28 of treatment, both groups had significant reductions in the circumference of the knee, Visual Analogue Scale (VAS) score, Western Ontario and McMaster Universities Osteoarthritis Index (WOMAC), and levels of interleukin-1 (IL-1) and tumor necrosis factor-α (TNF-α) in the synovial fluid ($P<0.05$), and the treatment group had significantly greater reductions in VAS score, WOMAC, and levels of IL-1 and TNF-α in the synovial fluid than the control group ($P<0.05$). On day 14 of treatment, there was no significant difference in the circumference of the knee between the two groups ($P>0.05$), and on day 28 of treatment, the treatment group had a significantly shorter mean circumference of the knee than the control group ($P<0.05$). **Conclusion** Zhitong Jiangu Decoction combined with celecoxib capsules and knee joint cavity paracentesis has a better clinical effect than celecoxib capsules combined with knee joint cavity paracentesis in the treatment of knee synovitis with the syndrome of intermingled phlegm and blood stasis. Zhitong Jiangu Decoction has good efficacy and safety in the treatment of knee synovitis with the syndrome of intermingled phlegm and blood stasis.

[**Keywords**] knee joint synovitis; Zhitong Jiangu Decoction; knee joint cavity paracentesis; syndrome of intermingled phlegm and blood stasis; clinical observation

膝关节滑膜炎是临床中发病率较高的骨科疾病，是因膝关节急、慢性损伤及关节退行性改变等病变引起滑膜水肿、渗出，导致关节腔内积液的一种无菌性炎症反应[1-2]。其病理特征为关节滑膜组织增厚，滑膜毛细血管扩张、充血、渗出，滑膜的分泌与吸收功能失衡，关节腔内积液导致压力增高，微循环受阻，引起无菌性炎症反应。膝关节肿胀、疼痛及屈伸活动受限是其主要临床表现，严重者可出现关节畸形、功能丧失[3-4]。目前临床的主要治疗目标是减少滑膜渗出，降低腔内压力，镇痛，最大限度地改善功能。膝关节穿刺术抽除积液是治疗膝关节滑膜炎的常用对症治疗方法，其短期效果确切，但病情容易反复[5]。治疗本病常需用非甾体抗炎药，其中塞来昔布胶囊作为环氧化酶-2选择性抑制剂因在短期使用中具有更好的消化系统安全性而被广泛运用[6-8]，但随着该药物使用时间的延长以及剂量的增加，可能会增加发生严重心血管疾患及肝损伤的风险[9-11]。通过传统中医中药治疗本病具有明确的疗效，并可降低副反应的发生率，减少治疗费用，提高整体治疗效果[5,12]。本研究在口服塞来昔布胶囊联合膝关节穿刺抽液的基础上，配合口服止痛健骨方治疗膝关节滑膜炎（痰瘀互结型），并观察其临床疗效，现总结报道如下。

1 资料与方法

1.1 一般资料 在 2016 年 8 月至 2017 年 10 月期间，选取湖南省中医药研究院附属医院骨伤科门诊患者共 64 例，根据就诊次序，运用随机数字表法将患者随机分为两组，治疗组和对照组各 32 例，两组基线资料差异无统计学意义（$P>0.05$）。见表 1。

表 1 两组痰瘀互结型膝关节滑膜炎患者基线资料对比

组别	n	性别/例		年龄/	病程/	病位/例	
		男	女	（$\bar{x}\pm s$，岁）	（$\bar{x}\pm s$，d）	左膝	右膝
治疗组	32	10	22	26.75±3.60	8.16±4.12	11	21
对照组	32	13	19	26.63±3.88	8.09±3.96	13	19
χ^2/t		0.611		0.134	0.062	0.267	
P 值		0.434		0.894	0.951	0.606	

1.2 病例选择标准

1.2.1 西医诊断标准 参照《成人膝关节滑膜炎诊断与临床疗效评价专家共识》[13]：（1）青壮年，有外伤史或劳损史；（2）中老年，尤其体胖者；（3）膝关节肿胀；（4）膝关节胀闷不适或胀痛；（5）膝关节完全屈曲或伸直时有胀闷不适感或胀痛感明显加重；（6）触诊皮温可增高，按之波动；（7）压痛，痛点游走不定，可位于最初受损处；（8）浮髌试验（+），或核磁共振（或 B 超）检查发现关节有过多积液；（9）关节穿刺液为黄色（或淡黄色）的液体，其表面无脂肪滴；（10）股四头肌萎缩。符合（3）、（4）两项，并有其他任意两项者，可确诊为膝关节滑膜炎。

1.2.2 中医诊断标准 参考《中药新药临床研究指导原则》[14]，痰瘀互结证：关节疼痛，肿胀积液，触之或有增厚感，活动受限，或肌肉萎缩，舌紫暗或有斑点，苔薄白，脉滑或濡。

1.2.3 纳入标准 （1）符合上述西医与中医诊断标准者；（2）年龄 18 岁以上，65 岁以内；（3）近 1 个月内未进行相关治疗；（4）自愿参加本临床试验且签署知情同意书者。

1.2.4 排除标准 （1）对本研究药物中已知成分过敏或过敏体质

者；（2）同时患有造血、肝、肾、心脑血管等系统的严重原发病，或精神病患者；（3）合并感染性关节炎、血友病性关节炎、结核性关节炎患者；（4）妊娠或哺乳期妇女，近期有生育计划者；（5）不能按计划治疗，或无法判定疗效及无法随访者。

1.3 治疗方法

1.3.1 对照组 施行膝关节穿刺抽液术，并配合塞来昔布胶囊（辉瑞制药有限公司，国药准字 J20120062，0.1 g/片）内服。关节穿刺抽液方法：患者仰卧位伸直膝关节，取髌骨外上缘处与股外侧肌交界处为穿刺点，常规消毒，穿刺成功后将积液尽可能抽尽，无菌辅料覆盖后予弹力绷带加压包扎；每 7 d 穿刺 1 次，4 周为 1 个疗程，若膝关节无明显肿胀，则不予穿刺。塞来昔布服法：100 mg/次，早晚各 1 次，饭后口服。

1.3.2 治疗组 在对照组的治疗基础上，联合止痛健骨方口服，方药组成：当归 12 g，白芥子（炒）12 g，猪牙皂 1.5 g，丹参 10.5 g，鹿角霜 7.5 g，黄芪 9 g，鳖甲 7.5 g，乳香（醋制）7.5 g，没药（醋制）7.5 g，陆英 9 g，独活 3 g，千年健 9 g。该方由本院煎药房代煎。服法：1 日 1 剂，分 2 次温服：早、晚各 1 次，于餐后 30 min 服用，服用 4 周为 1 个疗程。

两组皆以 4 周为 1 个疗程，共治疗 1 个疗程。

1.4 观察指标

1.4.1 关节肿胀、疼痛及功能评价指标 膝关节肿胀程度通过分别测定治疗前、后关节周径进行评估，测量方法如下[13]：患者仰卧位并自然伸直膝关节，医者用软尺分别通过髌骨的上极缘、上下极缘中点及下极缘进行测量。测量时，要求皮尺所围平面与下肢纵轴保持垂直，取三者均值为膝关节周径。疼痛程度采用视觉模拟评分法（VAS）评估[14]，VAS 评分越高，说明疼痛程度越严重；关节功能采用 WOMAC 量表评估[15]，WOMAC 评分越高，说明关节功能越差。

1.4.2 关节液炎症因子含量测定 分别取治疗前（即第 1 次抽液）、治疗后第 14 天以及第 28 天的关节液 1～2 mL，将所得标本以 3000 r/min 的速度，离心 10 min 后取上清，于 −80 ℃ 冻存，待治疗完成后采用酶联免疫吸附测定法（ELISA）测定白细胞介素 1（interleukin - 1，IL - 1）、肿瘤坏死因子- α（tumor necrosis factor - α，TNF - α）含量。

1.5 疗效评定标准

参考《中药新药临床研究指导原则》中膝关节滑膜炎疗效标准制定[16]：（1）临床痊愈：无疼痛，肿胀及积液消失，关节具有正常的活动范围；（2）显效：疼痛、肿胀及积液大部分消失，膝关节活动度基本正常；（3）有效：积液减少，余留轻微肿痛，关节活动度在正常值的

1/2 以上；（4）无效：与治疗前相比无明显变化，仍有疼痛、积液或明显滑膜增厚，关节活动明显受限。总有效率＝有效率＋显效率＋临床痊愈率。

1.6 统计分析方法

使用 SPSS 17.0 统计软件处理分析本试验数据，计量资料用"$\bar{x}\pm s$"表示，采取 t 检验；组内对比，其差值服从正态分布则采取配对 t 检验，否则运用 Wilcoxon 秩和检验；计数资料采用 χ^2 检验；以 $P<0.05$ 为差异有统计学意义。

2 结果

参与试验患者均获得全程随访，其治疗前后不良反应、临床疗效及观察指标如下。

2.1 两组不良反应比较　治疗组未出现不良反应；对照组出现 1 例腹泻、2 例消化不良，其余未见不良反应。两组不良反应的发生率差异无统计学意义（$P>0.05$）。

2.2 两组临床疗效比较　两组治疗后总有效率之间的差异无统计学意义（$P>0.05$）；治疗组的临床痊愈率明显高于对照组（$P<0.05$）。见表 2。

表 2　两组临床疗效比较 （例）

组别	n	临床痊愈	显效	有效	无效	痊愈率/%	总有效率/%
治疗组	32	17	9	4	2	53.13#	93.75▲
对照组	32	8	10	7	7	25.00	78.13

注：与对照组比较，$\chi^2=5.317$，# $P=0.021<0.05$；$\chi^2=2.069$，▲ $P=0.15>0.05$。

2.3 两组治疗前后膝关节周径、VAS 及 WOMAC 评分比较　两组治疗前膝关节周径、VAS 及 WOMAC 评分对比，差异无统计学意义（$P>0.05$），具有可比性。两组治疗后 14、28 d，膝关节周径、VAS 及 WOMAC 评分均较治疗前显著下降（$P<0.05$）。治疗后 14 d 两组间关节周径对比差异不显著（$P>0.05$）；治疗后 28 d，治疗组平均膝关节周径短于对照组（$P<0.05$）。治疗后 14、28 d，关节 VAS 疼痛评分及 WOMAC 评分对比，治疗组低于对照组（$P<0.05$）。见表 3—5。

表 3　两组治疗前后膝关节周径比较（cm，$\bar{x}\pm s$，$n=32$）

组别	治疗前	治疗后 14 d	治疗后 28 d	t 值	P 值
治疗组	38.85±2.40	35.87±1.49★	33.62±1.12★▲	12.344	0.000
对照组	39.23±2.55	36.56±1.47★	34.73±1.32★	10.755	0.000
t 值	−0.620	−1.880	−3.604		
P 值	0.537	0.065	0.001		

注：与对照组比较，▲$P<0.05$；与治疗前比较，★$P<0.05$。

表 4　两组治疗前后 VAS 评分比较（分，$\bar{x}\pm s$，$n=32$）

组别	治疗前	治疗后 14 d	治疗后 28 d	t 值	P 值
治疗组	7.59±0.82	5.13±0.72★▲	3.15±0.98★▲	22.058	0.000
对照组	7.77±0.96	5.57±0.85★	3.81±1.12★	18.133	0.000
t 值	−0.827	−2.249	−2.484		
P 值	0.412	0.028	0.016		

注：与对照组比较，▲$P<0.05$；与治疗前比较，★$P<0.05$。

表 5　两组治疗前后 WOMAC 评分比较（分，$\bar{x}\pm s$，$n=32$）

组别	治疗前	治疗后 14 d	治疗后 28 d	Z 值	P 值
治疗组	103.63±6.39	61.63±12.26★▲	36.31±18.93★▲	−4.937	0.000
对照组	104.94±7.85	68.97±14.30★	47.34±21.61★	−4.937	0.000
t 值	−0.733	−2.205	−2.172		
P 值	0.466	0.031	0.034		

注：与对照组比较，▲$P<0.05$；与治疗前比较，★$P<0.05$。

2.4　两组治疗前后关节液炎症因子含量比较

两组治疗前关节液内 IL-1、TNF-α 含量对比，差异无统计学意义（$P>0.05$），具可比性；两组治疗后 14、28 d，患者 IL-1、TNF-α 含量均较治疗前显著下降（$P<0.05$）；其下降程度对比，治疗组优于对照组（$P<0.05$）。见表 6、表 7。

表 6　两组治疗前后关节液 IL-1 含量比较（$\bar{x}\pm s$，pg/mL）

组别	n	治疗前	治疗后 14 d	治疗后 28 d	t 值	P 值
治疗组	32	42.79±4.53	28.71±4.44★▲	17.44±6.17★▲	21.929	0.000
对照组	32	43.82±5.34	31.24±5.03★	21.19±6.41★	19.907	0.000
t 值		−0.833	−2.141	−2.380		

表6(续)

组别	n	治疗前	治疗后 14 d	治疗后 28 d	t 值	P 值
P 值		0.408	0.036	0.020		

注：与对照组比较，▲$P<0.05$；与治疗前比较，★$P<0.05$。

表7　两组治疗前后关节液 TNF-α 含量比较（$\bar{x}\pm s$，pg/mL）

组别	n	治疗前	治疗后 14 d	治疗后 28 d	Z 值	P 值
治疗组	32	16.78±1.41	11.47±1.34★▲	7.22±1.87★▲	−4.937	0.000
对照组	32	17.01±1.59	12.32±1.45★	8.57±1.90★	−4.937	0.000
t 值		−0.605	−2.432	−2.858		
P 值		0.548	0.018	0.006		

注：与对照组比较，▲$P<0.05$；与治疗前比较，★$P<0.05$。

3　讨论

膝关节滑膜炎在中医可归属于"鹤膝风""痹证""筋伤"等疾病范畴，《素问·痹论》曰"风寒湿三气杂至，合而为痹也"，认为痹证与风寒湿三种邪气密切相关。《素问·脉要精微论》曰："膝者筋之府，屈伸不能，行则偻附，筋将惫矣。"认为膝之屈伸功能障碍可从肝肾论治。《素问·刺法论》有"正气存内，邪不可干"之说，本院朱克俭研究员认为该疾患的病机要点是本虚兼有标实，多因肝肾不足、正气亏虚，加之风寒湿热内侵、跌仆劳损，以致经络闭阻，气滞血瘀，气行不畅则水湿内停，聚而成痰，痰与瘀凝结于关节。应治以活血化瘀、祛痰通络、强筋健骨。

止痛健骨方是朱克俭研究员用于治疗膝关节滑膜炎、骨性关节炎等疾病的常用方，是根据其多年的临床经验及膝关节滑膜炎的病因病机而建立，是以活络效灵丹为基础加入数味祛痰消肿、补肝肾强筋骨类药物而组成，对患者有良好的疗效。该方以当归补血活血、通络止痛，白芥子多用于痰湿流注，可止关节麻木疼痛，具有豁痰通络、散肿定痛之功，两者皆为君药；方中丹参具有活血通经、化瘀止痛之功，可增强当归活血止痛之效；猪牙皂可祛痰通窍、散结消肿，用以加强白芥子祛痰消肿之功；鹿角霜温肾助阳，入肝、肾经而补肝肾强筋骨，以兼顾其本虚；以上三味为臣药。方中黄芪补气养血、利水消肿、行滞退痹，不仅用以补虚损、强筋骨，且可消肿胀、解痹痛；鳖甲滋肝补肾、消瘀破癥，可佐助君臣药补益肝肾、强筋健骨，并通络而止痛；乳香与没药可治诸肢体关节疼痛，可进一步加强全方活血消肿止痛的效果；千年健、独活、陆英可通经活络、除湿消肿；以上七药为佐药。全方共奏化痰通络、祛瘀止痛、强筋健骨之效，针对膝关节滑膜炎中痰瘀互结所致的关节疼痛、肿胀、积液、功能受

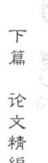

限等症具有良好疗效。导师苏新平等[17-20]研究发现，止痛健骨方能抑制兔 KOA 模型关节软骨中 TNF - α、MMP - 1、IKKα、NF - κBmRNA 的表达，降低关节软骨的 Mankin 评分，能够抑制膝关节滑膜的增生和炎症反应。

本研究结果表明：口服止痛健骨方、塞来昔布胶囊联合膝关节穿刺抽液治疗痰瘀互结型膝关节滑膜炎疗效确切，能够有效减轻关节肿胀程度、改善关节功能、缓解疼痛以及降低关节液内 IL - 1、TNF - α 的含量，疗效优于内服塞来昔布胶囊联合膝关节穿刺抽液。综上所述，止痛健骨方对治疗痰瘀互结型膝关节滑膜炎具有良好的效果及安全性，具有临床推广的价值；其治疗膝关节滑膜炎的作用机制与抑制 IL - 1 和 TNF - α 的表达有关，IL - 1 和 TNF - α 是 NF - κB 信号通路的下游产物，结合前期研究结果，可推断其治疗膝关节滑膜炎的机制可能与抑制 NF - κB 信号通路的表达有关。

参考文献

[1] MATHIESSEN A, CONAGHAN P G. Synovitis in osteoarthritis: current understanding with therapeutic implications [J]. Arthritis Research & Therapy, 2017, 19 (1): 18.

[2] KAPOOR M, MARTEL-PELLETIER J, LAJEUNESSE D, et al. Role of proinflammatory cytokines in the pathophysiology of osteoarthritis [J]. Progress in Modern Biomedicine, 2014, 7 (1): 33 - 42.

[3] 赵新杰，孙实，武爱玲. 中医药治疗膝关节滑膜炎的研究进展 [J]. 中医正骨，2015, 17 (8): 65 - 66.

[4] SCANZELLO C R, GOLDRING S R. The Role of Synovitis in Osteoarthritis pathogenesis [J]. Bone, 2012, 51 (2): 249.

[5] 匡辰，王培民. 膝关节滑膜炎治疗近况 [J]. 河南中医，2015, 35 (2): 305 - 307.

[6] LEE T, LU N, FELSON D T, et al. Use of non-steroidal anti-inflammatory drugs correlates with the risk of venous throm-boembolism in knee osteoarthritis patients: a UK population-based case-control study [J]. Rheumatology, 2016, 55 (6): 1099 - 1105.

[7] ESSEX M N, O'CONNELL M A, REGINA B, et al. Efficacy and safety of non-steroidal anti-inflammatory drugs in Asian patients with knee osteoarthritis: summary of a randomized, placebo-controlled study [J]. International Journal of Rheumatic Diseases, 2016, 19 (3): 262 - 270.

[8] BANNURU R R, SCHMID C H, KENT D M, et al. Comparative effectiveness of pharmacologic interventions for knee osteoarthritis: a systematic review and network meta-analysis [J]. Annals of Internal Medicine, 2015, 162 (1): 46 - 54.

[9] RANNOU F, PELLETIER J P, MARTEL-PELLETIER J. Efficacy and safety of

topical NSAIDs in the management of osteoarthritis: evidence from reallife setting trials and surveys [J]. Seminars in Arthritis & Rheumatism, 2016, 45 (4): S28 - S33.

[10] THAILAND I. Hepatotoxicity of nonsteroidal anti-inflammatory drugs: a systematic review of randomized controlled trials [J]. 2018, 2018 (2): 1 - 13.

[11] WONGRAKPANICH S, WONGRAKPANICH A, MELHADO K, et al. A comprehensive review of non-steroidal anti-inflammatory drug use in the elderly [J]. Aging & Disease, 2018, 9 (1): 143 - 150.

[12] CHEN B, ZHAN H, MARSZALEK J, et al. Traditional Chinese Medications for knee osteoarthritis pain: a meta-analysis of randomized controlled trials [J]. American Journal of Chinese Medicine, 2016, 44 (4): 677 - 703.

[13] 詹红生, 郑昱新. 成人膝关节滑膜炎诊断与临床疗效评价专家共识 [J]. 中国中医骨伤科杂志, 2016, 24 (1): 1 - 3.

[14] 米坤龙, 梁冰, 张永忠. 骨科疼痛诊疗分级评分法分析 [J]. 实用骨科杂志, 2013, 19 (3): 232 - 234.

[15] 张国宁, 王友. 膝关节评分标准的评估 [J]. 中华外科杂志, 2006, 44 (16): 1141 - 1143.

[16] 中华人民共和国卫生部. 中药新药临床研究指导原则 [M]. 北京: 中国医药科技出版社, 1997: 131.

[17] 苏新平, 朱克俭, 谭旭仪. 止痛健骨方对兔膝骨关节炎模型滑膜及软骨修复的影响 [J]. 湖南中医药大学学报, 2016, 36 (4): 11 - 14.

[18] 苏新平, 朱克俭, 谭旭仪, 等. 止痛健骨方对膝骨关节炎兔软骨 TNF - α 的影响及 TNF - α 与软骨评分的相关性分析 [J]. 中医药导报, 2017, 23 (14): 23 - 26, 30.

[19] 苏新平, 朱克俭, 谭旭仪, 等. 止痛健骨方对兔膝骨关节炎软骨 MMP - 1 的影响及与 MRI 分级的相关性分析 [J]. 时珍国医国药, 2017, 28 (4): 812 - 815.

[20] 苏新平, 朱克俭, 谭旭仪, 等. 止痛健骨方对兔膝骨关节炎软骨 IKKα 及 NF - κB mRNA 的影响 [J]. 中国中医骨伤科杂志, 2017, 25 (10): 1 - 5.

(《湖南中医药大学学报》, 2018 年第 38 卷第 8 期)

下篇 论文精编

加减止痛健骨方联合依降钙素治疗膝骨关节炎合并骨质疏松症的临床研究

黄刚[1]，苏新平[1]，朱克俭[1]，罗海恩[1]，谭旭仪[1]，何灿宇[1]，李小东[1]，张道伟[2]，张堃[3]

（1. 湖南省中医药研究院附属医院，湖南　长沙 410006；2. 湖南中医药大学，湖南　长沙 410208；3. 湖南中医药大学第一附属医院，湖南　长沙 410007）

［摘要］目的：研究加减止痛健骨方联合依降钙素治疗膝骨关节炎合并骨质疏松症的临床疗效。方法：选取在医院就诊的膝骨关节炎合并骨质疏松症患者 78 例，随机分成对照组和治疗组两组，对照组予以依降钙素注射治疗，治疗组采用依降钙素联合加减止痛健骨方治疗，两组疗程均 8 周，并随访至停药后 8 周。比较两组治疗效果、Lysholm 膝关节评分、VAS 评分、BMD、膝关节液 IL - 6、血清 BGP 水平。结果：用药 8 周和 16 周后，两组治疗效果、Lysholm 评分、BMD、BGP 高于治疗前（$P<0.05$），VAS 评分、IL - 6 低于治疗前（$P<0.05$）；治疗组治疗效果、Lysholm 评分、BMD、BGP 高于对照组（$P<0.05$），VAS 评分、IL - 6 低于对照组（$P<0.05$）。结论：加减止痛健骨方联合依降钙素注射液具有提高疗效，改善膝关节功能，提高骨密度，降低关节液炎性因子等良好的临床效果，且疗效药效至少能维持 8 周。

［关键词］加减止痛健骨方；膝骨关节炎；骨质疏松症；依降钙素

［中图分类号］R684.3　　　［文献标志码］A　　　［文章编号］1000 - 1719（2021）10 - 0106 - 05

Clinical Study of Modified Zhitong Jiangu Decoction（加减止痛健骨方）Combined with Calcitonin in Treatment of Knee Osteoarthritis with Osteoporosis

HUANG Gang[1]，SU Xinping[1]，ZHU Kejian[1]，LUO Hai'en[1]，TAN Xuyi[1]，HE Canyu[1]，LI Xiaodong[1]，ZHANG Daowei[2]，ZHANG Kun[3]

（1. The Affiliated Hospital of Hunan Academy of Traditional Chinese Medicine，Changsha 410006，Hunan，China；2. Hunan University of Traditional Chinese Medicine，Changsha 410208，Hunan，China；3. The First Affiliated Hospital of Hunan University of Traditional Chinese Medicine，Changsha 410007，Hunan，China）

［Abstract］Objective To study the clinical efficacy of Modified Zhitong Jiangu Decoction（加减止痛健骨方）combined with calcitonin on treating knee osteoarthritis with osteoporosis. Methods A total of 78 patients with knee osteoarthritis and osteoporosis who were treated in our hospital were randomly divided into two groups: the control group and the treatment group. The control group was treated with calcitonin. The treatment group was treated with calcitonin combined with Modified Zhitong Jiangu Decoction. Both groups were treated for 8 weeks and followed up to 8 weeks after discontinuation. The treatment effect, Lysholm knee joint score, VAS score, bone density, knee joint fluid IL - 6 and serum BGP levels were compared between the two groups. **Result** After 8 and 16 weeks of treatment, the Lysholm score, BMD and BGP were higher in the two groups than those before treatment ($P<0.05$), and the VAS score and IL - 6 were lower than those before treatment ($P<0.05$). The treatment group's Lysholm score, BMD and BGP were higher than those of the control group ($P<0.05$), and the VAS score and IL - 6 were lower than those of the control group ($P<0.05$). **Conclusion** Modified Zhitong Jiangu Decoction combined with calcitonin has good clinical effects, improving curative effect and knee function, increasing bone density, and reducing inflammatory factors of synovial fluid, and the therapeutic effect can be maintained for at least 8 weeks.

[**Keywords**] Modified Zhitong Jiangu Decoction (加减止痛健骨方); knee osteoarthritis; osteoporosis; calcitonin

膝骨关节炎（knee osteoarthritis，KOA）是以关节软骨变性、丢失和关节边缘骨赘形成为特征的慢性关节炎疾病[1]；骨质疏松症（osteoporosis，OP）以骨量减少、骨小梁变性、骨皮质变薄为特征，致骨的脆性增高的一种全身性骨病[1]；在年龄、代谢、劳损等因素等影响下，KOA和OP成为中老年人群的多发病之一，并且常相伴而行；前者是局部性膝关节软骨慢性退行性疾病后者是全身性骨组织量减少为特征的代谢性骨病变，二者都能导致或加剧患者生活质量的下降（如骨关节疼痛、行动受限等）[2]。随着人口老龄化的推进，中国 KOA 和 OP 的发病率均逐年上升[3-4]，加上该病存在易复发、难痊愈等特点，已成为医学界研究的热点。

对膝骨关节炎合并骨质疏松症的治疗上，临床上常用非甾体类或激素类药物抗炎止痛，虽能暂时缓解病痛，但无法改变骨关节损伤和关节生理失衡的病因[5]，并且长期使用反而加快骨量的流失。中医整体观念认为，KOA 和 OP 存在共同病机：肝肾亏虚、痰瘀互结，而本课题组前期研究已证实止痛健骨方具有祛痰瘀、止痹痛、补肝肾的功效，对膝关节炎具有良好疗效[6-7]。本文在辨证论治基础上对原方化裁加减，进一步探索加减止痛健骨方治疗膝骨关节炎合并骨质疏松症的临床疗效。

1 资料与方法

1.1 西医诊断标准 KOA 的诊断参照 2018 年中华医学会骨科分会制定的《骨关节诊治指南》[3]诊断要求；骨质疏松症参考中华医学会骨质疏松和骨矿盐疾病分会制定的《原发性骨质疏松症诊疗指南（2017）》[8]和世界卫生组织（WHO）制定的骨质疏松症标准[9]。

1.2 中医辨证标准 依据《中药新药临床研究指导原则（试行）》[10]中有关肝肾亏虚、痰瘀交阻证：关节疼痛，痿弱无力，具有肿胀肥厚感，关节活动受限，骨节肥大，舌胖质淡，或舌质偏红，舌苔薄或薄腻，脉弦细或滑。

1.3 纳入标准 （1）同时符合上述西医诊断标准和中医辨证标准；（2）年龄在 45～75 岁，治疗依从性好；（3）近 1 个月内未进行相关针对性治疗；（4）X 线检查显示 Kellgren-Lawrance 分级为Ⅰ～Ⅲ级者；（5）自愿接受长为 2 个月的治疗，并签署知情同意书。

1.4 排除标准 （1）不符合中西医诊断标准或符合诊断标准，但 X线平片示 Kellgren-Lawrance 分级为 0、Ⅳ级者；（2）合并严重心脑血管、肝、肾和造血系统严重疾病、精神病及骨肿瘤等恶性疾病；（3）存在影响骨代谢的其他疾病，如甲状腺疾病、性腺疾病、糖尿病、类风湿关节炎、多发性骨髓瘤等；（4）长期服用激素或含影响骨代谢的药物；（5）对治疗药物过敏患者。

1.5 一般资料 选取 2017 年 7 月—2019 年 10 月，在湖南省中医药研究院附属医院骨伤科就诊患者共 78 例，根据就诊次序，运用随机数字表法将患者随机分为两组，治疗组和对照组各 39 例，两组基线资料差异无统计学意义（$P>0.05$）。见表 1。

表 1 对照组与治疗组膝骨关节炎合并骨质疏松症患者一般资料比较

分组	例数	性别/例		年龄跨度/岁		平均年龄/岁	平均病程/年	Kellgren-Lawrance 分级/例		
		男	女	男	女			Ⅰ级	Ⅱ级	Ⅲ级
对照组	39	14	25	53～71	50～68	56.77±6.13	4.52±0.48	10	12	17
治疗组	39	16	23	52～69	49～70	58.07±5.24	4.85±0.64	11	10	18
χ^2/t 值		1.10		0.62		1.24	1.17	1.05		
P 值		0.41		0.87		0.83	0.60	0.22		

1.6 治疗方法

1.6.1 对照组 仅使用依降钙素治疗：在无菌操作下，每次肌注依降钙素注射液 10 U（国药准字：H20040338，山东绿叶制药有限公司，规格：10 U/瓶），2 次/周，持续治疗 8 周，并停药 8 周后随访。

1.6.2　治疗组　应用加减止痛健骨方联合依降钙素治疗：在同对照组治疗的前提下，加口服加减止痛健骨方汤剂，1剂/d，早、晚餐30 min后各温服1次，持续服用8周，停药8周后随访同前。药用：当归12 g，熟地黄12 g，白芍10 g，牛膝9 g，山茱萸10 g，白芥子（炒）12 g，丹参10 g，鹿角霜7 g，黄芪9 g，乳香（醋制）7 g，没药（醋制）7 g，陆英9 g，独活3 g，千年健9 g。上方由医院代煎分装。

嘱两组患者多晒太阳，注意休息，防止跌倒，并长期口服碳酸钙D3颗粒（国药准字：H20090334，北京振东康远制药有限公司，规格：500 mg/袋），剂量为500 mg/次，2次/d。

2　观察指标与方法

2.1　治疗效果比较[10]　按照骨关节疼痛程度和关节功能分级换算成积分，依据治疗后较治疗前积分减少程度分为4等级，积分减少比约高提示疗效越好：（1）临床控制：积分减少≥95％；（2）显效：积分减少≥70％且＜95％；（3）有效：积分减少≥30％且＜70％；（4）无效：积分减少＜30％。

2.2　Lysholm膝关节评分[11]　对两组患者治疗前、治疗后8周、16周进行Lysholm膝关节评分，包括疼痛（0～25分）、紧锁感（0～15分）、肿胀度（0～10分）、跛行（0～5分）、不稳定度（0～25分）、攀爬楼梯（0～10分）、支撑物的使用（0～5分）、下蹲（0～5分）共8项组成，总分为0～100分，评分越高表示膝关节功能越好。

2.3　疼痛视觉模拟（VAS)[12]评分　在治疗前、治疗后8周、16周对两组患者进行膝关节疼痛评分。评分标准：VAS评分分为0～10分，0分为无痛；1～3分为轻度疼痛；4～6分为中度疼痛，影响患者睡眠；7～9分为重度疼痛；10为剧痛，评分越高，表示疼痛感越强烈。

2.4　骨密度（bone mineral density，BMD）的检测　运用双能X射线骨密度仪分别检测两组患者治疗前、治疗后8周、16周L1～L4和股骨颈的骨密度值。

2.5　膝关节液细胞因子的检测　分别在治疗前、治疗后8周、16周抽取两组患者患肢膝关节液约2 mL，按照说明书要求，采用酶联免疫法检测白细胞介素-6（interleukin-6，IL-6）。

2.6　血清骨钙素（bone gla-protein，BGP）水平　分别在治疗前、治疗后8周、16周采集两组患者清晨空腹静脉血5 mL，低温离心分离血清样本，应用电化学发光免疫分析法检测血清BGP水平。

2.7　统计方法　采用SPSS 21.0统计软件处理，计量资料采用（$\bar{x}\pm s$表示，用t检验比较差异，计数资料用Wilcoxon秩和检验表示，采用x^2检验比较差异，$P<0.05$认为差异具有统计学意义。

3 结果

3.1 对照组与治疗组治疗效果比较 治疗8周后，治疗组总有效率为92.31%，明显高于对照组（P＜0.05），差异有统计学意义；随访至治疗后16周后，治疗组总有效率与对照组差异暂无统计学差异（P＞0.05）。见表2。

表2 对照组与治疗组治疗效果比较 单位：例（%）

组别	例数	治疗后8周					治疗后16周				
		临床控制	显效	有效	无效	总有效	临床控制	显效	有效	无效	总有效
对照组	39	5(12.82)	14(35.90)	11(28.21)	9(23.08)	30(76.92)	3(7.69)	13(33.33)	11(28.21)	12(30.77)	27(69.23)
治疗组	39	7(17.95)	15(38.46)	14(35.90)	3(7.70)	36(92.31)*	6(15.38)	15(38.46)	11(28.21)	7(17.95)	32(82.05)

注：＊同一治疗阶段治疗组与对照组相比较，P＜0.05。

3.2 对照组与治疗组患者治疗前后Lysholm膝关节评分比较 依据表3可知，相对治疗前，治疗后8周和治疗后16周的两组Lysholm总分都具有明显提高（P＜0.05），且差异有统计意义，其中疼痛、紧锁感、肿胀度、不稳定度两组均有改善（P＜0.05），而跛行、攀爬楼梯治疗组较治疗前改善（P＜0.05），对照组较治疗前改善不明显（P＞0.05）；相对于对照组，治疗组在治疗8周后和治疗16周后Lysholm总分显著升高（P＜0.05），其中治疗组的疼痛、紧锁感、肿胀度、不稳定度四方面较对照组差异明显（P＜0.05），具有统计学意义。

表3 对照组与治疗组患者治疗前后Lysholm膝关节评分比较 ($\bar{x}\pm s$)

单位：分

评分项	治疗前		治疗后8周		治疗后16周	
	对照组	治疗组	对照组	治疗组	对照组	治疗组
例数	39	39	39	39	39	39
疼痛	7.87±2.12	7.69±2.30	17.67±3.26[1]	20.15±1.36[1)2]	16.76±2.58[1]	18.33±1.84[1)2]
紧锁感	5.26±1.54	4.63±1.06	10.50±2.14[1]	13.71±1.62[1)2]	8.77±2.32[1]	10.64±1.58[1)2]
肿胀度	5.40±1.21	5.26±1.38	7.24±1.25[1]	8.33±1.06[1)2]	7.27±0.67[1]	8.00±1.01[1)2]
跛行	2.24±0.54	2.44±0.15	3.21±0.27	3.56±0.62[1]	2.68±0.13	3.33±0.24[1)2]
不稳定度	10.35±1.28	10.61±1.54	16.12±1.36[1]	18.43±1.59[1)2]	15.13±2.18[1]	16.69±1.35[1)2]
攀爬楼梯	4.66±0.76	4.39±0.41	8.11±1.25[1]	8.68±0.64[1)2]	5.86±0.49	6.16±0.86[1]
支撑物	2.54±0.61	2.18±0.35	3.34±0.17	3.63±0.23	3.12±0.36	3.37±0.14
下蹲	2.35±0.16	2.47±0.20	3.46±0.52[1]	3.77±0.24[1]	3.22±0.45	3.40±0.63
总分	40.67±3.25	39.67±2.69	71.45±5.71[1]	80.26±3.76[1)2]	62.81±3.05[1]	69.92±2.46[1)2]

注：1）与同组治疗前比较，P＜0.05；2）同一治疗阶段治疗组与对照组相比较，P＜0.05。

3.3 对照组与治疗组患者治疗前后 VAS 评分比较 治疗后 8 周和治疗后 16 周较治疗前，两组 VAS 评分均有明显降低（$P<0.05$）；无论是治疗后 8 周和治疗后 16 周治疗组较对照组 VAS 评分下降明显（$P<0.05$），具体详见表 4。

表 4　　　对照组与治疗组患者治疗前后 VAS 评分比较（$\bar{x}\pm s$）　　单位：分

组别	例数	治疗前	治疗后 8 周	治疗后 16 周
对照组	39	7.63±1.25	3.27±0.62[1]	3.79±0.13[1]
治疗组	39	7.56±1.48	2.14±0.33[1)2]	2.83±0.20[1)2]
t 值		1.086	5.267	3.741
P 值		0.235	0.000	0.036

注：1）与同组治疗前比较，$P<0.05$；2）同一治疗阶段治疗组与对照组相比较，$P<0.05$。

3.4 对照组与治疗组患者治疗前后骨密度比较 治疗后 8 周和治疗后 16 周较治疗前，两组患者骨密度均有明显提高（$P<0.05$）；与对照组相比，治疗组在治疗后 8 周骨密度升高明显（$P<0.05$），治疗组的股骨颈骨密度在治疗后 16 周升高明显（$P<0.05$），见表 5。

表 5　　对照组与治疗组患者治疗前后骨密度比较（$\bar{x}\pm s$）　　单位：g/cm²

组别	例数	腰椎（L1～L4）			股骨颈		
		治疗前	治疗后 8 周	治疗后 16 周	治疗前	治疗后 8 周	治疗后 16 周
对照组	39	0.627±0.045	0.704±0.061[1]	0.696±0.045[1]	0.568±0.043	0.604±0.062[1]	0.577±0.038[1]
治疗组	39	0.619±0.060	0.718±0.053[1)2]	0.712±0.057[1)2]	0.563±0.051	0.626±0.047[1)2]	0.597±0.043[1)2]
t 值		0.548	3.665	0.867	0.361	3.436	1.78
P 值		0.612	0.003	0.124	0.723	0.008	0.015

注：1）与同组治疗前比较，$P<0.05$；2）同一治疗阶段治疗组与对照组相比较，$P<0.05$。

3.5 对照组与治疗组患者治疗前后关节液细胞因子比较 对照组和治疗组 IL-6 含量在治疗后 8 周和治疗后 16 周均较治疗前大有降低（$P<0.05$），治疗后 8 周和治疗后 16 周 BGP 在两组中的含量较治疗前升高（$P<0.05$）；与对照组比较，治疗组在治疗 8 周后 IL-6 含量降低（$P<0.05$），BGP 含量升高（$P<0.05$）；治疗后 16 周的治疗组 IL-6 含量较对照组降低（$P<0.05$），BGP 含量较对照组降低升高（$P<0.05$）。见表 6。

表6　对照组与治疗组患者治疗前后细胞因子比较（$\bar{x}\pm s$）

单位：μg/L

组别	例数	IL-6			BGP		
		治疗前	治疗后 8 周	治疗后 16 周	治疗前	治疗后 8 周	治疗后 16 周
对照组	39	104.56±18.36	82.13±14.32[1]	85.43±16.64[1]	5.34±0.33	8.95±1.24[1]	7.06±1.62[1]
治疗组	39	105.38±17.41	76.75±15.22[1)2)]	81.98±13.67[1)2)]	5.28±0.41	11.23±1.57[1)2)]	9.88±1.23[1)2)]
t 值		0.411	4.302	3.546	0.364	7.09	6.14
P 值		0.723	0.003	0.009	0.536	0.000	0.000

注：1）与同组治疗前比较，$P<0.05$；2）同一治疗阶段治疗组与对照组相比较，$P<0.05$。

4　讨论

KOA 和 OP 的流行病学有很多相似之处，如主要发病于中老年人群，且 KOA 合并 OP 的患者占多数，提示二者存在共同的发病机制。在中医理论中，KOA 和 OP 归属于"膝痹""骨痿""骨痹"等范畴，表现为肢节疼痛、酸楚，关节屈伸不利，甚至肿大变形的一类病位在"骨""筋"的疾病。《素问·六节脏象论篇》曰"肾者……精之处也……其充在骨"，"肝者……其充在筋"。因"肝肾同源""肾生骨髓，髓生肝"，说明关节筋骨的正常活动和骨壮髓充的生理现象离不开肝肾的共同作用，即肾精充、肝血足，经脉通畅，筋骨得养则自强，反之易致骨关节病变。如《素问·脉要精微论篇》曰："膝者，筋之府，屈伸不能，行则偻附，筋将惫矣；骨者，髓之府，不能久立，行则振掉，骨将惫矣。"《备急千金要方》云："骨者，主肾也……若肾病则骨极，牙齿苦痛，手足疼，不能久立，屈伸不利。"张璐总结云："膝为筋之府……膝痛无不因肝肾虚者。"可知"肝肾不足"是 KOA 合并 OP 的基本病机，但二者发病的关键病理离不开"痰""瘀"。《临证指南医案》就曾记载"痹者，闭而不通之所谓，正气为邪所阻，脏腑经络不能畅达，痰湿浊血，流注凝涩而得之"，清代董西园在《医级杂病》直接提出"痹非三气，患在痰瘀"。人至中老年，气血渐亏，肝肾不足，一方面导致肾精亏虚，骨髓生化无源，肝亏血少，筋失血养，终成髓空骨软，即"骨痿"；另一方面肾不主水，肝失疏泄，痰瘀内生，留滞经络关节，气血经脉不通，引起关节疼痛、屈伸不利等，即"痹证"。

止痛健骨方系我院朱克俭教授的经验方，经多年临床和实验研究证实该方治疗 KOA 疗效显著[6-7]，课题组结合 KOA 合并 OP"肝肾不足、痰瘀互结"的病因病机，通过辨证论治，在原方基础上创制加减止痛健骨方。方中熟地黄填精益髓、补肾阴，鹿角霜温肾助阳，一阴一阳滋阴而不黏腻；白芍、山茱萸补益肝肾、养血柔肝；当归补血行血，黄芪补气健脾，二药共行平补气血、防瘀滞之力；白芥子化痰通络、散结止痛，独活、千年健祛风湿、健筋骨、止痹痛；乳香与没药相须为用，增强活血祛瘀之功，搭配丹参破宿血补新血、陆英散瘀消肿，祛风活络；牛膝既能补肝肾、强筋骨，又能活血，且性善下行，引药效下达膝关节，以上 14 味中药共行补益肝肾、强筋益髓、补气养血、化痰祛瘀功效。现代研究也表明用于治疗骨质疏松症的核心中药有熟地黄、当归、淫羊藿、骨碎补、牛膝等[13]，有学者研究得出地黄提取物通过调节 IGF－1/PI3K/mTOR 通路预防大鼠骨丢失并促进成骨细胞形成[14]，当归多糖通过调节长的非编码 RNA H19 促进成骨细胞分化，改善骨代谢[15]。

作为相对独立的疾病，以往的现代医学对 KOA 与 OP 内在联系的探索较少，但随着 KOA 合并 OP 的患者日益增多，有学者提出关节的局部炎症和全身轻度慢性炎症是 KOA 与 OP 共存病理特点[16]，尹伟等临床研究也发现 KOA 合并 OP 的患者静脉血 IL－6、TNFα 等炎性因子含量明显高于单独 KOA 或 OP 患者[17]。这可能与 IL－6 等炎性因子加剧骨吸收[18−19]及抑制软骨糖蛋白的合成有关[20]。BGP 是成骨细胞合成并分泌的一种活性多肽，其水平反映成骨细胞活性，具有促进骨形成作用[21]。骨密度（BMD）是 OP 诊断的关键因素，提高 BMD 也是 OP 治疗主要目的。BGP 和 BMD 值升高具有改善骨代谢、缓解疼痛等作用，常被视为评价 KOA 合并 OP 疗效的指标[22]。本研究发现，用药 8 周和 16 周后，两组治疗效果、Lysholm 评分、BMD、BGP 高于治疗前，VAS 评分、IL－6 低于治疗前；治疗组治疗效果、Lysholm 评分、BMD、BGP 高于对照组，VAS 评分、IL－6 低于对照组。说明持续应用加减止痛健骨方联合依降钙素注射液 8 周具有提高疗效，改善膝关节功能，提高骨密度，降低关节液炎性因子，改善骨代谢等良好的临床效果，且药效至少能维持 8 周。

综上，KOA 合并 OP 的中医病机为"肝肾不足、痰瘀互结"，加减止痛健骨具有补益肝肾、强筋益髓、化痰祛瘀之功，对 KOA 合并 OP 有良好的治疗效果。

参考文献

[1] 胥少汀，葛宝丰，徐印坎，等. 实用骨科学［M］. 北京：人民军医出版社，2019：1517，1676.

[2] STAVROULA R, EFSTATHIOS C, MICHAEL B, et al. Clinical manifestations of osteoarthritis in osteoporotic and osteopenic postmenopausal women［J］. J Musculoskelet Neuronal Interact，2018，18（2）：208-214.

[3] 中华医学会骨科学分会关节外科学组. 骨关节炎诊疗指南（2018 年版）［J］. 中华骨科杂志，2018，38（12）：705-715.

[4] 白璧辉，谢兴文，李鼎鹏，等. 我国近 5 年来骨质疏松症流行病学研究现状

　　［J］. 中国骨质疏松杂志，2018，24（2）：253 – 258.

［5］ NEOGI T. Clinical significance of bone changes in osteoarthritis ［J］. The Adv Musculoskelet Dis，2012，4（4）：259 – 267.

［6］ 张堃，仇湘中，朱克俭. 止痛健骨方治疗骨性关节炎 60 例临床研究 ［J］. 时珍国医国药，2019，30（2）：383 – 385.

［7］ 李小东，苏新平，谭旭仪，等. 止痛健骨方治疗痰瘀互结型膝关节滑膜炎临床观察 ［J］. 湖南中医药大学学报，2018，38（8）：905 – 912.

［8］ 中华医学会骨质疏松和骨矿盐疾病分会. 原发性骨质疏松症诊疗指南（2017）［J］. 中华骨质疏松和骨矿盐疾病杂志，2017，10（5）：413 – 444.

［9］ KANIS J A，MELTON L R，CHRISTIANEN C，et al. The diagnosis of osteoporosis ［J］. J Bone Miner Res，1994，9（8）：1137 – 1141.

［10］ 郑筱萸. 中药新药临床研究指导原则（试行）［M］. 北京：中国医药科技出版社，2002：349 – 360.

［11］ WANG W，LIU L，CHANG X，et al. Cross-cultural translation of the Lysholm knee score in Chinese and its validation in patients with anterior cruciate ligament injury ［J］. BMC Musculoskelet Disord，2016，17（1）：436.

［12］ MASHHADINEZHAD H，SARABI E，MASHHADINEZHAD S，et al. Clinical outcomes after microdiscectomy for recurrent lumbar disk herniation：a single-center study ［J］. Arch Bone Jt Surg，2018，6（5）：397 – 401.

［13］ HUANG H T，PAN J K，LIU J，et al. Study on rule of drug use in TCM treatment of osteoporosis ［J］. Acta Chinese Medicine，2017，32（1）：124 – 126.

［14］ GONG W，ZHANG N，CHENG G，et al. Rehmannia glutinosa libosch extracts prevent bone loss and architectural deterioration and enhance osteoblastic bone formation by regulating the IGF – 1/PI3K/mTOR pathway in streptozotocin-induced diabetic rats ［J］. Int J Mol Sci，2019，20（16）：3964.

［15］ XIE X，LIU M，MENG Q. Angelica polysaccharide promotes proliferation and osteoblast differentiation of mesenchymal stem cells by regulation of long non-coding RNA H19：an animal study ［J］. Bone Joint Res，2019，8（7）：323 – 332.

［16］ GOLDRING S R，GOLDRING M B. Changes in the osteochondral unit during osteoarthritis：structure，function and cartilage-bone crosstalk ［J］. Nat Rev Rheumatol，2016，12（11）：632.

［17］ 尹伟，杨斌辉，张波，等. 骨质疏松症合并膝骨性关节炎患者骨密度及血清骨代谢指标、炎症因子水平研究 ［J］. 中国骨质疏松杂志，2019，7（3）：1738.

［18］ 季康，张中伟，徐红伟，等. 唑来膦酸注射液联合降钙素治疗老年骨质疏松的疗效及其对血清 IL – 6、TNF – α 水平的影响 ［J］. 中国老年学杂志，2019，40（2）：356 – 359.

［19］ SANG C，ZHANG J，ZHANG Y，et al. TNF – α promotes osteoclastogenesis through JNK signaling-dependent induction of Semaphorin3D expres-sion in estrogen-deficiency induced osteoporosis [J]. J Cell Physiol，2017，232（12）：3396 – 3408.

[20] DONG Z，AREE T，SARAN T，et al. Relationships between blood leukocyte itochondrial DNA copy number and inflammatory cytokines in knee osteoarthritis [J]. Biomed & Biotechnol，2020，21（1）：42 – 52.

[21] GUNSSER J，HERMANN R，ROTH A，et al. Comprehensive assessment of tissue and serum parameters of bone metabolism in a series oforthopaedic patients [J]. PLoS One，2019，13（8）：120 – 134.

[22] 李鹏，刘羽，胡泊，等. 补肾健膝汤联合依降钙素对膝骨关节炎合并骨质疏松症患者疗效、血清骨钙素和Ⅰ型胶原羧基末端交联肽的影响 [J]. 新中医，2019，51（2）：155 – 159.

（《辽宁中医杂志》，2021 年第 48 卷第 10 期）

下篇 论文精编

小夹板外固定治疗小儿肱骨髁上伸直型
骨折并发肘内翻 84 例

苏新平，陈坚，罗海恩

湖南省中医药研究院附属医院（410006）

[关键词] 肱骨髁上伸直型骨折；肘内翻；小夹板外固定；中医药疗法

小儿肱骨髁上骨折是临床上较为常见的骨关节损伤，多为伸直型骨折，无论采用何种治疗方法，都可能发生肘内翻畸形，其发生率为 25%～33%[1]。笔者于 1998 年 4 月—2009 年 4 月采用超肘关节小夹板外固定治疗小儿肱骨髁上伸直型骨折 84 例，取得了满意疗效，并与同期采用石膏外固定治疗的 84 例进行对照观察，现报告如下。

1　临床资料

1.1　一般资料　两组 168 例均为本院和湖南省湘潭市中医院骨伤科住院患儿，将其按入院时间的先后顺序以 1∶1 的比例随机分为治疗组和对照组各 84 例。治疗组 84 例中，男性 50 例，女性 34 例；年龄 3～15 岁，平均（7±1.0）岁；骨折无移位 17 例（占 20.3%），骨折尺侧偏移或尺侧嵌插 32 例（占 38%），骨折桡侧偏移或桡侧嵌插 35 例（占 41.7%）。对照组 84 例中，男性 49 例，女性 35 例；年龄 4～15 岁，平均（7±1.1）岁；骨折无移位 15 例（占 17.9%），骨折尺侧偏移或尺侧嵌插 3 例（占 39.4%），骨折桡侧偏移或桡侧嵌插 36 例（占 41.7%）。两组性别、年龄及骨折移位等资料经统计学处理均无显著性差异（$P>0.05$），具有可比性。

1.2　诊断标准[2]　（1）有外伤史。（2）伤后患肘疼痛、肿胀、瘀斑，严重时可出现张力性水疱，活动受限；检查时肱骨髁上部压痛，移位明显者可触及异常活动和骨擦音，肘后突起呈"靴形"。（3）X 线摄片可明确诊断。

1.3　排除标准　（1）复合伤。（2）病理性骨折。（3）合并血管和神经损伤。

2　治疗方法

2.1　治疗组　（1）夹板制作：后侧板上起于肱骨中上 1/3 超肘关节至腕关节，宽度为上臂直径 4/5；内外侧板起于肱骨中上 1/3 至肘关节下缘，宽度为上臂直径 4/5；前侧板起于肱骨中上 1/3 至肘关节下缘，宽度为上臂直径 2/3。（2）夹板材料：选择柳木板或杉树皮夹板。（3）手法复位方法：患儿仰卧，一助手握上臂，另一助手握住前臂，在前臂旋前位对抗牵引，持续 3～5 min，先纠正侧方移位，若骨折尺侧嵌插或尺侧偏移，术者一手固定骨折部并一手握住前臂，略伸直肘关节并将前臂向桡侧伸展，使骨折端桡侧骨皮质嵌插并稍有桡侧骨皮质嵌插并稍有桡倾。若及桡侧嵌插式或桡侧偏移，则不应完全矫正。经持续牵引矫正重叠移位后，术者一手握住骨折部，四指在骨折近端往后推，拇指在后侧骨折远端段往前推，另一手扶前臂，指挥助手略过伸牵引，使骨折对位，屈肘至 90°位置，透视确定骨折对位优良。（4）小夹板固定方法：将选好的小夹板及压垫分别置放在适当部位，上臂用 3 条布带捆好，内、外侧板于肘关节位用胶布加固，布带的松紧度以上下移动 1 cm 为宜。定期观察患肢末端血运，每周透视 1 次，4 周后解除固定，练习活动。配合中药桃红接骨汤内服。处方：桃仁 10 g，红花 5 g，当归 15 g，川芎 10 g，赤芍 15 g，生地黄 15 g，乳香 10 g，没药 10 g，枳壳 10 g，陈皮 10 g，生甘草 5 g。每天 1 剂，水煎，早、晚各服 1 次，连服 1～2 周为第 1 疗程。第 2 疗程在上方的基础上去乳香、没药，加伸筋草 10 g、苏木 10 g，再连服 2 周。第 3 疗程则在第 2 疗程的处方中去红花，加补骨脂 15 g、枸杞子 15 g、自然铜 20 g、生黄芪 30 g，生地黄改为熟地黄，赤芍改为白芍，连服 2～4 周。同时随访 2 年。

　2.2　对照组　手法复位同治疗组。采用管型石膏式前后石膏板固定，定期观察患肢末端血运，每周透视 1 次，4 周后解除固定，练习活动，同时随访 2 年。

　3　治疗结果

　3.1　统计学方法　所有观察数据均在 SPS14.0 统计软件包中进行处理，并进行秩和检验，$P<0.05$ 表示有统计学意义。

　3.2　疗效标准　参照李稔生等[3]对肱骨髁上骨折的评定标准并结合临床症状共同拟定。优：肘关节屈伸受限 10°以内，丢失携带角 0°～5°；良：肘关节屈伸受限 10°～20°，丢失携带角 6°～10°；可：肘关节屈伸受限 21°～30°；丢失携带角 11°～15°；差：肘关节屈伸受限 30°以上，丢失携带角 15°以上。

　3.3　治疗结果　见表 1。

表 1　两组治疗结果及疗效比较

组别	n	优	良	可	差	优良率/%
治疗组	84	51	19	12	2	83.3*
对照组	84	25	20	24	15	53.6

注：与对照组比较，*$P<0.05$。

3.4　两组骨折移位与肘内翻的发生关系比较　治疗组 84 例中，骨折无移位者 17 例，均未出现肘内翻；尺侧偏移者 32 例，出现肘内翻者 2 例；桡侧偏移者 35 例，均未出现肘内翻。对照组 84 例中，骨折无移位者 15 例，出现肘内翻者 1 例；尺侧偏移者 33 例，出现肘内翻者 12 例；桡侧偏移者 36 例，出现肘内翻者 2 例。治疗组肘内翻发生率明显低于对照组（$P < 0.05$）。

4　讨论

4.1　小儿肱骨髁上骨折的治疗方法　一般来说，小儿肱骨髁上骨折的治疗分为非手术治疗、经皮复位内固定、手术疗法 3 种。其中非手术治疗又分为小夹板固定、石膏托外固定、外固定支架和骨牵引等。小夹板固定、石膏托外固定是临床上较为常用的治疗方法。不管采用何种治疗方法，骨折端良好复位和可靠有效固定均是最重要的。本文采用超肘关节小夹板外固定治疗小儿肱骨髁上伸直型骨折优良率 83.3%，与石膏托外固定治疗小儿肱骨髁上伸直型骨折优良率 53.6% 进行比较，治疗组疗效明显优于对照组（$P < 0.05$）。笔者认为手法复位加小夹板外固定是治疗小儿肱骨髁上伸直型骨折的有效方法之一。

4.2　肘内翻发生机制　关于肘内翻发生的机制，许多学者提出不同看法[4]，笔者认为发生肘内翻的主要原因是由于整复不良或尺侧皮质遭受挤压而产生塌陷嵌插、内侧骨皮质修复生长迟缓造成的。本文两组病例中共有尺侧偏移或尺侧嵌插 65 例，其发生肘内翻畸形 14 例，占总发生肘内翻 82.3%。说明小儿肱骨髁上骨折尺侧偏移未完全纠正者最容易发生肘内翻。

4.3　小儿肱骨髁上骨折并发肘内翻的预防　良好的骨折复位，可靠有效地固定，是预防小儿肱骨髁上骨折并发肘内翻畸形的关键。小儿肱骨髁上骨折的复位应遵循尽可能解剖复位，桡侧轻度嵌插，尺侧稍许分离，尺侧偏移矫枉过正成轻度桡侧偏移，桡侧偏移不矫枉过正。关于尺侧骨折端稍许分离程度，应以纠正尺侧骨皮质塌陷、恢复骨折段正常轴线为宜，一般要求桡侧偏移 5°~10° 即可，过大则可能引起肘外翻，过小则不能有效预防肘内翻。可靠有效的固定应以保持骨折复位后不再次移位，外固定不应对周围组织产生损害。这就要求限制肘关节活动，同时不能忽视前臂的重力作用对骨折端的影响。笔者采用超肘关节小夹板外固定，可靠且有效地固定了骨折断端；同时，防止了前臂的重力作用对骨折断端造成再次移位的影响。治疗组的肘内翻发生率明显低于对照组（$P < 0.05$），说明小夹板外固定确能有效防止小儿肱骨髁上骨折并发肘内翻发生。

参考文献

[1] 浦立勇，张锡庆，王晓东，等. 肱骨髁上骨折并发肘内翻的生物力学研究

[J]. 中华小儿外科杂志，2002，23（3）：237.

[2] 石印玉. 中西医结合骨伤科学 [M]. 北京：中国中医药出版社，2007：298.

[3] 李稔生，陆裕补. 肱骨髁上骨折的治疗 [J]. 中华骨科杂志，1982，2（5）：264.

[4] 萧劲夫，张强，王涛. 肱骨髁上骨折并发肘内翻的发生机制及治疗概况 [J]. 中国中医骨伤科杂志，2001，9（2）：57.

（《湖南中医杂志》，2011 年第 27 卷第 3 期）

桃红接骨汤加肌骨瓣植骨治疗股骨干骨不连 32 例

苏新平，罗海恩，陈坚

湖南省中医药研究院附属医院 (410006)

[关键词] 股骨骨折；中西医结合疗法；桃红接骨汤

　　股骨干骨折是一种常见的损伤，多因治疗不当而发生骨不连。笔者于 1996 年 7 月—2010 年 3 月采用桃红接骨汤加缝匠肌髂骨肌骨瓣植骨治疗股骨干骨不连 32 例，取得了满意疗效，并与同期用缝匠肌髂骨肌瓣植骨治疗的 32 例进行对照观察，现报告如下。

1　临床资料

　　1.1　一般资料　两组 64 例均为本院和湖南省湘潭市中医院骨伤科住院患者，且均为行开放复位钢板内固定或髓内钉内固定的术后患者。按入院时间的先后顺序以 1∶1 的比例随机分为治疗组和对照组各 32 例。治疗组 32 例中，男性 18 例，女性 14 例；年龄 26～60 岁，平均（32±1.0）岁；骨不连时间为 6～24 个月，平均（12±1.2）个月；一次手术 29 例，2 次以上手术 3 例；钢板螺钉松动折断 17 例；术后感染 2 例；伴全身性严重疾病 1 例；股骨干上段骨不连 11 例，中段骨不连 15 例，下段骨不连 6 例。对照组 32 例中，男性 17 例，女性 15 例；年龄 24～58 岁，平均（31±1.1）岁；骨不连时间为 6～24 个月，平均（16±1.2）个月；钢板螺钉松动折断 18 例；术后感染 1 例；伴全身性严重疾病 1 例；股骨干上段骨不连 11 例，中段骨不连 16 例，下段骨不连 5 例。两组性别、年龄以及骨不连发生部位等资料经统计学处理均无显著性差异（$P > 0.05$），具有可比性。

　　1.2　诊断标准[1]　（1）骨折后至少 6 个月没有愈合，且没有进一步愈合倾向已有 3 个月；（2）症状与体征：骨折端有异常活动，疼痛畸形与肌萎缩，骨传导音降低；（3）X 线检查示骨折端有间隙，骨折端硬化，骨髓腔封闭，有假关节形成。

2　治疗方法

　　2.1　对照组　按原切口切开，取出钢板螺钉或髓内钉，尽可能少破坏周围骨膜，咬除骨折端硬化骨质，打通骨髓腔，于骨折端前侧（或骨缺损处）开一个 4.0 cm×3.0 cm×1.0 cm 的骨槽，在直视下骨折复位，上长度适合钢板（钢板长度应至少是骨折端骨干直径的 4～5 倍，同时应比原钢板的长度长），骨折远、近骨端分别至少上 3～4 枚螺钉，股骨上段骨不连可考虑使用股骨近端钢板或动力髋钢板（DHS）；下段骨不连可考虑使用股骨远端钢板或动力膝钢板（DCS）。取缝匠肌髂骨肌骨瓣：取髂前上棘至大腿前外侧切口先游离出长约 15 cm 缝匠肌（根据临床需要，可增减其长度），用骨凿取髂骨瓣约 4.0 cm×3.0 cm×1.0 cm 大小，两手术切口不是联合切口，可行皮下隧道，使缝匠肌髂骨肌骨瓣植入骨折端已示骨槽内，其肌骨瓣可用细钢丝或粗缝合线固定，分层缝合，术后石膏托外固定 6～8 周。

2.2　治疗组　在对照组治疗的基础上加服桃红接骨汤。早期处方：桃仁 10 g，红花 5 g，当归 15 g，川芎 1 g，赤芍 15 g，生地黄 15 g，乳香 10 g，没药 10 g，牛膝 15 g，野菊花 20 g，金银花 20 g，陈皮 10 g，枳壳 10 g，生甘草 5 g。每天 1 剂，水煎，早晚各服 1 次，连服至伤口愈合，时间一般为 2 周。中期则在上方的基础上去野菊花、金银花，加伸筋草 15 g、苏木 10 g，时间为 2～4 周。后期则在中期的处方上去红花，加补骨脂 15 g、续断 15 g、枸杞子 15 g、生黄芪 30 g，生地黄改熟地黄，赤芍改白芍，时间为 8～12 周。

两组患者均进行随访，其随访时间最长者为 2 年，最短者为 6 个月。

3　治疗结果

3.1　统计学方法　所有观察数据均在 SPSS14.0 统计软件包中进行处理，同时进行秩和检验；$P < 0.05$ 表示有统计学意义。

3.2　疗效标准　参照《外科学》[2]中的有关标准拟定。临床愈合：局部标准为局部无异常活动，无压痛及纵向叩击痛；影像学标准为 X 线片显示骨折线已模糊，有连续性骨痂通过骨折线；功能标准为下肢能连续徒手步行 3 min，并不少于 30 步；股骨干骨不连临床愈合时间为 8～12 周。延迟愈合：骨折后 4～9 个月仍未达到上述临床愈合标准者。骨不连：骨折后至少 6 个月没有愈合，且没有进一步愈合倾向，其时间已有 3 个月；症状与体征为骨折端有异常活动，疼痛、畸形与肌萎缩，骨传导音降低；X 线检查示骨折端有间隙，骨折端硬化，骨髓腔封闭，骨质疏松，并有假关节形成。

3.3　治疗结果　见表 1。

表 1　两组治疗结果及疗效比较

组别	n	临床愈合	延迟愈合	骨不连
治疗组	32	26	6	0
对照组	32	17	14	1

由表 1 可知，治疗组的疗效明显优于对照组（$P<0.05$）。

4 讨 论

4.1 股骨干骨不连发生的原因 导致股骨干骨不连的原因很多，通过对本临床资料进行分析，笔者认为有如下几点原因：（1）内固定物（钢板、髓内钉、螺钉）松动或折断，导致骨折端不牢固，而致骨不连的发生。本文两组病例中共有 35 例（占 54.6%），查其原因，有如下几点：①内固定物选择不正确；②内固定技术不符合要求，多次手术致骨质疏松，钢板螺丝钉固定不牢固；③过早解除外固定，或者过早负重等不合理的功能锻炼。（2）骨折的部位。股骨干的主要营养多为股动脉分支，自股骨上段中段进入骨内，当股骨干上段或中段骨折时，多易损伤滋养动脉，而致骨不连的发生。本文两组病例中上段、中段出现骨折者共有 53 例（占 82.8%）。（3）术后感染。手术后感染增加了骨折端坏死和吸收，影响了骨折愈合。（4）断端骨缺损，粉碎性骨折，碎骨片吸收、溶解而致骨不连。（5）自身疾病原因。患有全身性疾病，如肺结核、甲亢、甲低、糖尿病等均易引起骨不连。

4.2 治疗股骨干骨不连的内固定物选择 早期对骨折端的稳定固定是保证骨折愈合的必要条件[3]。选择合适的固定材料十分重要，一般来讲，股骨干骨不连固定材料分为内固定材料和外固定支架，内固定材料又分髓内钉（带锁髓内钉、膨胀式自锁髓内钉）和钢板（解剖直竹钢板、股骨远、近端钢板、DHS、DCS 等）。不同的固定材料都有其优点、缺点，而对骨折端有效可靠固定则是选择固定材料的关键。本文两组均采用钢板作为固定材料，且均取得了满意疗效。

4.3 植骨术的选择 植骨是治疗骨不连的重要手段，髓腔内外植骨更充分地修复骨缺损，有利于内固定稳定及骨折愈合[4]。一般来讲，股骨骨不连会导致髓腔封闭，断端骨硬化，故清理骨折断端时均有不同程度骨缺损，因此临床上选择植骨是必需的。目前植骨材料有自体骨移植、同种异体骨移植和异种骨移植。缝匠肌髂骨肌骨瓣其骨瓣血液供应良好，有利于骨折愈合，且取材方便，操作简单，对功能影响小，且髂骨量较多，骨质好，松质骨成分多。因此，带血液供应骨瓣植骨可改善骨折端血液运行，并能诱导成骨，以此促进骨不连愈合。本文两组病例均采用缝匠肌髂骨肌骨瓣植骨取得了很高的治愈率。

4.4 中药能促进骨不连愈合，并能缩短愈合时间 骨折愈合过程中与成骨活动、与骨折断端局部血供改善程度以及血肿机化速度密切相关。中医认为，骨折愈合就是"祛瘀—新生—骨合"的过程。《辨证学》云："内治之法，必须以活血化瘀为先，血不活则瘀不能长，瘀不去则骨不连。"虽然骨不连患者多有肝肾不足、气血亏虚之象，但骨不连患者再次手术后，其用药也应遵循骨折三期辨证。初早期宜破，中期宜和，后期宜补。（1）骨折初期：血行于外，邪毒入侵，致使气滞血瘀，瘀而生热；治疗上以活血化瘀、理气止痛、清热解毒为主。本文方中桃仁破血行瘀；红花活血通络，祛瘀止痛；川芎行气活血止痛；赤芍化瘀止痛，凉血消肿；生地黄配当归养血活血；乳香、没药活血化瘀；野菊花、金银花清热解毒，消肿散结；枳壳、陈皮行气止痛；牛膝引药下行，兼有补益肝肾之效；生甘草调和诸药。（2）骨折中期：在骨折早期方中去金银花、野菊花，加伸筋草、苏木，意在加强舒筋活络之功。（3）骨折后期：在骨折中期方中去红花，生地黄改熟地黄，赤芍改白芍，加补骨脂、枸杞子、续断、生黄芪意在壮筋骨、补肝肾、益气血。有研究证实，中药具有改善骨折部位的血液供应、促进局部血肿的吸收与机化、促进骨折部位骨基质钙盐沉积和提高骨痂质量以及生物力学性能的特点[5]。本临床观察结果证实，内服中药桃红接骨汤能促进局部血肿吸收，有利于受损血管的修复，缩短其骨不连的临床愈合时间，提高骨不连的临床治愈率，因此桃红接骨汤加缝匠髂骨肌骨瓣植骨是治疗股骨干骨不连的有效方法之一。

参考文献

[1] 陆裕朴，胥少汀，葛宝丰，等. 实用骨科学 [M]. 北京：人民军医出版社，1991，66.

[2] 吴在德，吴肇汉. 外科学 [M]. 7 版. 北京：人民卫生出版社，2008，132.

[3] 鲍亚星，曹雷，张贤. 外固定支架治疗股骨干、胫骨干骨折不愈合 16 例 [J]. 现代中西医结合杂志，2007，16（25）：3683.

[4] 黄志刚，熊涛，林川. 18 例股骨干骨折术后骨不连原因分析 [J]. 重庆医学，2008，37（21）：3472.

[5] 汤耿民，沈霖，方肇年，等. 中药促进骨折愈合疗效机理研究新进展 [J]. 中国中医骨伤科杂志，2000，8（4）：56.

（《湖南中医杂志》，2011 年第 27 卷第 2 期）

下篇 论文精编

止痛健骨方对原发性骨质疏松症患者骨密度及OPG、RANKL 的影响及疗效观察

黄刚[1]，罗海恩[1*]，苏新平[1]，谭旭仪[1]，何灿宇[1]，李小东[1]，张道伟[2]

（1. 湖南省中医药研究院附属医院，湖南　长沙 410006；2. 湖南中医药大学，湖南　长沙 410208）

[摘要] 目的：观察止痛健骨方对原发性骨质疏松症（osteoprotegerin，OP）患者骨密度（bone mineral density，BMD）及骨保护蛋白（osteoprotegerin，OPG）、核因子-κβ受体活化因子配体（receptor activator of nuclear factor-κβ ligand，RANKL）的影响及疗效，探讨其治疗 OP 的作用机制。方法：将原发性 OP 患者 70 例按入组顺序随机分为对照组和治疗组，各 35 例。两组均给予依降钙素、钙尔奇 D 等基础治疗，治疗组加服止痛健骨方煎剂，分别于治疗前、治疗 8 周后评价两组患者临床疗效，观察比较两组患者 BMD、疼痛视觉模拟评分（visual analogue score，VAS）及血清 OPG、RANKL 的表达。结果：治疗 8 周后，治疗组在改善症状方面明显优于对照组（$P < 0.05$），BMD、血清 OPG 高于治疗前及对照组（$P < 0.05$），VAS 评分、血清 RANKL 低于治疗前及对照组（$P < 0.05$）。结论：止痛健骨方可有效提高 OP 患者 OPG 表达、降低 RANKL 表达，以达到增加患者 BMD 及改善症状的作用，这可能是其治疗原发性 OP 的作用机制之一。

[关键词] 原发性骨质疏松症；止痛健骨方；骨密度；骨保护蛋白；核因子-κβ受体活化因子配体

[中图分类号] R255.6　　　[文献标识码] B

DOI：10.3969/j. issn. 1674-070X. 2020.12.020

Observation on Effects and Efficacy of Zhitong Jiangu Decoction on Bone Mineral Density, OPG and RANKL in Patients with Primary Osteoporosis

HUANG Gang[1], LUO Hai'en[1*], SU Xinping[1], TAN Xuyi[1], HE Canyu[1], LI Xiaodong[1], ZHANG Daowei[2]

（1. The Affiliated Hospital of Hunan Academy of Traditional Chinese Medicine, Changsha, Hunan 410006, China; 2. Hunan University of Chinese Medicine, Changsha, Hunan 410208, China）

[Abstract] Objective To observe effects and efficacy of Zhitong Jiangu Decoction on bone mineral density (BMD), osteoprotegerin (OPG) and receptor activator of nuclear factor - $\kappa\beta$ ligand (RANKL) in patients with primary osteoporosis (OP), and to explore its mechanism of action in treating OP. **Methods** A total of 70 patients with primary OP were randomly assigned into a control group and a treatment group according to the order of enrollment, with 35 patients in each group. Both groups were given basic treatment with Elcatonin and Caltrate D, and the treatment group was also given Zhitong Jiangu Decoction. Clinical efficacy in the 2 groups was evaluated before the treatment and after 8 weeks of the treatment, and BMD, visual analogue scores (VAS) and expressions of serum OPG and RANKL in the 2 groups were observed and compared. **Results** After 8 weeks of the treatment, the treatment group was significantly better than the control group in improving symptoms ($P < 0.05$), the BMD and the serum OPG were higher than those before the treatment and those in the control group ($P < 0.05$), and the VAS score and the serum RANKL were lower than those before the treatment and those in the control group ($P < 0.05$). **Conclusion** Zhitong Jiangu Decoction can effectively increase the OPG expression and decrease the RANKL expression in OP patients, so as to increase BMD and improve symptoms in the patients. This may be one of its mechanisms of action in treating primary OP.

[**Keywords**] primary osteoporosis; Zhitong JianGu Decoction; bone mineral density; osteoprotegerin; receptor activator of nuclear factor - $\kappa\beta$ ligand

随着我国人口的老龄化进程，相关老年退行性疾病发病呈逐渐上升趋势，同时，因骨质疏松导致的病理性骨折等并发症逐年增加，严重影响患者的日常生活，带来严重的社会负担[1-2]。近年来本院采用止痛健骨方治疗骨质疏松引起的骨痛取得了较好的临床疗效，本文旨在观察止痛健骨方对原发性骨质疏松症（osteoporosis，OP）患者骨密度（bone mineral density，BMD）及骨保护蛋白（osteoprotegerin，OPG）、核因子 - $\kappa\beta$ 受体活化因子配体（receptoractivator appof nuclear factor kappa beta ligand，RANKL）的影响，以探讨其作用机制，现总结报道如下。

1 资料与方法

1.1 病例选择标准

1.1.1 西医诊断标准 根据 2015 年《中国骨质疏松性骨折诊疗指南（骨质疏松性骨折诊断及治疗原则）》[3]制定。（1）临床表现：骨痛和/或脆性骨折史；（2）BMD：降低超过 2.5 个标准差为骨质疏松（T 值≤－2.5）；（3）影像学提示有骨质疏松；（4）应除外继发性骨质疏松或其他骨骼疾病。

1.1.2 中医辨证标准 参照《中医病证诊断疗效标准》[4]《中医骨病学》[5]《中药新药临床研究指导原则》[6]中痰瘀互结证的标准制定，主要表现：颈腰背骨节疼痛，呈刺痛或胀痛，或合并骨折，腰背酸软疼痛，常易抽筋、多汗，面色晦暗，舌紫黯或有瘀斑，苔腻，脉弦涩或弦滑。

1.1.3　纳入标准　（1）符合西医诊断标准及中医辨证标准；（2）年龄 50～80 岁；（3）无合并严重的心脑血管疾病，未出现骨质疏松、骨折等相关并发症；（4）患者知情同意，入组前及治疗期间无服用其他类似药物者。

1.1.4　排除标准　（1）合并严重心脑血管、肝、肾或造血系统严重疾病、精神病及骨肿瘤等恶性疾病；（2）未签署知情同意书者；（3）长期服用激素或含影响骨代谢的药物；（4）对治疗药物过敏者。

1.2　一般资料　选取 2018 年 10 月至 2019 年 10 月在湖南省中医药研究院附属医院骨伤科就诊的原发性 OP 患者，共 70 例，按就诊时间随机分为两组，各 35 例。对照组：男 11 例，女 24 例，年龄 52～75（60.27±5.46）岁，病程 1～7（3.29±0.54）年；治疗组：男 13 例，女 22 例，年龄 51～76（61.39±5.36）岁，病程 1～7（3.58±0.61）年。两组患者一般资料差异无统计学意义（$P > 0.05$），具有可比性。

1.3　治疗方法　两组患者入组后均予西医常规基础治疗：依降钙素注射液（山东绿叶制药有限公司，规格：10 U/支），20 U，肌注，每周 2 次；钙尔奇 D（惠氏制药有限公司，规格：600 mg/片），1 片/次，口服，1 次/d，连续治疗 4 周。治疗组在此基础上加服止痛健骨方，方药组成：当归 12 g，白芥子（炒）12 g，丹参 10.5 g，猪牙皂 1.5 g，鹿角霜 7.5 g，鳖甲 7.5 g，黄芪 9 g，乳香（醋制）7.5 g，没药（醋制）7.5 g，独活 3 g，千年健 9 g，陆英 9 g。水煎服，每日 1 剂，分 2 次温服，连续服用 8 周。

1.4　观察指标

1.4.1　疼痛视觉模拟评分（visual analogue score，VAS）标准　分为 0～10 分：0 分为无痛；1～3 分为轻度疼痛；4～6 分为中度疼痛，影响患者睡眠；7～9 分为重度疼痛；10 分为剧痛。评分越高，表示疼痛感越强烈。

1.4.2　BMD 检测　两组患者治疗前后采用骨密度测量仪（美国 Holigic 公司，型号：DelphiA）检测患者腰椎正位（L2～4）BMD。

1.4.3　OPG、RANKL 水平检测　两组患者治疗前后于清晨空腹抽取静脉血 5 mL，离心取血清，采用 ELISA 法检测 OPG、RANKL 水平，试剂盒购自美国 R&D 公司，规格：96T。

1.5　疗效标准　参照国家中医药管理局《中医病症诊断疗效标准》[4] 制定。显效：临床症状、体征明显改善，疼痛分级下降 2 级；有效：临床症状、体征部分改善，疼痛分级下降 1 级；无效：不能达到上述有效标准或者加重，疼痛分级无下降或上升。

1.6 统计学方法

采用 SPSS 16.0 软件对所有数据进行统计分析，计量资料用"$\bar{x}\pm s$"表示，采用 t 检验；计数资料采用 χ^2 检验。以 $P<0.05$ 为差异有统计学意义。

2 结果

2.1 两组患者 VAS 评分比较 两组患者治疗前 VAS 评分比较，差异无统计学意义（$P>0.05$）。治疗后两组患者 VAS 评分均较治疗前降低（$P<0.05$），且治疗组低于对照组（$P<0.05$），见表 1。

表 1 两组患者治疗前后 VAS 评分比较（$\bar{x}\pm s$，分）

组别	n	治疗前	治疗后
对照组	35	7.63±1.25	3.27±0.62*
治疗组	35	7.56±1.48	2.14±0.33*
t 值		1.086	5.267
P 值		0.235	0.008

注：与治疗前比较，*$P<0.05$。

2.2 两组患者 BMD 比较 两组患者治疗前 BMD 比较，差异无统计学意义（$P>0.05$）；治疗后两组患者 BMD 较治疗前升高（$P<0.05$），且治疗组高于对照组（$P<0.05$），见表 2。

表 2 两组患者治疗前后 BMD 比较（$\bar{x}\pm s$，g/cm²）

组别	n	治疗前	治疗后
对照组	35	0.681±0.014	0.722±0.020*
治疗组	35	0.689±0.015	0.745±0.034*
t 值		−0.627	−3.498
P 值		0.401	0.001

注：与治疗前比较，*$P<0.05$。

2.3 两组患者 OPG 比较 两组患者治疗前 OPG 比较，差异无统计学意义（$P>0.05$），具有可比性。治疗后两组患者 OPG 均较治疗前升高（$P<0.05$），且治疗组高于对照组（$P<0.05$），见表 3。

表 3 两组患者治疗前后 OPG 比较（$\bar{x}\pm s$，pg/mL）

组别	n	治疗前	治疗后
对照组	35	1.32±0.24	1.73±0.28*

表3(续)

组别	n	治疗前	治疗后
治疗组	35	1.37±0.26	2.10±0.32*
t 值		−0.512	−4.541
P 值		0.539	0.000

注：与治疗前比较，* $P<0.05$。

2.4　两组患者 RANKL 比较　两组患者治疗前 RANKL 比较，差异无统计学意义（$P>0.05$），具有可比性。治疗后两组患者 RANKL 均较治疗前下降（$P<0.05$），且治疗组低于对照组（$P<0.05$），见表4。

表4　两组患者治疗前后 RANKL 比较（$\bar{x}±s$，pg/mL）

组别	n	治疗前	治疗后
对照组	35	39.24±3.71	28.67±3.06*
治疗组	35	38.38±3.64	22.60±3.87*
t 值		0.742	3.954
P 值		0.365	0.000

注：与治疗前比较，* $P<0.05$。

2.5　两组患者疗效比较　治疗组总有效率为 94.3%，对照组为82.9%，两组比较差异有统计学意义（$P<0.05$），见表5。

表5　两组患者疗效比较（例）

组别	n	显效	有效	无效	总有效率/%
对照组	35	4	25	6	82.9
治疗组	35	9	24	2	94.3
χ^2 值					3.654
P 值					0.001

3　讨论

OP 是以单位体积内骨量减少，导致骨强度下降，从而增加骨折危险性为特征的骨骼系统疾病。随着我国人口结构老龄化的加剧，其发病率呈逐年上升的趋势。其中，原发性 OP 常见于绝经后妇女和老年人，主要包括Ⅰ型绝经后骨质疏松症和Ⅱ型老年性骨质疏松症，是老年人常见的全身性骨病[7-9]。随着对本病的研究深入，发现 OPG、RANKL 在原发性骨质疏松症中处于异常表达，并由此可阐明骨质疏松的发病机制，受到相关学者广泛关注[10-11]。OPG 是破骨细胞抑制因子，能够抑制破骨细胞的形成和活性，RANKL 是 OPG 配基，由成骨细胞及其前体表达并与破骨细胞表面 RANK 结合，发挥促进破骨细胞的生成、分化及成熟的作用，同时还具有抑制破骨细胞凋亡的作用。因此，OPG 能在骨组织中和 RANK 竞争性与 RANKL 结合，起到阻止破骨细胞的生成和活化的作用[12-13]。基于 OPG、RANKL 表达可有效明确骨质疏松症的发病机制，评估药物的临床疗效。

骨质疏松症属于中医学"骨痿""骨痹"等范畴，表现为周身骨痛、腰背酸软疼痛，常易抽筋、多汗、下肢痿软无力、不能持重的一类病位在"骨"的疾病。《素问·六节脏象论》曰"肾者……精之处也……其充在骨"，说明骨之强弱与肾气的盛衰密切相关。该病的病因病机离不开"痰""瘀"。《临证指南医案》就曾记载"痹者，闭而不通之所谓，正气为邪所阻，脏腑经络不能畅达，痰湿浊血，流注凝涩而得之"，董西园在《医级杂病》直接提出"痹非三气，患在痰瘀"。人至中老年，气血渐亏，肾气渐虚，一方面肾虚元气不足，无力推动血行，致气虚血瘀，或脾肾阳虚，不能温养血脉，致血寒而凝；另一方面，肾阳虚损，脾土失于温煦，运化水湿无力，久之湿聚为痰，故痰瘀停滞于骨络，阻碍气的升降出入，气血运行失于通畅，骨髓失养，进而出现腰背疼痛，肢体失养等，即"骨痹"。止痛健骨方系本院朱克俭教授的经验方，经多年临床和实验研究证实该方治疗骨关节疾病疗效显著[14-15]，课题组考虑 OP "痰瘀互结"的病因病机，予以止痛健骨方以活血通络止痛、强筋健骨。方中当归活血祛瘀、通络止痛，白芥子豁痰通经、消肿止痛，为君药；丹参加强当归活血通络止痛功效，猪牙皂加强白芥子祛痰通经之功，鹿角霜补肝肾、强筋骨，兼顾其本虚，三者为臣药；鳖甲、黄芪、乳香、没药、独活、千年健、陆英或补肝肾而强筋骨，或活血通络而止痛，皆能佐助改善患者症状，故以为佐药。诸药合用，共奏活血祛痰、通络止痛、强筋健骨之效。前期研究发现止痛健骨方能降低骨关节炎软骨 TNF-α、MMP-1 表达，增加非钙化软骨厚度，延缓软骨退变[16-18]。本研究结果表明，治疗后治疗组 BMD、血清 OPG 较治疗前升高，血清 RANKL 下降（$P<0.05$），且各项指标改善均优于对照组（$P<0.05$）。提示止痛健骨方可有效提高原发性 OP 患者 OPG 表达，降低 RANKL 表达，达到增加患者 BMD 的作用，这可能是其治疗原发性 OP 的作用机制之一。

参考文献

[1] 葛继荣，郑洪新，万小明，等. 中医药防治原发性骨质疏松症专家共识（2015）[J]. 中国骨质疏松杂志，2015，21（9）：1023-1028.

[2] 陶天遵，邱贵兴，朱汉民，等. 原发性骨质疏松症的治疗与预防［J］. 中华骨与关节外科杂志，2015，8（5）：377－384.

[3] 邱贵兴，裴福兴，胡侦明，等. 中国骨质疏松性骨折诊疗指南（骨质疏松性骨折诊断及治疗原则）［J］. 中华骨与关节外科杂志，2015，8（5）：371－374.

[4] 国家中医药管理局. 中医病证诊断疗效标准［M］. 北京：中国医药科技出版社，2012：48－49.

[5] 张俐. 中医骨病学［M］. 北京：人民卫生出版社，2012：61.

[6] 郑筱萸. 中药新药临床研究指导原则［M］. 北京：中国医药科技出版社，2002：357.

[7] 李延红，龚福太，石耀武，等. 原发性骨质疏松症中西医结合治疗现状及研究进展［J］. 中国骨质疏松杂志，2017，23（5）：690－694.

[8] HENDRICKX G, BOUDIN E, VAN H W. A look behind the scenes: the risk and pathogenesis of primary osteoporosis［J］. Nature Reviews Rheumatol，2015，11（8）：462－474.

[9] SOEN S. Diagnostic criteria for primary osteoporosis: year 2012 revision［J］. Clinical Calcium，2014，24（3）：323－329.

[10] 黎彦龙，何明，陈秉雄，等. OPG-RANKL-RANK 信号系统是调节破骨细胞及骨质疏松症的重要途径［J］. 中国组织工程研究，2015，19（24）：3894－3898.

[11] 李应福，李宁，谢兴文. OPG/RANK/RANKL 信号轴与原发性骨质疏松关系的研究进展［J］. 中国骨质疏松杂志，2016，22（1）：115－119.

[12] 刘继中，纪宗玲，陈苏民. OPG/RANKL/RANK 系统与骨破坏性疾病［J］. 生物工程学报，2003（6）：655－660.

[13] 李子怡，李玉坤. OPG/RANK/RANKL 信号通路在骨质疏松症中的研究进展和应用［J］. 中华老年骨科与康复电子杂志，2017，3（2）：124－128.

[14] 张堃，仇湘中，朱克俭. 止痛健骨方治疗骨性关节炎 60 例临床研究［J］. 时珍国医国药，2019，30（2）：383－385.

[15] 李小东，苏新平，谭旭仪，等. 止痛健骨方治疗痰瘀互结型膝关节滑膜炎临床观察［J］. 湖南中医药大学学报，2018，38（8）：905－912.

[16] 苏新平，朱克俭，谭旭仪. 止痛健骨方对兔膝骨关节炎模型滑膜及软骨修复的影响［J］. 湖南中医药大学学报，2016，36（4）：11－14.

[17] 苏新平，朱克俭，谭旭仪，等. 止痛健骨方对膝骨关节炎兔软骨 TNF－α 的影响及 TNF－α 与软骨评分的相关性分析［J］. 中医药导报，2017，23（14）：23－26，30.

[18] 苏新平，朱克俭，谭旭仪，等. 止痛健骨方对兔膝骨关节炎软骨 MMP－1 的影响及与 MRI 分级的相关性分析［J］. 时珍国医国药，2017，28（4）：812－815.

（《湖南中医药大学学报》，2020 年第 40 卷第 12 期）

第三章　机制研究

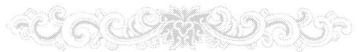

Zhitong Jiangu decoction mitigates osteoarthritis in rabbits via regulation of NF-κB signaling pathway

Li Xiaodong，Su Xinping*，Tan Xuyi，Luo Hai'en，He Canyu，Huang Gang，Zhang Daowei，Zhu Kejian

Department of Orthopedics，Affiliated Hospital of Hunan Academy of Traditional Chinese Medicine，Changsha 410006，China

[**Abstract**] **Purpose** To investigate the effect of Zhitong Jiangu decoction (ZJD) on osteoarthritis rabbits，and the mechanism of action involved. **Methods** Chondrocytes were obtained from the knees of osteoarthritic rabbits. These chondrocytes were randomly assigned to 7 groups：sham，5，10 and 20% normal serum groups；5% ZJD，10% ZJD and 20% ZJD groups. The gross and histopathological features of the rabbit cartilage were examined by microscopy. Each group was treated with a different concentration of rabbit normal serum or rabbit drug-containing serum. The protective effect of different concentrations of ZJD on the cells were determined. Cell proliferation and concentrations of IL-1 and MMP-3 were determined using cell counting kit (CCK) 8 and enzyme-linked immunosorbent assay (ELISA)，respectively. The mRNA and protein expressions of inhibitor of nuclear factor-κB kinase α (IKK-α) and nuclear factor kappa B p65 (NF-κB p65) were determined by quantitative reverse transcription polymerase chain reaction (qRT-PCR) and immunoblotting，as appropriate. **Results** Gross and histopathological examinations of rabbit cartilage showed that osteoarthritis was successfully established in rabbit knee joint. Cell proliferation significantly and time- and concentration-dependently increased in drug-containing serum groups，relative to sham and normal serum-containing groups. However，expressions of NF-κB p65，IL-1，MMP-3 and IKK-α were markedly and time-and concentration-dependently reduced in drug-containing serum groups，relative to sham and normal serum-containing groups ($P < 0.05$). **Conclusion** These results indicate that ZJD mitigates osteoarthritis in rabbits via regulation of NF-κB signaling pathway. Thus，it can potentially be developed for the management of osteoarthritis.

[**Keywords**] Chondrocytes，MMP-3，NF-κB，Osteoarthritis，Zhitong Jiangu decoction

INTRODUCTION

Osteoarthritis, a chronic degenerative osteoarthrosis, is the main cause of disability in the elderly. It mostly affects the knee. Joint damage, inflammation, age, obesity, joint mechanics and heredity are risk factors for osteoarthritis [1]. The disease is characterized by degradation of articular cartilage, synovial inflammation, callus formation, as well as changes in articulating surfaces of bone and subchondral bone [2]. Therefore, a major strategy for the treatment of osteoarthritis is to stop or delay the degeneration of articular cartilage.

Zhitong Jiangu decoction (*ZJD*), a preparation used in Traditional Chinese Medicine (TCM), has been reported to be effective against osteoarthritis [3,4]. It inhibited synovial hyperplasia in a rabbit model of osteoarthritis [5]. *Zhitong Jiangu* decoction (*ZJD*) has been reported to increase the thickness of non-calcified cartilage, slow cartilage degeneration and improve joint function [5,6]. Moreover, it has been speculated that the preparation confers protection on chondrocytes via inhibition of inflammation and mRNA expressions of IKK-α, NF-κB, MMP-1 and tumor necrosis factor α (TNF-α) [7-9]. At present, the precise molecular mechanism underlying the effect of *ZJD* remains largely unknown. The present research was aimed at studying the influence of *ZJD* on osteoarthritic rabbits, and the mechanism involved.

MATERIALS AND METHODS

Materials

Fetal bovine serum (FBS) was product of Gibco. Diaminobenzidine (DAB) and two-step kit were purchased from Beijing Zhongshan Jinqiao Biotechnology Co. Ltd. Cell counting kit 8 (CCK8), Tris buffer and ELISA kits were bought from Sigma-Aldrich Ltd. Safranin O staining kit was obtained from Wellbio. TRIzol was product of Invitrogen. Ultra-SYBR mixture was bought from Beijing Kangwei Century Biotechnology Co. Ltd. White rabbit IKK-α and NF-κB-p65 mRNA primers were products of Shanghai Shenggong Bioengineering Technology Service Co. Ltd. Horse-radish peroxidase (HRP) goat anti-mouse IgG and HRP goat anti-rabbit IgG were purchased from Proteintech, while β-actin was bought from PeproTech. Microplate reader was product of Bio-Tek.

Experimental rabbits

Healthy New Zealand white male rabbits ($n = 15$) weighing 1.8 —

2.2 kg (mean weight = 2.0 ± 0.2 kg) were obtained from the Animal Laboratory of Hunan Academy of TCM. The rabbits were housed in metal cages under standard conditions and allowed *ad libitum* access to feed and water. They were exposed to 12-h light/12-h dark cycle, and maintained at an average temperature of 22±1 ℃ and 40−50% humidity. The rabbits were acclimatized to the laboratory conditions for 10 days prior to commencement of study. Study permission was received from the Animal Ethical Committee of The Affiliated Hospital of Hunan Academy of TCM, Changsha, China (approval no. 2018 – 0035). The study procedures were implemented in adherence to international guidelines [10].

Experimental design

Ten rabbits were numbered according to weight and randomly divided into two groups: ZJD-containing serum group ($n = 5$) and blank control group ($n = 5$). Based on the formula of equivalent dose conversion for different animals [11], the dose of ZJD for the rabbits was calculated as 4.48 g/kg body weight. The rabbits in the serum group were daily given intragastric administration of twice the equivalent dose, i. e., 8.96 g/kg administered as 10 mL/(kg • d) (the concentration of raw medicine containing ZJD was 0.896 g/mL). The blank control group was intragastrically administered an equivalent dose of normal saline [10 mL/(kg • d)], once a day for 7 days. One hour after intragastric administration on the 8th day, 10% chloral hydrate was used for intraperitoneal anesthesia at a dose of 3.5 mL/kg. Sera were derived from abdominal aorta blood containing the drug ZJD, and from normal rabbits (normal sera). These were inactivated in a constant temperature water bath at 56 ℃ for 30 min, and kept refrigerated at −20 ℃ for later use. The serum samples were filtered and sterilized when needed.

Establishment of rabbit model of osteoarthritis

The remaining five rabbits were used to make rabbit model of osteoarthritis by injection of 4% papain into the knee joint, once every 3 days, in a total of 3 injections[12].

Gross examination of rabbit knee joint

Two weeks after establishment of rabbit model of osteoarthritis, the rabbits were euthanized via induction of air embolism. The knee joint of each rabbit was excised and the cartilage of femoral condyle and tibial plateau were macroscopically examined.

下篇
论文精编

Histopathological examination

Histological examination of distal femoral cartilage was performed using H & E staining, and safranin O cartilage staining. Histopathological changes were assessed based on the degree of inflammatory cell infiltration, damage, underlying bone destruction and articular cartilage damage. The extent of cartilage damage was also determined using Mankin score [13].

Isolation and culture of chondrocytes

Chondrocytes were isolated via enzymatic digestion of bone tissue. The cartilage of each rabbit was excised under sterile conditions, cut into bits and crushed to a volume <0.3 mm^3. Then, 2 mL of 0.25% trypsin was added for digestion, and the mixture was shaken vigorously on a shaking incubator at 37 ℃ for 20 min. Then, 2 mL of 0.02% type Ⅱ collagenase was added to the digest in Ham's F-12 medium and maintained for 24 h at 37 ℃ in an atmosphere of 5% CO_2 and 95% oxygen. The cell suspension was sieved using a cell strainer to get rid of debris. The filtrate was subjected to centrifugation at 15,000 rpm for 7 min and the sediment was rinsed in DMEM. The cells were inoculated in a culture flask at a density of 4×10^4 cells/mL and maintained in DMEM containing 10% FBS and 1% streptomycin/penicillin at 37 ℃ in an incubator with 5% CO_2 and 95% oxygen. The culture medium was changed every 2 to 3 days, and cell growth was observed under a microscope every 24 h. Knee articular chondrocytes were identified with collagen immunofluorescence staining[14,15]. The third-generation chondrocytes were employed in this research.

Cell grouping

When the chondrocytes attained 80% confluency, they were randomly assigned to 7 groups: sham, 5, 10 and 20% normal serum groups; 5% ZJD, 10% ZJD and 20% ZJD groups. Cells in sham group were treated with 0.5% volume fraction of FBS, while those in 3 normal serum groups were treated with 5, 10 or 20% volume fractions of normal rabbit serum. Moreover, 5, 10 or 20% volume fraction of serum containing ZJD was added to the 3 ZJD groups, as appropriate.

Determination of proliferative potential

This was done using CCK-8 kit. The cells were inoculated in 96-well plates $(2 \times 10^4/mL)$, and maintained at 37 ℃ for 24 h in a medium of 5% CO_2 and 95% oxygen, followed by addition of CCK-8. The mixture was cultured for 4 h, after which OD was read at 450 nm. The assay was done in triplicate at 24 h intervals.

Determination of levels of IL-1 and MMP-3 in cell suspension

The cells were rinsed in PBS and lysed with ice-cold RIPA buffer containing protease blocker. The resultant lysate was spun at 15, 000 rpm for 15 min at 4 ℃, and the supernatant was subjected to assay of IL-1 and MMP-3 using ELISA.

Quantitative RT-PCR

Total RNA extraction from cells of each group was done with TRIzol RNA extraction reagent. The RNA was reverse-transcribed to cDNA, followed by qRT-PCR. The relative mRNA expression levels of IKK-α and NF-κB p65 were calculated using $2^{-\Delta\Delta Ct}$ method, with GAPDH as internal standard. Table 1 shows the nucleotide sequences of primers employed.

Determination of protein expression levels

Protein expressions of IKK-α and NF-κB p65 in chondrocytes were measured using Western blotting.

Statistical analysis

Results are presented as mean ± SD. Groups were compared using Tukey, Welch and Games-Howell tests, where applicable. Statistical analysis was performed with SPSS version 24. Values of $P < 0.05$ were taken as indicative of statistically significant differences.

Table 1　Sequences of primers used for PCR

Gene	Primer	Sequence	Length
GAPDH	Sense	5'- TGGAATCCACTGGCGTCTTCAC - 3'	168 bp
	Anti-sense	5'- AGGATGCGTTGCTGACAATCTTGA - 3'	
IKK-α	Sense	5'- ACAAAGAGCAGCAATGTTAAGCC - 3'	149 bp
	Anti-sense	5'- ACAAAGAGCAGCAATGTTAAGCC - 3'	
NFKB-p65	Sense	5'- ATGCCAATGCCCTCTTCGACT - 3'	164 bp
	Anti-sense	5'- CGTGACTTCCAGCAGATCCCT - 3'	

RESULTS

Results of gross examination of rabbit knee joint

The articular cartilage surface of normal rabbit appeared light pink. Cartilage defect, joint effusion and swelling of synovial membrane were absent. However, the cartilage surface of osteoarthritic rabbits was white, with articular cavity effusion and synovial swelling. The rough surface was characterized by reduced brightness and visible marginal cartilage defect (Figure 1).

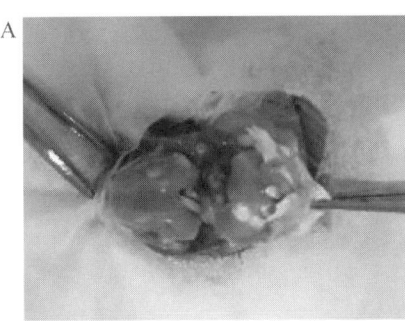
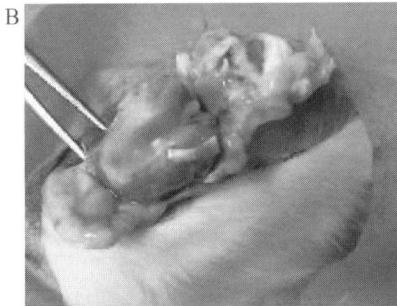

Figure 1　Gross morphology of rabbit knee joint. A. Normal knee joint; B. knee joint of osteoarthritis rabbit.

Histopathological features of cartilage of rabbit

Hematoxylin and eosin (H & E) staining of rabbit distal femoral cartilage revealed diffused increase in the number of chondrocytes as well as uneven distribution of chondrocytes in each layer (Figure 2 A and B). Similarly, Safranin O cartilage staining revealed a slight decrease in staining of the matrix and irregular cracks on the joint surface (Figure 2 C and D). The modified Mankin's score was 3.

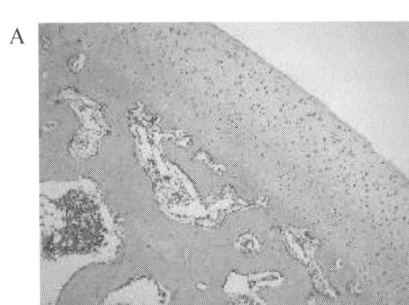
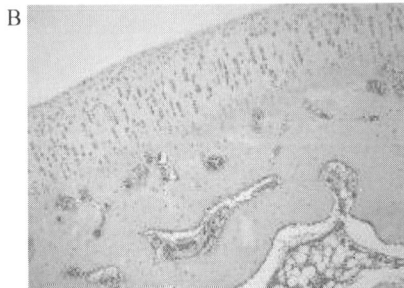

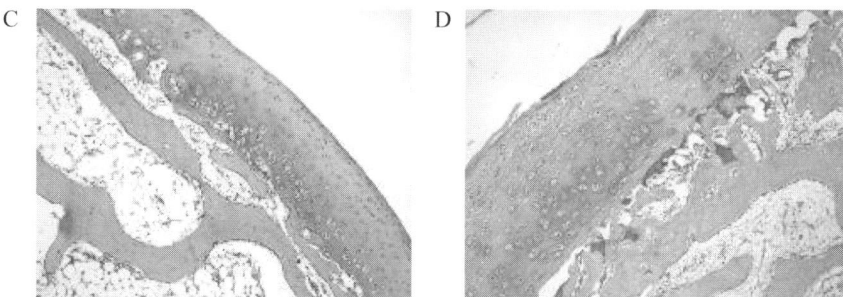

Figure 2　Histopathological features of cartilage of rabbits. A. H & E staining of cartilage of normal rabbit; B. H & E staining of cartilage of osteoarthritic rabbit; C. Safranin O staining of cartilage of normal rabbit; D. Safranin O staining of cartilage of osteoarthritic rabbit.

Morphological characteristics of isolated chondrocytes

Chondrocytes isolated from cartilage of osteoarthritis rabbit adhered gradually to the wall of the culture flask within 24 h of separation. Most of the primary chondrocytes remained spherically suspended in the culture medium with strong refractive properties (Figure 3 A). After 72 h of culture, primary chondrocytes were completely adherent to the wall, with most of their nuclei appearing round or oval. The cells were polygonal, triangular, or short spindle-shaped. There were protrusions between cells, and colony formation units were observed (Figure 3 B and C). After 9 days, monolayer cells were

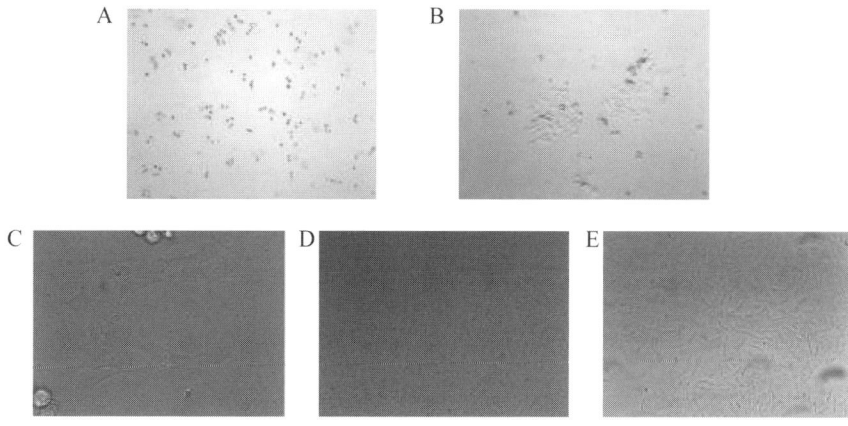

Figure 3　Morphological characteristics of isolated chondrocytes. A. Appearance of primary cells after 24 h (× 100); B&C. Appearance of primary cells after 72 h (B. × 100; C. × 400); D. "Paving stone" -like structure of isolated chondrocytes (×100); E. First generation of chondrocytes (×100).

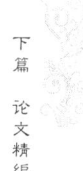

formed, which spread to cover the bottom of the culture flask. The nuclei were larger, and the cytoplasm was uniform and closely arranged. The entire monolayer cells formed a "paving stone" -like structure (Figure 3 D). After the first passage, the adherent time of chondrocytes was significantly reduced, but cell proliferation was markedly enhanced. Most of the cells were triangular and spindle shaped, with only a few appearing polygonal (Figure 3 E). The observed morphological changes were characteristic of chondrocytes.

Type II collagen immunocytochemical staining

As shown in Figure 4 A and B, the nuclei of isolated chondrocytes appeared brown or brownish-yellow. The results of type II collagen immunofluorescence staining showed that type II collagen was mainly distributed in the cytoplasm and membrane of isolated chondrocytes (Figure 4 C - E).

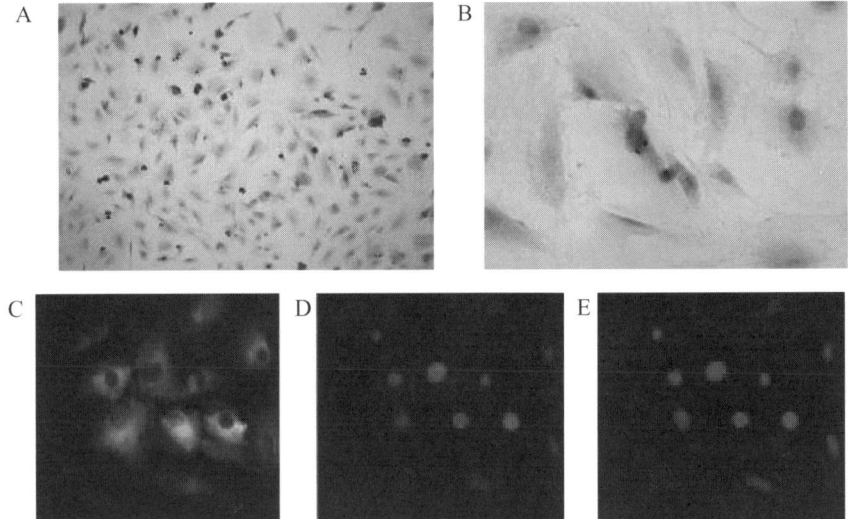

Figure 4   Immunohistochemical features of chondrocytes. A and B. Type II collagen (A. ×100; B. ×400); C. Type II collagen positive signal pattern; D. staining of cell nucleus; E. Type II collagen immunofluorescence staining (× 400).

Proliferation of chondrocytes

The proliferation of chondrocytes was significantly lower in sham group than in normal serum-containing groups ($P < 0.05$). Cell proliferation was significantly and time-and concentration-dependently increased in drug-containing serum groups, relative to sham and normal serum containing groups （$P<0.05$； Figure 5 and Figure 6）.

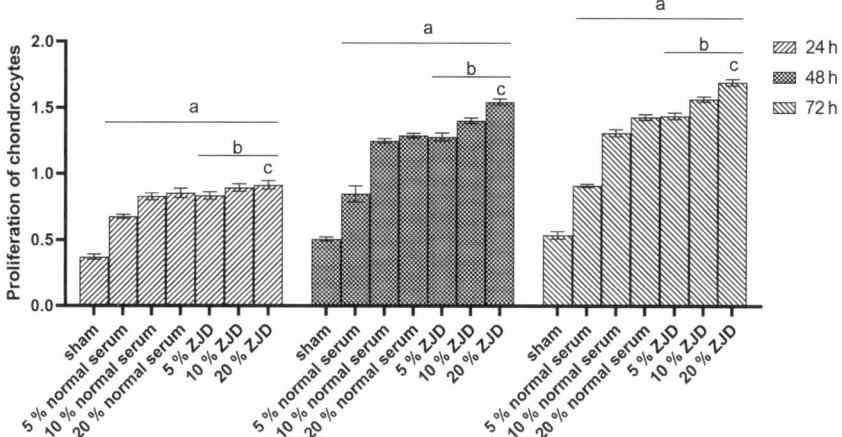

Figure 5   Proliferation of chondrocytes at 24， 48 and 72 h of culture.[a]$P<0.05$，
vs sham group；[b]$P<0.05$， vs normal serum-containing groups；[c]$P<0.05$， com-
pared with 5 and 10% ZJD groups.

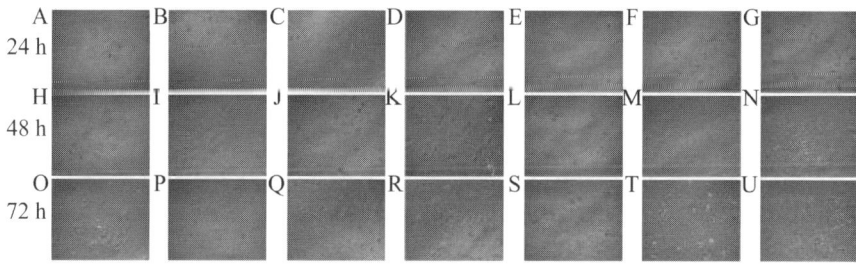

Figure 6   Microscopic observation of chondrocytes in each group after drug inter-
vention （ × 100 ）. A， H and O. Sham group； B， I and P. 5% normal
serum group； C， J and Q. 10% normal serum group； D， K and R. 20% normal
serum group； E， L and S. 5% ZJD drug serum group； F， M and T. 10%
ZJD drug serum group； G， N and U. 20% ZJD drug serum group.

Levels of expression of IL-1 and MMP-3

As presented in Figure 7 and Figure 8， the levels of expression of IL-
1 and MMP-3 were markedly higher in sham group than in normal
serum-containing groups （$P<0.05$）. Interleukin 1 （IL-1） and MMP-3
expression levels were significantly and time-and concentration-
dependently reduced in drug-containing serum groups， relative to sham
and normal serum-containing groups （$P<0.05$）.

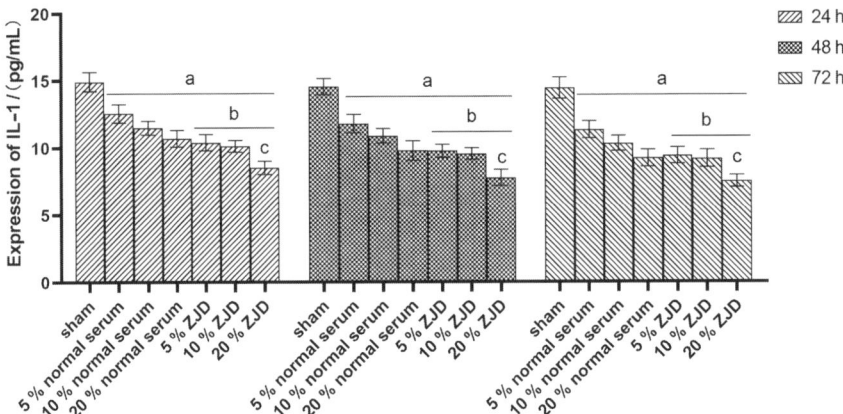

Figure 7　Levels of expression of IL-1 at 24, 48 and 72 h of culture.[a]$P<0.05$, vs sham group;[b]$P<0.05$, vs normal serum-containing groups;[c]$P<0.05$, compared with 5 and 10% ZJD groups.

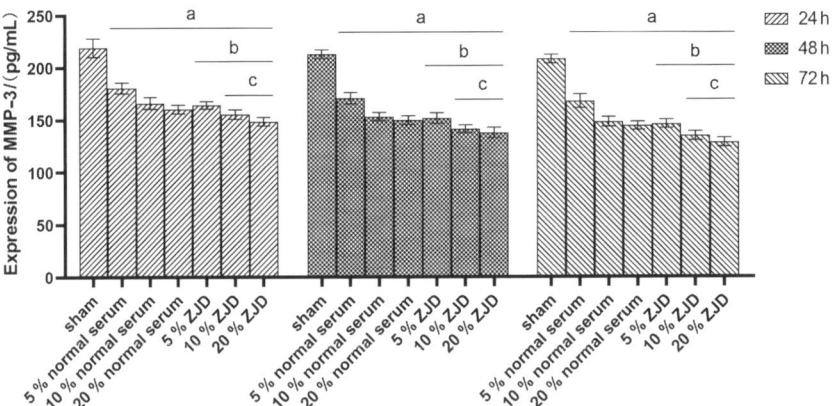

Figure 8　Expression of MMP-3 at 24, 48 and 72 h culture.[a]$P<0.05$, vs sham group;[b]$P<0.05$, vs normal serum-containing groups;[c]$P<0.05$, compared with 5 and 10% ZJD groups.

mRNA and protein levels of NF-κB p65 and IKK-α

Markedly higher mRNA and protein expressions of NF-κB p65 and IKK-α were seen in sham group than in normal serum-containing groups ($P<0.05$). In drug-containing serum groups, the mRNA and protein concentrations of these factors were significantly and time-and concentration-dependently downregulated, relative to sham and normal serum-containing groups ($P<0.05$; Figure 9 and Figure 11).

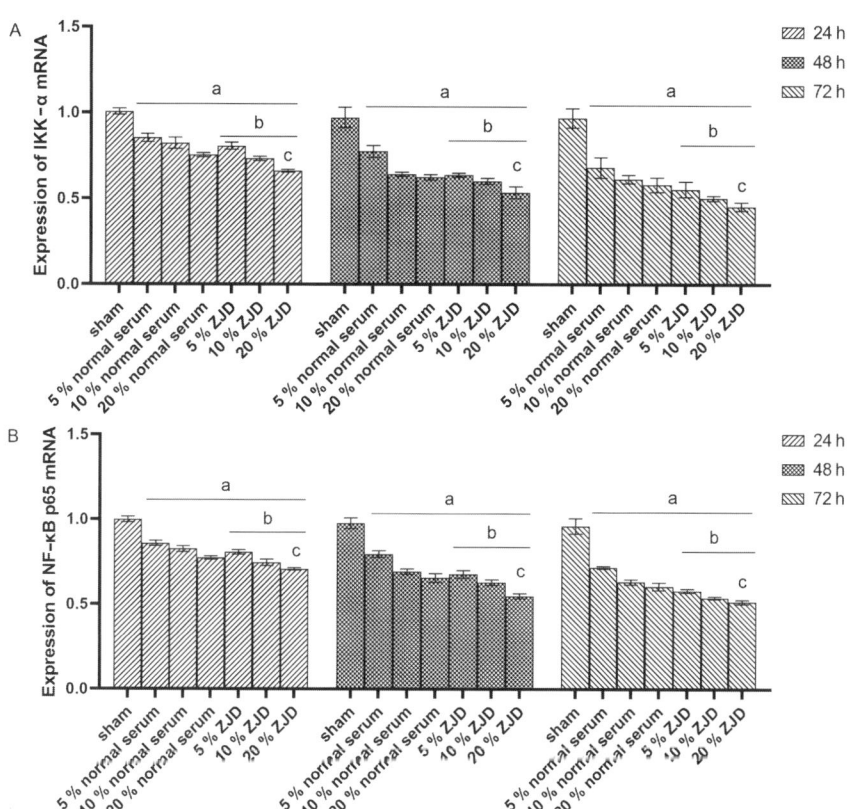

Figure 9　mRNA levels of NF-κB p65 and IKK-α. mRNA expressions of IKK-α (A) and NF-κB p65 (B). [a] $P < 0.05$, compared with sham group; [b] $P < 0.05$, vs normal serum-containing groups; [c] $P < 0.05$, compared with 5 and 10% ZJD groups.

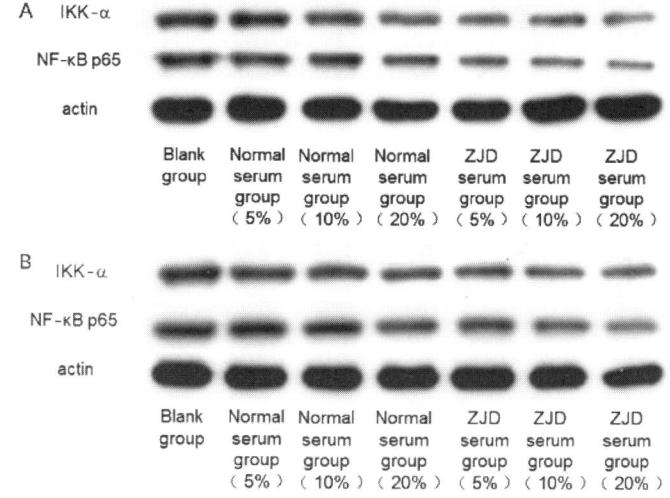

湖湘欧阳氏杂病流派学术经验研究丛书　骨伤病临证精要

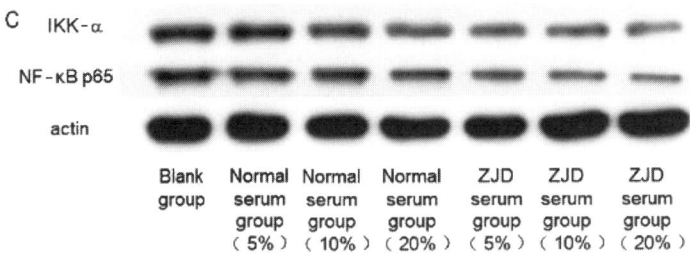

Figure 10　Effect of treatments on apoptosis. NF-κB p65 and IKK-α protein levels after 24 h (A); after 48 h (B), and after 72 h of culture (C).

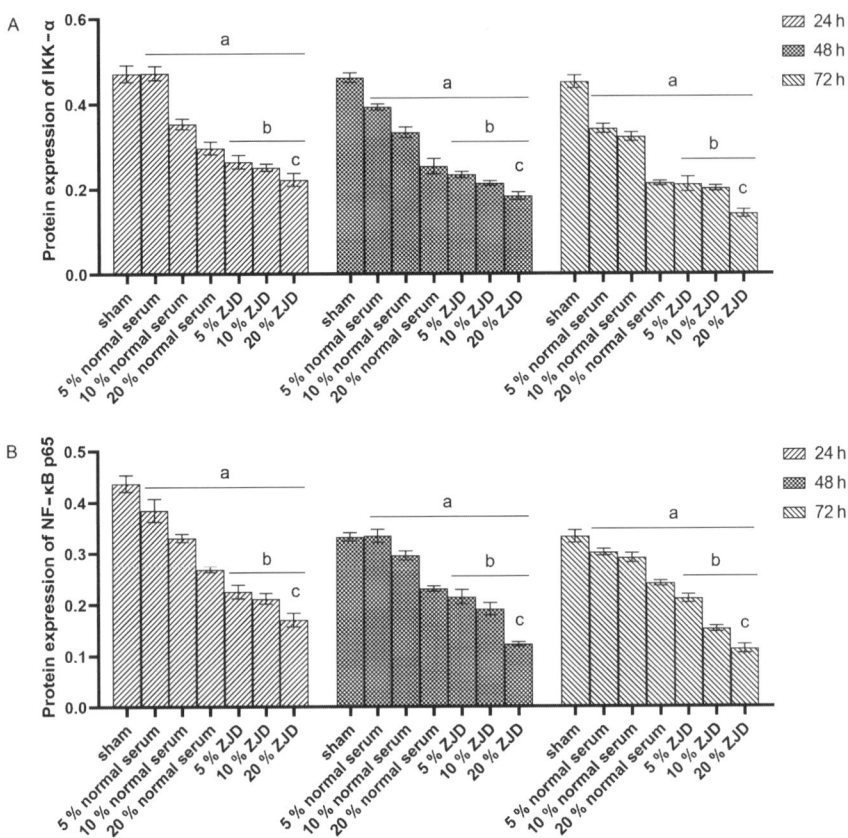

Figure 11　IKK-α and NF-κB p65 protein concentrations at 24, 48 and 72 h of culture. A. IKK-α protein level; B. protein expression level of NF-κB-p65.

DISCUSSION

Osteoarthritis, a degenerative disease of the bones and joints, occurs mainly in the knee joint, hip joint, spine and other parts of the body in middle-aged and the elderly people. It is mainly caused by pain and joint dysfunction. Pain of long duration induces local inflammation of joint soft tissue, thereby causing damage to cartilage[1]. Early osteoarthritis is characterized by painful joints, stiffness and hypertrophy. Several factors may be involved in etiology of knee osteoarthritis. The NF-κB signaling pathway which is implicated in aging and inflammation, is involved in the pathophysiological changes of osteoarthritis[16]. Activated NF-κB causes damage to the extracellular matrix, thereby setting in motion the pathological processes that culminate in osteoarthritis. The NF-κB signaling pathway regulates homeostasis of articular chondrocytes in various ways, and it has been reported to modulate apoptosis of chondrocytes via regulation of cell proliferation and apoptosis-related genes[17]. In a previous study, NF-κB promoted apoptosis of chondrocytes via upregulation of the expressions of MMP-3, IL-1, IL-6 and TNF-α[18]. Moreover, MMP-3 and IL-1 are downstream products of the NF-κB signal pathway, which expressions are important in the etiology of osteoarthritis. The results of this study suggest that *ZJD* may protect chondrocytes via inhibition of NF-κB expression.

In Traditional Chinese Medicine (TCM), knee osteoarthritis is classified as *bi* syndrome, sinew *bi* and *li jie feng*. *Zhitong Jiangu* decoction (*ZJD*) is used in TCM to treat osteoarthritis [3,4]. It promotes blood circulation, relieves pain, removes invisible phlegm, *dredges meridians*, and strengthens the muscles and bones. The crude drug has been shown to inhibit synovial hyperplasia in rabbit model of knee osteoarthritis. A study reported that it increased the thickness of non-calcified cartilage, slowed cartilage degeneration, and improved joint function[4]. Downregulated expressions of MMP-1 and TNF-α have been demonstrated to inhibit inflammatory reactions in osteoarthritis rabbits [3,5—9].

In this study, after the successful establishment of knee osteoarthritis, different volume fractions of *ZJD*-containing serum were used for treatment. The results suggest that *ZJD* may confer protection on chondrocytes and promote their proliferation.

CONCLUSION

These findings suggest that *ZJD* mitigated osteoarthritis in rabbits via regulation of the NF-κB signaling pathway. The results provide supportive experimental evidence for the use of *ZJD* in the treatment of knee osteoarthritis in TCM.

DECLARATIONS

Acknowledgement

This work was funded by the National Natural Science Foundation of China (no. 81603482) and Hunan Scientific Research Program of TCM (no. 201908).

Conflict of interest

No conflict of interest is associated with this work.

Contribution of authors

We declare that this work was done by the authors named in this article, and all liabilities pertaining to claims relating to the content of this article will be borne by them. Xiaodong Li, Xuyi Tan and Hai'en Luo conducted the literature search, performed the experiments and drafted the manuscript. Xinping Su and Kejian Zhu participated in the design and conduction of the experiment. Canyu He, Gang Huang and Daowei Zhang performed the statistical analysis and assisted in writing of the manuscript. All authors read and approved the final manuscript.

Data availability statement

The raw data generated in this study are available on request.

Open Access

REFERENCES

[1] GOLDRING M B, Goldring S R. Osteoarthritis. J Cell Physiol, 2007, 213 (3): 626 – 634.

[2] GU Y J, GE P, MU Y, et al. Clinical and laboratory characteristics of patients having amyloidogenic transthyretin deposition in osteoarthritic knee joints. Zhejiang Univ Sci B, 2014, 15 (1): 92 – 99.

[3] LI X D, SU X P, TAN X Y, et al. Clinical effect of Zhitong Jiangu Decoction in treatment of knee synovitis with the syndrome of intermingled phlegm and blood stasis. Hunan Univ Chin Med, 2018, 38 (8): 908 – 912.

[4] ZHANG K, QIU X Z, ZHU K J. Clinical research of Zhitong JianGu Decoction on 60 patients with osteoarthritis. Lishizhen Med Mater Med Res, 2019, 30 (2): 383 – 385.

[5] SU X P, ZHU K J, TAN X Y. Effects of Zhitong Jiangu Decoction on synovial and cartilage repair in rabbit. J Hunan Univ Chin Med, 2016, 36 (4): 11 – 14.

[6] TAN X Y, SU X P, LUO H E, et al. Effects of Zhitongjiangu decoction on microstructure of synovial membrane in knee osteoarthritis. Lishizhen Med Mater Med Res, 2018, 29 (8): 1793 – 1795.

[7] SU X P, ZHU K J, TAN X Y, et al. Expression of IKKα and NF-κB mRNA for Zhitong jiangu Recipe on cartilage of knee osteoarthritis. Chin J Tradit Med Traumatol Orthop, 2017, 25 (10): 1 – 5.

[8] SU X P, ZHU K J, TAN X Y, et al. Effect of zhitong jiangu prescription on MMP-1 of cartilage in rabbit knee osteoarthritis and correlation analysis with MRI grading. Lishizhen Med Mater Med Res, 2017, 28 (4): 812 – 815.

[9] SU X P, ZHU K J, TAN X Y, et al. Effect of Zhitong Jiangu Decoction on cartilage TNF-α expression in knee osteoarthritis rabbits and its correlation with articular cartilage Mankin's score. Guiding J Tradit Chin Med Pharm, 2017, 23 (14): 23 – 26, 30.

[10] National Research Council (US) Institute for Laboratory Animal Research. Guide for the care and use of laboratory animals. Washington (DC), National Academies Press (US), 1996.

[11] WEI W, WU X M, LI Y J. Experimental methodology of pharmacology. ed 4th. revised. Beijing: People's medical publishing house Co. Ltd., 2010.

[12] TANG H B, LI T T, YANG Y J, et al. The dynamic change of pathological indicators in papain-induced rat osteoarthritis. South-Cent Univ Natl, Nat Sci Ed, 2013, 32 (4): 41 – 45.

[13] ZENG J H, MA D J, PENG L P, et al. Establishment and identification of experimental rabbit knee osteoarthritis model. Chin J Clin Res, 2016, 29 (5): 679 – 682.

[14] HU Z J, HU B, TANG D Z, et al. Isolation, culture and morphological characteristics of rabbit articular cartilage cells. Chin J Tissue Eng Res, 2010, 14 (46): 8555 – 8558.

[15] LIU X R, ZHANG L, GAO W, et al. Isolation, culture and identification of New Zealand rabbit articular cartilage cells. Int J Lab Med, 2012, 33 (19): 2307 – 2308, 2312.

[16] MARCU K B, OTERO M, OLIVOTTO E, et al. NF-kappaB signaling: multiple angles to target OA. Curr Drug Targets, 2010, 11 (5): 599 – 613.

[17] SAITO T, TANAKA S. Molecular mechanisms underlying osteoarthritis development: Notch and NF-κB. Arthritis Res Ther, 2017, 19 (1): 94.

[18] LIU Y X，WANG G D，WANG X，et al. Effects of TLR-2/NF-κB signaling pathway on the occurrence of degenerative knee osteoarthritis：an in vivo and in vitro study. Oncotarget，2017，8（24）：38602－38617.

(*Tropical Journal of Pharmaceutical Research*，2021 年第 20 卷第 4 期)

止痛健骨方对兔膝骨关节炎模型滑膜显微结构的影响

谭旭仪[1,2]，苏新平[2*]，罗海恩[2]，张堃[1,3]，何灿宇[2]，黄刚[2]，丁正香[2]

（1. 湖南中医药大学，湖南　长沙 410208；2. 湖南省中医药研究院，湖南　长沙 410006；3. 湖南中医药大学第一附属医院，湖南　长沙 410007）

［摘要］目的：观察止痛健骨方对兔膝骨关节炎模型滑膜显微结构的影响。方法：将 72 只白兔随机分为正常对照组、模型对照组、止痛健骨低剂量组、止痛健骨高剂量组，每组各 18 只。除正常对照组外，采用木瓜蛋白酶制备兔膝骨关节炎模型。止痛健骨低剂量、高剂量组分别给与止痛健骨方低剂量、高剂量药物灌胃，正常对照组和模型对照组则给予生理盐水灌胃。在模型验证、实验灌胃第 4 周、第 8 周三个时间点，各组随机选择 6 只白兔，观察膝关节滑膜显微结构变化，进行评分。结果：在实验干预前、实验干预第 4 周、第 8 周，与正常对照组比较，模型对照组、止痛健骨低剂量组、止痛健骨高剂量组滑膜病理评分均上升，差异有统计学意义（$P<0.05$）。与模型对照组比较，止痛健骨低剂量组、高剂量组在第 4 周、第 8 周滑膜病理评分均下降，差异有统计学意义（$P<0.05$）。结论：止痛健骨方能改善兔 KOA 模型滑膜显微结构，减少滑膜病理评分。

［关键词］止痛健骨方；兔；膝骨关节炎；滑膜；病理

［中图分类号］R285.5　　　［文献标识码］A　　　［文章编号］1008 - 0805（2018）08 - 1793 - 03

DOI：10.3969/j. issn. 1008 - 0805. 2018. 08. 001

Effects of Zhitongjiangu decoction on microstructure of synovial membrane in knee osteoarthritis

TAN Xuyi[1,2]，SU Xinping[2*]，LUO Hai'en[2]，ZHANG Kun[1,3]，HE Canyu[2]，HUANG Gang[2]，DING Zhengxiang[2]

（1. Hunan University of Chinese Traditional Medicine，Changsha Hunan 410208，China；2. Affiliated Hospital of Hunan Academy of Chinese Medical Science，Changsha Hunan，410006，China；3. Affiliated First Hospital of Hunan University of Chinese Traditional Medicine，Changsha，Hunan，410007，China）

［Abstract］ **Objective** To observe microstructure of synovial membrane of Zhitongjiangu decoction on knee osteoarthritis. **Methods** 72 rabbits were randomly divided into normal control group, model control group, Zhitongjiangu low dose group, Zhitongjiangu high dose group, each group with 18 rats in each, the preparation of rab-

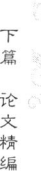

bit model of KOA papain intra-articular injection of and model verification is successful，Zhitongjiangu low dose group，high dose group，to give the corresponding Zhitongjiangu recipe intragastric administration，and normal control group，model control group were intragastrically administrated with the same dose of normal saline. Microstructure of synovial membrane and pathology score were detected at the moment of the experimental intervention，the intervention of the 4 weeks，8 weeks. **Results** At the moment of the experimental intervention，the intervention of the 4 weeks，8 weeks，compared with the normal control group，pathology score of model control group，Zhitongjiangu low dose group，Zhitongjiangu high dose group were increased，the difference is statistically significant （$P < 0.05$）. Compared with the model control group，pathology score of Zhitongjiangu low dose group，Zhitongjiangu high dose group decreased （$P < 0.05$），after the intervention of the 4 weeks，8 weeks. **Conclusion** Zhitongjiangu decoction could effectively improve microstructure of synovial membrane of KOA，and lower pathology score.

［**Keywords**］Zhitongjiangu decoction；Rabbit；Knee osteoarthritis；Synovial membrane；Pathology

止痛健骨方功效为活血祛痰、通络止痛、强筋健骨，系我院骨伤科治疗膝骨关节炎（knee osteoarthritis，KOA）的有效经验方。前期实验发现止痛健骨方能降低兔 KOA 模型关节软骨 IKKα 及 NF-κB mRNA 表达，进而减少软骨 MMP-1、TNF-α 表达，对 KOA 具有很好的治疗作用[1-4]。本实验拟观察止痛健骨方对兔 KOA 模型滑膜显微结构的影响，进一步探讨其对 KOA 的作用机制。

1 资料与方法

1.1 实验动物 清洁级新西兰健康成年大耳白兔共 90 只，雌雄各半，体质量约 2.0 kg，动物许可证号：SCXK（湘）2015-0008。

1.2 实验药物 止痛健骨方：当归 12 g，白芥子（炒）12 g，丹参10.5 g，猪牙皂 1.5 g，鹿角霜 7.5 g，鳖甲 7.5 g，黄芪 9 g，乳香（醋制）7.5 g，没药（醋制）7.5 g，独活 3 g，千年健 9 g，陆英 9 g，共 12 味药，功效为活血祛痰、通络止痛、强筋健骨。从湖南省中医药研究院附属医院一次性购入，加水煎煮、水浴浓缩成分别含止痛健骨方生药浓度为0.448，0.896 g/mL（分别相当于人临床等效剂量的 1、2 倍）。

1.3 实验方法 实验分组方法、造模方法、实验干预与文献[1-3]相同。其中，止痛健骨低剂量组给予每天用含止痛健骨方生药浓度为0.448 g/mL 灌胃，10 mL/（kg·d）；止痛健骨高剂量组每天用含止痛健骨方生药浓度为 0.896 g/mL，10 mL/（kg·d）；阳性药物组每天灌胃盐酸氨基葡萄糖片 0.0672 g/kg，灌胃时需溶解到对应体积 [10 mL/(kg·d)] 的生理盐水中，正常对照组和模型对照组则给予生理盐水灌胃，10 mL/(kg·d)。

1.4 观察指标 在实验造模验证（即实验干预前）、干预第 4、8 周时，各组随机选取 6 只白兔，处死后解剖右膝关节，完整切取右膝关节髌上囊滑膜组织，经固定、切片等步骤后，进行 HE 染色，光镜下对膝关节滑膜显微结构进行观察，并参照文献 [5] 对各组膝关节滑膜细胞增生、炎症细胞浸润、纤维组织增生、巨噬细胞增生四个方面进行评分。评分标准见表 1。

表 1 膝关节滑膜组织评分标准

病理改变	0 分	1 分	2 分	3 分
滑膜细胞增生	无	单层	密集增生成 2 层	密集增生 3 层以上
炎症细胞浸润	无	稀疏散在	较密集	大量
纤维组织增生	无	少量增生	中等	大量
巨噬细胞增生	无	稀疏	较密集	大量

1.5 统计学方法 应用 SPSS 16.0 对各组膝关节滑膜评分进行统计学处理，若满足正态齐性和方差齐性时采用单因素方差分析，不满足时采用非参数检验。

2 结果

2.1 各组白兔膝关节滑膜组织显微观察 在造模 2 周时（即模型验证时），模型对照组、止痛健骨低剂量组、止痛健骨高剂量组右后膝关节滑膜细胞增生明显，伴随炎症细胞浸润，巨噬细胞增生，纤维组织增生，而正常对照组白兔无上述变化，提示兔 KOA 模型中滑膜显微结构存在异常。见图 1。

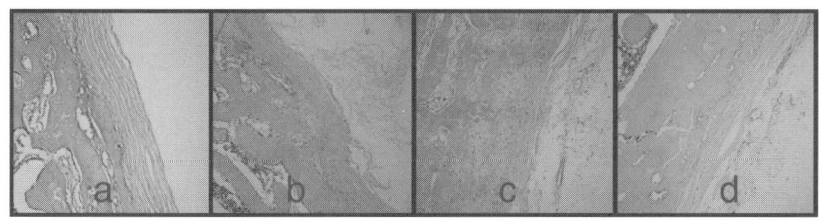

a. 正常对照组；b. 模型对照组；c. 止痛健骨低剂量组；d. 止痛健骨高剂量组。
图 1 各组兔 KOA 滑膜组织干预前显微观察（HE，400×）

实验干预第 4 周时，模型对照组可见滑膜细胞密集增生，局部达 2 层，炎症细胞浸润，以及巨噬细胞、纤维细胞增生。止痛健骨低剂量、高剂量组均较模型对照组在滑膜细胞增生、炎症细胞浸润、巨噬细胞、纤维组织增生方面均有减轻。见图 2。

实验干预第 8 周时，模型对照组可见滑膜细胞密集明显增生，局部达3 层，大量炎症细胞浸润，以及巨噬细胞增生。止痛健骨低剂量组较模型对照组在滑膜细胞、巨噬细胞增生减轻，炎症细胞浸润减少。止痛健骨高剂量组较模型对照组滑膜细胞增生、炎症细胞浸润等明显减少。见图 3。

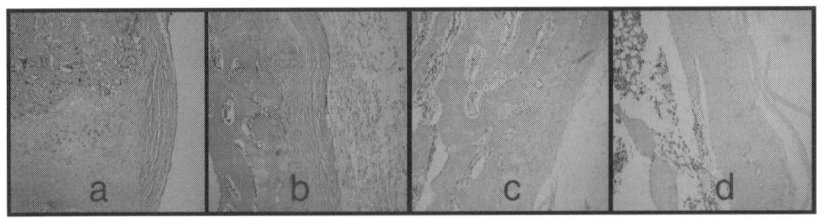

a. 正常对照组；b. 模型对照组；c. 止痛健骨低剂量组；d. 止痛健骨高剂量组。

图 2　各组兔 KOA 滑膜组织干预第 4 周显微观察（HE，400×）

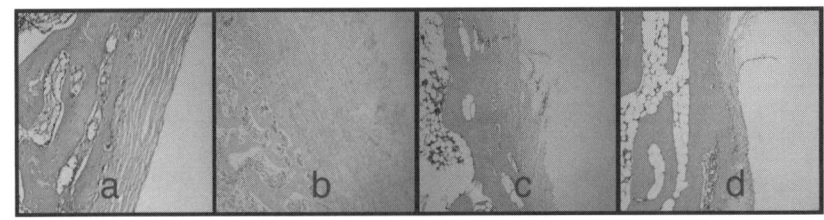

a. 正常对照组；b. 模型对照组；c. 止痛健骨低剂量组；d. 止痛健骨高剂量组。

图 3　各组兔 KOA 滑膜组织干预第 8 周显微观察（HE，400×）

2.2　各组白兔膝关节滑膜组织评分比较　实验干预前，模型对照组、止痛健骨低剂量、高剂量组滑膜组织评分均高于正常对照组，差异有统计学意义（$P<0.05$）。实验第 4 周、第 8 周时，与正常对照组比较，模型对照组、止痛健骨低剂量、高剂量组滑膜组织评分仍上升，差异有统计学意义（$P<0.05$）。止痛健骨低剂量、高剂量组滑膜组织评分较模型对照组下降，差异有统计学意义（$P<0.05$），该两组互相比较，差异无统计学意义（$P>0.05$）。同时，止痛健骨低剂量、高剂量第 4 周、第 8 周滑膜组织评分均较干预前明显下降，差异有统计学意义（$P<0.05$），表明实验干预前兔 KOA 模型滑膜组织评分较正常白兔明显上升，经止痛健骨方干预后，兔膝关节滑膜组织病理评分较模型对照组改善。见表 2。

表 2　各组白兔关节滑膜组织病理评分比较 ($\bar{x}\pm s$)

组别	剂量 /(g·kg^{-1})	病理评分		
		干预前	第4周	第8周
正常对照组	—	0	0	0
模型对照组	—	7.50±0.5[a]	8.17±0.7[a]	8.50±0.5[a]
止痛健骨低剂量组	4.48	7.33±0.5[ab]	6.33±0.5[ace]	5.00±0.6[ace]
止痛健骨高剂量组	8.96	7.50±1.0[ab]	6.00±0.6[ace]	4.16±0.7[ace]

注：组间比较，$F_{干预前}=26.214$，$F_{第4周}=194.556$，$F_{第8周}=119.750$，与正常对照组比较，[a]$P<0.05$；与模型对照组比较，[b]$P>0.05$，[c]$P<0.05$；组内与干预前比较，[e]$P<0.05$。

3　讨论

本研究结果显示，经木瓜蛋白酶关节腔注射方法制备的兔 KOA 模型中，膝关节滑膜细胞增生明显，伴随炎症细胞浸润，巨噬细胞增生，纤维组织增生，病理学评分明显上升。经止痛健骨方干预后，膝关节滑膜细胞、巨噬细胞增生减轻，炎症细胞浸润减少，滑膜组织评分较模型对照组下降，差异有统计学意义（$P<0.05$）。同时，止痛健骨低剂量、高剂量第4周、第8周滑膜组织评分均较干预前明显下降，差异有统计学意义（$P<0.05$），表明实验干预前兔 KOA 模型滑膜组织评分较正常白兔明显上升。止痛健骨方能改善兔 KOA 模型滑膜显微结构，减少滑膜病理评分，这与课题组之前的研究结果相符。

目前，KOA 具体发病机制仍尚未完全阐明，认为本病是一种以由于关节滑膜退变，软骨破坏引起的以膝关节疼痛、僵硬和活动受限为特征的慢性骨关节病。长期以来，人们对 KOA 的发病机制研究集中在关节软骨和软骨细胞的病理改变，并认为 KOA 与软骨的退行性改变密切相关[6,7]。随着近些年研究的深入，逐渐认识到膝关节滑膜的炎性改变在膝骨关节炎的发病过程中起到重要作用。在 KOA 的形成过程中，膝关节滑膜的自身炎性改变，释放众多的炎性介质和细胞因子，这些炎性递质直接作用于关节软骨，直接导致关节软骨的破坏和降解[8,9]。因此，可以尝试从 KOA 滑膜显微结构阐明其发病机制，评价药物的治疗作用。

现代医学治疗 KOA 多选择非甾体抗炎药、改善病情类药物及软骨保护剂等药物[10]。中医药对 KOA 具有较好的疗效，可改善膝关节局部症状、延缓病情发展[11]。本研究中观察止痛健骨方对兔 KOA 关节滑膜显微结构的影响，结果显示对 KOA 滑膜显微结构具有较好的改善作用。止痛健骨方功效为活血通络，祛痰止痛，强筋健骨。方中当归、丹参、乳香、没药活血化瘀、消肿止痛，白芥子、独活、千年健、陆英、猪牙皂祛风除湿、涤痰搜风、通痹止痛以治其标，鹿角霜、鳖甲、黄芪强筋健骨以固其本，标本兼顾。现代药理研究证明，止痛健骨方药物具有抗炎、镇痛等药理作用，以及增强体液免疫和抑制结缔组织增生。

参考文献

[1] 苏新平，朱克俭，谭旭仪，等. 止痛健骨方对兔膝骨关节炎软骨 MMP-1 的影响及与 MRI 分级的相关性分析 [J]. 时珍国医国药，2017，28（4）：812-815.

[2] 苏新平，朱克俭，谭旭仪，等. 止痛健骨方对兔膝骨关节炎软骨 IKKα 及 NF-κB mRNA 的影响 [J]. 中国中医骨伤科杂志，2017，25（10）：1-5.

[3] 苏新平，朱克俭，谭旭仪，等. 止痛健骨方对膝骨关节炎兔软骨 TNF-α 的影响及 TNF-α 与软骨评分的相关性分析 [J]. 中医药导报，2017，23（14）：23-26，30.

[4] 张堃，朱克俭，谭旭仪，等. MR T2 mapping 成像评估止痛健骨方治疗膝骨性关节炎关节软骨损伤疗效的实验研究 [J]. 中国介入影像与治疗学，2017，14（11）：694-698.

[5] 蔡辉，郑召岭，商玮，等. 姜黄素对佐剂性关节炎大鼠滑膜病理的影响 [J]. 徐州医学院学报，2008，28（6）：367-369.

[6] LIU Y, ZHANG H F, LIANG N X, et al. Prevalence and associated factors of knee osteoarthritis in a rural Chinese adult population：an epidemiological survey [J]. BMC Public Health，2016，16（1）：94.

[7] ROOS E M, ARDEN N K. Strategies for the prevention of knee osteoarthritis [J]. Nat Rev Rheumatol，2016，12（2）：92-101.

[8] 丁呈彪，周云. 膝骨性关节炎患者滑膜炎的发病机制及研究进展 [J]. 中国组织工程研究，2015，19（51）：8327-8332.

[9] 王欢，王庆甫，杨黎黎，等. 白芍总苷对人膝骨关节炎滑膜成纤维细胞增殖的影响 [J]. 中华中医药杂志，2016，31（11）：4853-4856.

[10] 中华医学会骨科学分会. 骨关节炎诊治指南（2007 年版）[J]. 中华骨科杂志，2007，27（10）：793-796.

[11] 孙振新，杨矛，朱玲玲，等. 中医药治疗膝骨关节炎研究进展 [J]. 辽宁中医药大学学报，2017，19（1）：111-114.

（《时珍国医国药》，2018 年第 29 卷第 8 期）

止痛健骨方对兔膝骨关节炎软骨 IKKα 及 NF - κB mRNA 的影响

苏新平[1]，朱克俭[1△]，谭旭仪[1]，何灿宇[1]，黄刚[2]，张堃[3]

（1. 湖南省中医药研究院附属医院，湖南　长沙 410006；2. 湖南中医药大学，湖南　长沙 410208；3. 湖南中医药大学第一附属医院，湖南　长沙 410007）

[摘要] 目的：观察止痛健骨方对兔膝骨关节炎软骨 IKKα 及 NF - κB mRNA 的影响。方法：将 90 只白兔随机分为正常对照组、模型对照组、阳性对照组、止痛健骨低剂量组、止痛健骨高剂量组，每组各 18 只，采用木瓜蛋白酶制备兔膝骨关节炎模型，止痛健骨低剂量组、止痛健骨高剂量组分别给与止痛健骨方低剂量、高剂量药物灌胃，阳性对照组给与盐酸氨基葡萄糖片灌胃，用量 0.067 2 g/kg，正常对照组和模型对照组则给与生理盐水灌胃。在模型组、实验组灌胃第 4 周、第 8 周三个时间点，各组随机选择 6 只白兔，检测软骨 IKKα 及 NF - κB mRNA 表达水平，进行对比分析。结果：在实验干预前、实验干预第 4 周，与正常对照组比较，模型对照组、阳性对照组、止痛健骨低剂量组、止痛健骨高剂量组软骨 IKKα 及 NF - κB mRNA 表达增加，差异有统计学意义（$P<0.05$）。与模型对照组比较，阳性对照组、止痛健骨低剂量组、止痛健骨高剂量组第 4 周、第 8 周软骨 IKKα 及 NF - κB mRNA 表达下降，差异有统计学意义（$P<0.05$）。结论：止痛健骨方能降低兔 KOA 模型关节软骨 IKKα 及 NF - κB mRNA 表达，这可能为其治疗 KOA 的作用机制。

[关键词] 止痛健骨方；兔；膝骨关节炎；IκB 激酶 α；核因子 κB

[中图分类号] R - 33　　　[文献标识码] A　　　[文章编号] 1005 - 0205（2017）10 - 0001 - 05

Expression of IKKα and NF - κB mRNA for Zhitongjiangu Recipe on Cartilage of Knee Osteoarthritis

SU Xinping[1]，ZHU Kejian[1△]，TAN Xuyi[1]，HE Canyu[1]，HUANG Gang[2]，ZHANG Kun[3]

（1. Affiliated Hospital of Hunan Academy of Chinese Medical Science，Changsha 410006，Hunan，China；2. Hunan University of Traditional Chinese Medicine，Changsha 410208，Hunan，China；3. The First Hospital，Affiliated to Hunan University of Traditional Chinese Medicine，Changsha 410007，Hunan，China）

[Abstract] **Objective** To observe the expression of IKKα and NF-κB mRNA for Zhitongjiangu recipe on cartilage of knee osteoarthritis（KOA）. **Methods** All 90 rabbits were randomly divided into normal control group，model control group，positive control group，Zhitongjiangu low dose group，and Zhitongjiangu high dose group，with 18 rats in each group. The rabbit model of KOA was successfully established by papain intra-articular injection. The rabbits in Zhitongjiangu low dose group and high dose group were give corresponding Zhitongjiangu recipe intragastric administration. The positive control group were given hydrochloride glucose tablets orally；and the normal control group and model control group were intra-gastrically administrated with the same dose of normal saline. The expression of IKKα and NF-κB mRNA in cartilage were detected at baseline and at 4th weeks and 8th weeks after administrating. **Results** The expression of IKKα and NF-κB mR-NA of model control group，positive control group，Zhitongjiangu low dose group，and Zhitongjiangu high dose group were significantly increased compared with the normal control group at baseline and at 4th weeks after administrating（$P<0.05$）. The expression of IKKα and NF-κB mRNA of positive control group，Zhitongjiangu low dose group，and Zhitongjiangu high dose group were significantly decreased compared with the model control group at baseline and at 4th weeks and 8th weeks after administrating（$P<0.05$）. **Conclusion** Zhitongjiangu recipe can decrease the expression of IKKα and NF-κB mRNA on cartilage of KOA，which may be the mechanism for treating KOA.

［**Keywords**］Zhitongjiangu recipe；rabbit；knee osteoarthritis；IKKα；NF-κB

止痛健骨方由当归、白芥子、乳香、没药、丹参、鹿角霜等 12 味中药组成，系本院治疗膝骨关节炎的有效经验方，具有活血祛痰、通络止痛、强筋健骨的功能，前期研究发现该方能抑制滑膜增生，增加非钙化软骨厚度，延缓软骨退变[1,2]。研究表明，NF-κB 信号通路参与并调控软骨细胞的增殖、分化和凋亡，在膝骨关节炎的发生、发展中扮演着十分重要的角色[3,4]。因此，本实验拟观察止痛健骨方对兔 KOA 软骨 IKKα 及 NF-κB mRNA 的影响，探讨其对 NF-κB 信号通路的影响，现报告如下。

1 材料与方法

1.1 **实验动物** 清洁级新西兰健康成年大耳白兔共 90 只，雌雄各半，体质量约 2.0 kg，动物许可证号：SCXK（湘）2015-0008。

1.2 **实验药物** 止痛健骨方，当归 12 g，白芥子（炒）12 g，丹参 10.5 g，猪牙皂 1.5 g，鹿角霜 7.5 g，鳖甲 7.5 g，黄芪 9 g，乳香（醋制）7.5 g，没药（醋制）7.5 g，独活 3 g，千年健 9 g，陆英 9 g，共 12 味药。功效为活血祛痰，通络止痛，强筋健骨。从湖南省中医药研究院附属医院一次性购入，加水煎煮、水浴浓缩成分别含止痛健骨方生药浓度为 0.448 g/mL，0.896 g/mL（分别相当于人临床等效剂量的 1 倍、2 倍）。

盐酸氨基葡萄糖片（四川新斯顿制药有限责任公司，规格为 0.24 g×42，产品批号 2015150612）。

1.3　实验试剂　Trizol 总 RNA 提取试剂（北京康为世纪生物科技有限公司，2015F）；逆转录试剂盒（北京康为世纪生物科技有限公司，批号 00191507）；UltraSYBR 一步法荧光定量 PCR 试剂盒（北京康为世纪生物科技有限公司，批号 2913G）；兔 IKKα mRNA 引物-F（南京金斯瑞生物科技有限公司，批号 D18257）；兔 IKKα mRNA 引物-R（南京金斯瑞生物科技有限公司，批号 D18257）；兔 NF-κB mRNA 引物-F（南京金斯瑞生物科技有限公司，批号 D11585）；兔 NF-κB mRNA 引物-R（南京金斯瑞生物科技有限公司，批号 D11585）；注射用青霉素钠（华北制药股份有限公司，规格为 80 万 U，产品批号 E1006301）。

1.4　实验方法

1.4.1　分组方法　90 只白兔适应性喂养 1 周后，精确称重，进行排序，按照随机数字表法随机分为正常对照组、模型对照组、阳性对照组、止痛健骨低剂量组、止痛健骨高剂量组，每组各 18 只。

1.4.2　造模方法　模型对照组、阳性对照组、止痛健骨低剂量组、止痛健骨高剂量组白兔均采用木瓜蛋白酶关节腔注射方法制备兔 KOA 模型[5]，方法如下：将兔仰卧位固定，取右后膝关节内侧，理发器备皮，医用碘伏对右后膝关节内侧常规消毒后，用 1 mL 注射器行膝关节穿刺，注射 1.6% 木瓜蛋白酶溶液 0.3 mL，在造模开始第 1，4 及 7 天，1 次/d，共注射 3 次。正常对照组白兔右膝关节则给与同剂量生理盐水注射，末次注射木瓜蛋白酶 2 周后即可出现 KOA 改变，在该时间点进行 KOA 模型验证。验证步骤：耳缘静脉空气栓塞。解剖右后膝关节，观察股骨髁、胫骨平台关节面，若关节面出现暗淡，软骨不平整或有溃疡，即可认为造模成功。

1.4.3　实验干预　参照《药理实验方法学》中人-白兔等效剂量折算公式[6]，计算得出止痛健骨低剂量组白兔每 1 kg 体质量灌胃止痛健骨方 4.48 g（即 4.48 g/kg，相当于人临床等效剂量），止痛健骨低剂量组给与每天用含止痛健骨方生药浓度为 0.448 g/mL 灌胃，10 mL/(kg·d)，止痛健骨高剂量组每天用含止痛健骨方生药浓度为 0.896 g/mL，10 mL/(kg·d)。阳性对照组每天灌胃盐酸氨基葡萄糖片 0.067 2 g/kg，灌胃时需溶解到对应体积［10 mL/(kg·d)］的生理盐水中，正常对照组和模型对照组则给予生理盐水灌胃，10 mL/(kg·d)。

1.5　观察指标及方法　在实验造模验证（即实验干预前）、干预第 4、8 周时，各组随机选取 6 只白兔，空气栓塞处死，显露出右膝关节，取右股骨外髁软骨，运用实时定量聚合酶链式技术（RT-qPCR）检测右膝关节软骨 IKKα mRNA 及 NF‑κB mRNA 表达水平。实验步骤分为 Trizol 提取软骨细胞总 RNA，RNA 的琼脂糖凝胶电泳，RNA 反转录，RT‑qPCR 步骤，实时定量 PCR（每个样本每个指标 3 个孔，共 30 μL 体系，每孔 10 μL），检测各组软骨 IKKα mRNA 及 NF‑κB mRNA 相对表达量。扩增引物信息见表 1。

表 1　扩增引物信息

引物	上游引物	下游引物	产物大小/bp
NF‑κB	5'-CCCATCGGGTTCCCATAAAG-3'	5'-GCCTGAAGCAAATGTTGGCGTA-3'	146
IKKα	5'-GCAGACCGTGAACATCCTCT-3'	5'-TCCAGGACAGTGAACGAGTG-3'	202
actin	5'-CATCCTGCGTCTGGACCTGG-3'	5'-TAATGTCACGCACGATTTCC-3'	107

1.6　统计学方法

应用 SPSS 16.0 统计学软件对实验中检测的数据进行统计分析，计量资料满足正态齐性和方差齐性时运用单因素方差分析，组间同一时间点两两比较采用 LSD 检验，不满足时采用 Dunnett's T3 检验，$P < 0.05$ 差异有统计学意义。

2　结果

2.1　各组白兔膝关节软骨 IKKα mRNA 比较　与正常对照组比较，模型对照组、阳性对照组、止痛健骨低剂量组、止痛健骨高剂量组干预前、实验第 4 周 IKKα mRNA 表达均上升，差异有统计学意义（$P < 0.05$），模型对照组、阳性对照组、止痛健骨低剂量组、止痛健骨高剂量组四组互相比较，差异无统计学意义（$P > 0.05$）。实验第 4 周，与模型对照组比较，阳性对照组、止痛健骨低剂量组、止痛健骨高剂量组 IKK mRNA 表达下降，差异有统计学意义（$P < 0.05$），该三组互相比较，差异无统计学意义（$P > 0.05$）。实验第 8 周，与正常对照组比较，模型对照组、阳性对照组、止痛健骨低剂量组较 IKKα mRNA 表达上升，差异有统计学意义（$P < 0.05$），但止痛健骨高剂量组差异无统计学意义（$P > 0.05$），与模型对照组比较，阳性对照组、止痛健骨低剂量组、止痛健骨高剂量组 IKKα mRNA 表达下降，差异有统计学意义（$P < 0.05$）。同时，止痛健骨低剂量组、止痛健骨高剂量实验干预第 4 周、第 8 周 IKK mRNA 表达均较干预前明显下降，差异有统计学意义（$P < 0.05$），表明实验干预前兔 KOA 模型 IKKα mRNA 表达较正常白兔明显上升，经止痛健骨方干预后，IKKα mRNA 表达较模型对照组下降，至第 8 周时，止痛健骨高剂量组已恢复至正常白兔水平，见表 2、图 1、图 2。

表 2　各组白兔膝关节软骨 IKKα mRNA 结果 ($\bar{x}\pm s$)

组别	剂量/(g/kg)	干预前	第 4 周	第 8 周
正常对照组		1.01±0.1	0.98±0.1	0.93±0.1
模型对照组		1.83±0.3[1)]	1.99±0.3[1)]	2.25±0.4[1)]
阳性对照组	0.067 2	1.88±0.4[1)3)]	1.52±0.2[1)4)]	1.36±0.1[1)4)]
止痛健骨低剂量组	4.48	1.85±0.3[1)3)5)]	1.47±0.1[1)4)5)7)]	1.35±0.1[1)4)5)7)]
止痛健骨高剂量组	8.96	1.86±0.3[1)3)5)]	1.39±0.1[1)4)5)7)]	1.08±0.1[2)4)6)7)]

注：组间比较，$F_{干预前}=8.786$，$F_{第4周}=18.734$，$F_{第8周}=28.917$；与正常对照组比较，1) $P<0.05$，2) $P>0.05$；与模型对照组比较，3) $P>0.05$，4) $P<0.05$；与阳性对照组比较，5) $P>0.05$，6) $P<0.05$；组内与干预前比较，7) $P<0.05$。

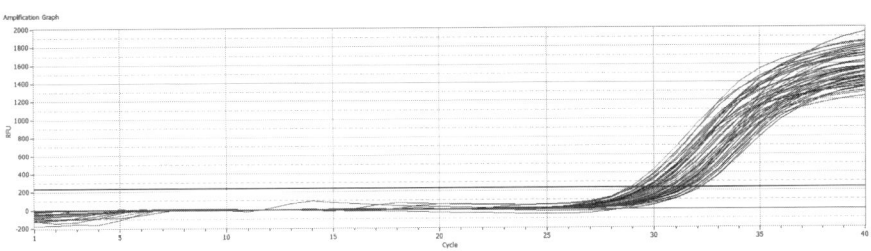

图 1　IKKα mRNA 扩增曲线图

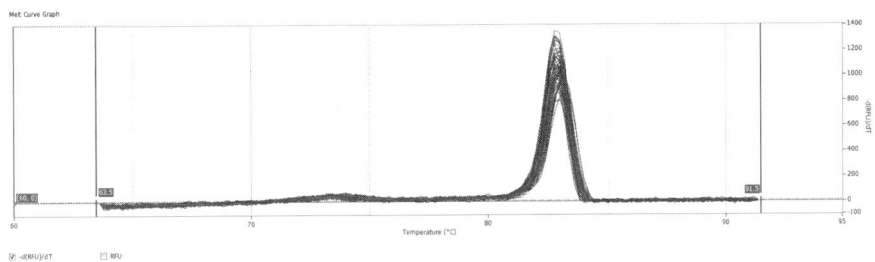

图 2　IKKα mRNA 溶解曲线图

2.2　各组白兔膝关节软骨 NF‑κB mRNA 比较　与正常对照组比较，模型对照组、阳性对照组、止痛健骨低剂量组、止痛健骨高剂量组干预前、实验第 4 周 NF‑κB mRNA 表达均上升，差异有统计学意义（$P<$0.05），模型对照组、阳性对照组、止痛健骨低剂量组、止痛健骨高剂量组四组互相比较，差异无统计学意义（$P>0.05$）。实验第 4 周，与模型对照组比较，阳性对照组、止痛健骨低剂量组、止痛健骨高剂量组 NF‑κB mRNA 表达下降，差异有统计学意义（$P<0.05$），该三组互相比较，差异无统计学意义（$P>0.05$）。实验第 8 周，与正常对照组比较，模型对照组、阳性对照组、止痛健骨低剂量组较 NF‑κB mRNA 表达上升，差异有统计学意义（$P<0.05$），但止痛健骨高剂量组差异无统计学意义（$P>0.05$），与模型对照组比较，阳性对照组、止痛健骨低剂量组、止痛健骨高剂量组 NF-κB mRNA 表达下降，差异有统计学意义（$P<0.05$）。同时，止痛健骨低剂量组、止痛健骨高剂量实验干预第 4 周、第 8 周 NF-κB mRNA 表达均较干预前明显下降，差异有统计学意义（$P<0.05$），表明实验干预前兔 KOA 模型 NF-κB mRNA 表达较正常白兔明显上升，经止痛健骨方干预后，NF-κB mRNA 表达较模型对照组下降，至第 8 周时，止痛健骨高剂量组已恢复至正常白兔水平，见表 3、图 3、图 4。

表3 各组白兔膝关节软骨 NF-κB mRNA 比较 ($\bar{x}\pm s$)

组别	剂量/ (g/kg)	干预前	第 4 周	第 8 周
正常对照组		1.04 ± 0.1	0.93 ± 0.1	0.91 ± 0.1
模型对照组		$1.82\pm0.2^{1)}$	$1.96\pm0.4^{1)}$	$2.26\pm0.4^{1)}$
阳性对照组	0.067 2	$1.78\pm0.2^{1)3)}$	$1.53\pm0.3^{1)4)}$	$1.38\pm0.1^{1)4)}$
止痛健骨低剂量组	4.48	$1.81\pm0.3^{1)3)5)}$	$1.49\pm0.1^{1)4)5)7)}$	$1.36\pm0.1^{1)4)5)7)}$
止痛健骨高剂量组	8.96	$1.82\pm0.3^{1)4)5)}$	$1.41\pm0.2^{1)4)5)7)}$	$1.06\pm0.1^{2)4)6)7)}$

注：组间比较，$F_{干预前}=11.372$，$F_{第4周}=18.734$，$F_{第8周}=28.917$；与正常对照组比较，1）$P<0.05$，2）$P>0.05$；与模型对照组比较，3）$P>0.05$，4）$P<0.05$；与阳性对照组比较，5）$P>0.05$，6）$P<0.05$；组内与干预前比较，7）$P<0.05$。

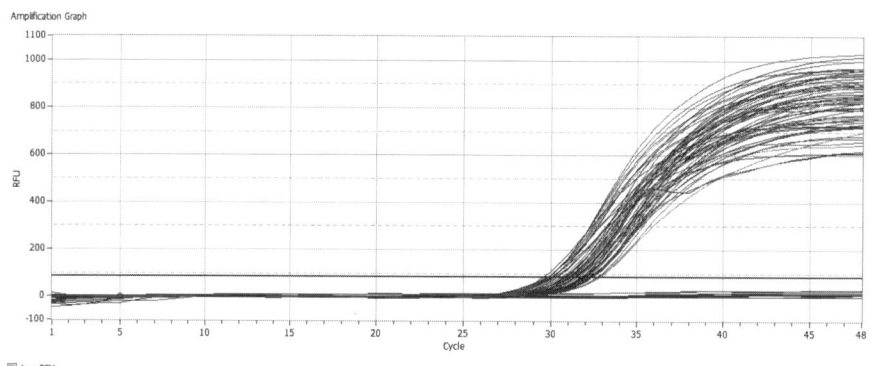

图 3 NF-κB mRNA 扩增曲线图

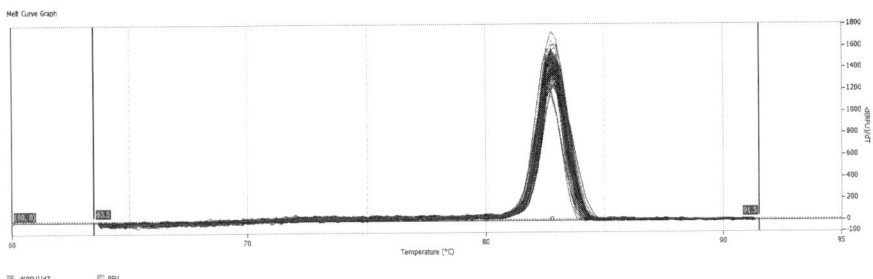

图 4　NF‐κB mRNA 溶解曲线图

3　讨论

临床上，KOA 是一种以由于关节滑膜退变，软骨破坏引起的以膝关节疼痛、僵硬和活动受限为特征的慢性骨关节病，但是，关于其具体病因病机尚未完全明确，多年来的研究认为 KOA 是一种多种因素造成的疾病[7,8]。为探索 KOA 的发病机制及药物对其的作用机制，研究者们通过实验干预手段，成功复制出兔 KOA 动物模型，其中，应用木瓜蛋白酶关节腔内注射造模所需时间短，可模拟软骨破坏的终末环节，适于软骨病理、药物防治的研究[9]。

NF‐κB 是 1986 年 Sen 等首先从 B 淋巴细胞核中提取的一种核蛋白，后来进一步研究发现 NF‐κB 广泛存在于真核细胞内，广泛参与调控细胞的多种生理及病理过程，如炎症反应、细胞分化和生长、免疫应答、细胞凋亡等[8,9]。NF‐κB 信号通路参与并调控软骨细胞的增殖、分化和凋亡，在 KOA 的发生、发展扮演着十分重要的角色，在关节软骨中，NF‐κB 信号通路对参与免疫反应的早期和炎症反应各阶段的许多分子具有调控作用，如 TNF‐α，IL‐1 及 MMP‐1 等，加重局部的炎症反应，并介导关节软骨损伤，最终导致软骨降解关节损伤[10,11]。软骨细胞通过接受各种刺激并作出应答，表现为通过激活 NF‐κB 信号通路导致的软骨细胞外基质的损伤和关节软骨降解。因此，基于 NF‐κB 信号通路可探讨 KOA 发病机制，评价药物对其的治疗作用[12,13]。

中医药在防治膝关节骨关节炎方面具有疗效确切、副作用小且价格低廉等优点，临床上报道日益增多[14-16]。本研究中，止痛健骨方以活血祛痰，通络止痛，强筋健骨为组方原则，由当归、白芥子（炒）、丹参、猪牙皂、鹿角霜、鳖甲、黄芪、乳香（醋制）、没药（醋制）、独活、千年健、陆英共 12 味药组成。方中当归、丹参、乳香、没药活血化瘀，消肿止痛，白芥子、独活、千年健、陆英、猪牙皂祛风除湿，涤痰搜风，通痹止痛，以治其标，鹿角霜、鳖甲、黄芪强筋健骨以固其本，标本兼顾。膝骨关节炎属于中医学"骨痹"范畴，笔者结合临证经验，认为痰瘀阻络兼肝肾亏虚是 KOA 最常见证候，治以活血祛痰、通络止痛、强筋健骨，选用止痛健骨方。现代药理研究证明，当归、丹参、乳香、没药具有显著抗炎、镇痛及其他多方面的药理作用，对风湿类实验性关节炎有治疗作用。白芥子、独活、千年健、陆英、猪牙皂有祛痰作用，现代药理有镇痛、镇静和抗炎作用、抗菌等作用。鹿角霜、鳖甲、黄芪免疫调节功效，增强体液免疫和抑制结缔组织增生，有消结块作用。

　　本研究中，与正常对照组比较，模型对照组白兔膝关节软骨 IKKα 及 NF‐κB mRNA 表达明显增加，差异有统计学意义（$P<0.05$），经止痛健骨方干预后，止痛健骨低剂量组、止痛健骨高剂量关节软骨 IKKα 及 NF‐κB mRNA 得到下降，表明止痛健骨方能降低兔 KOA 模型关节软骨 IKKα 及 NF‐κB mRNA 表达，这可能为其治疗 KOA 的作用机制。

参考文献

［1］苏新平，朱克俭，谭旭仪. 止痛健骨方对兔膝骨关节炎模型滑膜及软骨修复的影响［J］. 湖南中医药大学学报，2016，36（4）：11‐14.

［2］苏新平. 止痛健骨方治疗兔膝骨关节炎软骨的 MRI 评价及与 NF‐κB 信号通路的相关性分析［D］. 长沙：湖南中医药大学，2016：1‐91.

［3］WANG D，QIAO J，ZHAO X，et al. Thymoquinone inhibits IL‐1β-induced inflammation in human osteoarthritis chondrocytes by suppressing NF‐κB and MAPKs signaling pathway［J］. Inflammation，2015，38（6）：2235‐2241.

［4］周庄，张柳. NF‐κB 信号通路在骨性关节炎发生发展中作用机制的研究［J］. 中国骨质疏松杂志，2012，18（1）：78‐82.

［5］唐和斌，李婷婷，杨燕京，等. 木瓜蛋白酶诱导骨关节炎模型中病理指标的动态变化［J］. 中南民族大学学报：自然科学版，2013，32（4）：41‐49.

［6］魏伟，吴希美，李元建. 药理实验方法学［M］. 4 版. 北京：人民卫生出版社，2010：1698.

［7］中华医学会骨科学分会. 骨关节炎诊治指南（2007 年版）［J］. 中华骨科杂志，2007，27（10）：793‐796.

［8］LIU Y，ZHANG H F，LIANG N X，et al. Prevalence and associated factors of knee osteoarthritis in a rural Chinese adult population：an epidemiological survey［J］. BMC Public Health，2016，16（1）：94.

［9］LI X，LANG W，YE H，et al. Tougu Xiaotong capsule inhibits the tidemark replication and cartilage degradation of papain-induced osteoarthritis by the regulation of chondrocyte autophagy［J］. Int J Mol Med，2013，31（6）：1349‐1356.

［10］李本杨，王峰，梁文武. 消瘀接骨散对兔膝骨关节炎模型关节液中 MMP‐1、MMP‐3 表达的影响［J］. 安徽中医药大学学报，2015，34（6）：66‐69.

［11］卢敏，谭旭仪，谢心军，等. 伤速康贴膏对兔膝骨性关节炎模型关节液中 IL‐1、IL‐6 及 TNF‐α 水平的影响［J］. 湖南中医药大学学报，2011，31（7）：18‐21.

［12］NIEDERBERGER E，GEISSLINGER G. Proteomics and NF‐κB：an update

　　［J］. Expert Rev Proteomics，2013，10（2）：189‑204.

［13］ TONG W，GENG Y，HUANG Y，et al. In Vivo identification and induction of articular cartilage stem cells by inhibiting NF‑κB signaling in osteoarthritis ［J］. Stem Cells，2015，33（10）：3125‑3137.

［14］ 冯伟，石印玉，沈培芝，等. 中药对软骨细胞代谢的影响 ［J］. 中国中医骨伤科杂志，2000，8（2）：9‑11.

［15］ 许学猛，王羽丰，邓晋丰，等. 补肾活血胶囊影响兔膝关节退变性疾病骨内压变化的实验研究 ［J］. 中国中医骨伤科杂志，2001，9（4）：24‑27.

［16］ 陈卓夫，刘定安，舒海奇，等. 化痰软坚片治疗骨性关节炎的实验研究 ［J］. 中医正骨，2002，14（7）：3‑5.

（《中国中医骨伤科杂志》，2017 年第 25 卷第 10 期）

下篇 论文精编

止痛健骨方对膝骨关节炎兔软骨 TNF－α 的影响及 TNF－α 与软骨评分的相关性分析

苏新平[1]，朱克俭[1]，谭旭仪[1]，丁正香[1]，何灿宇[1]，黄刚[2]，张堃[3]

（1. 湖南省中医药研究院附属医院，湖南　长沙 410006；2. 湖南中医药大学，湖南　长沙 410208；3. 湖南中医药大学第一附属医院，湖南　长沙 410007）

[摘要]目的：观察止痛健骨方对膝骨关节炎兔软骨 TNF－α 的影响及 TNF－α 与软骨评分的相关性。方法：将 90 只白兔随机分为正常对照组、模型对照组、阳性药物组、止痛健骨方低剂量组、止痛健骨方高剂量组，每组 18 只，采用木瓜蛋白酶制备兔膝骨关节炎模型，止痛健骨方低剂量组、止痛健骨方高剂量组分别给予止痛健骨方低剂量、高剂量药物灌胃，阳性药物组给予盐酸氨基葡萄糖片灌胃（0.067 2 g/kg），正常对照组和模型对照组予生理盐水灌胃。在模型验证、灌胃第 4 周、第 8 周，各组随机选择 6 只白兔，观察软骨 Mankin 评分，并检测软骨 TNF－α 表达水平。结果：在模型验证、实验干预第 4 周、第 8 周时，模型对照组、阳性药物组、止痛健骨方低剂量组、止痛健骨方高剂量组软骨 TNF－α 表达、软骨 Mankin 评分均高于正常对照组，差异均有统计学意义（$P<0.05$）。第 4 周、第 8 周，阳性药物组、止痛健骨方低剂量组、止痛健骨方高剂量组 TNF－α 表达均低于模型对照组，差异有统计学意义（$P<0.05$）。Pearson 直线相关性分析发现软骨 TNF－α 表达增加，对应软骨评分也上升，两者呈直线正相关（$r=0.903$，$P=0.000$）。结论：止痛健骨方能降低兔 KOA 模型关节软骨 TNF－α 表达，降低软骨 Mankin 评分，且两者呈正向直线相关，这可能为其治疗 KOA 的作用机制。

[关键词]止痛健骨方；兔；膝骨关节炎；TNF－α；软骨

[中图分类号] R285.5　　　[文献标识码] A　　　[文章编号] 1672－951X（2017）14－0023－04

DOI：10.13862/j.cnki.cn43－1446/r.2017.14.007

Effect of Zhitong Jiangu Decoction（止痛健骨方）on Cartilage TNF－α Expression in Knee Osteoarthritis Rabbits and Its Correlation with Articular Cartilage Mankin's Score

SU Xinping[1]，ZHU Kejian[1]，TAN Xuyi[1]，DING Zhengxiang[1]，HE Canyu[1]，HUANG Gang[2]，ZHANG Kun[3]

（1. The Affiliated Hospital of Hu'nan Academy of Chinese Medical Science，Changsha Hu'nan 410006，China；2. Hu'nan University of Chinese Medicine，Changsha

Hu'nan 410208，China；3. The Affiliated First Hospital of Hu'nan University of TCM，Changsha Hu'nan 410007，China)

[Abstract] Objective To observe the effect of Zhitong Jiangu Decoction (止痛健骨方，ZTJGD) on cartilage TNF-α expression in knee osteoarthritis，and its correlation with articular cartilage Mankin's score. **Methods** The 90 rabbits were randomly divided into normal control group，model control group，positive drug group，ZTJGD low dose group，ZTJGD high dose group，each group with 18 rats in each，the preparation of rabbit model of KOA papain intra-articular injection of and model verification is successful，ZTJGD low dose group，high dose group，to give the corresponding ZTJGD recipe intragastric administration，and the positive drug group were given hydrochloride glucose tablets orally，normal control group，model control group were intragastrically administrated with the same dose of normal saline. TNF-α expression and articular cartilage scores were detected at the moment of the experimental intervention，the intervention of the 4 weeks，8 weeks. **Results** At the moment of the experimental intervention，the intervention of the 4 weeks，8 weeks，compared with the normal control group，TNF-α expression and articular cartilage scores of model control group，positive drug group，ZTJGD low dose group，ZTJGD high dose group were increased，the difference was statistically significant ($P < 0.05$). Compared with the model control group，positive drug group，ZTJGD low dose group，ZTJGD high dose group decreased ($P < 0.05$)，after the intervention of the 4 weeks，8 weeks. Correlation analysis showed that articular cartilage scores and TNF-α expression were linear positive correlation ($P < 0.05$). **Conclusions** ZTJGD could effectively lower TNF-α expression and articular cartilage score，which two has linear positive correlation，it may be a mechanism for the treatment of knee osteoarthritis.

[Keywords] Zhitong Jiangu Decoction (止痛健骨方，ZTJGD)；rabbit；knee osteoarthritis；TNF-α；cartilage

  止痛健骨方由当归、白芥子、乳香、没药、丹参、鹿角霜等12味中药组成，系我院治疗膝骨关节炎的有效经验方，具有活血祛痰、通络止痛、强筋健骨的功效，前期研究发现该方能抑制滑膜增生，增加非钙化软骨厚度，延缓软骨退变[1]。本实验拟观察止痛健骨方对膝骨关节炎模型兔软骨 TNF-α 的影响，并结合软骨 Mankin 评分进行相关性分析，探讨其治疗膝骨关节炎的相关作用机制，现总结如下。

1 资料与方法

1.1 实验动物 清洁级新西兰健康成年大耳白兔共 90 只，雌雄各半，体质量约 2.0 kg，动物许可证号：SCXK（湘）2015 - 0008。

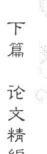

1.2 实验药物 止痛健骨方：当归 12 g，白芥子（炒）12 g，丹参 10.5 g，猪牙皂 1.5 g，鹿角霜 7.5 g，鳖甲 7.5 g，黄芪 9 g，乳香（醋制）7.5 g，没药（醋制）7.5 g，独活 3 g，千年健 9 g，陆英 9 g。湖南省中医药研究院附属医院一次性购入，加水煎煮、水浴浓缩成分别含止痛健骨方生药浓度为 0.448 g/mL、0.896 g/mL（分别相当于人临床等效剂量的 1、2 倍）。盐酸氨基葡萄糖片（四川新斯顿制药有限责任公司，规格：0.24 g/片，产品批号：2015150612）。

1.3 实验试剂 兔 TNF‑α 免疫组织化学检测试剂（英国 Abcam 有限公司，批号：Ab199013）。注射用青霉素钠（华北制药股份有限公司，规格：80 万 U，产品批号：E1006301）。

1.4 实验方法

1.4.1 分组方法 90 只白兔适应性喂养 1 周后，精确称体质量，进行排序，按照随机数字表法随机分为正常对照组、模型对照组、阳性药物组、止痛健骨方低剂量组、止痛健骨方高剂量组，每组 18 只。

1.4.2 造模方法 模型对照组、阳性药物组、止痛健骨方低剂量组、止痛健骨方高剂量组白兔均采用木瓜蛋白酶关节腔注射方法制备兔 KOA 模型[2]。将兔固定在仰卧位，取右后膝关节内侧，理发器备皮，医用碘伏对右后膝关节内侧常规消毒后，用 1 mL 注射器行膝关节穿刺，注射 1.6% 木瓜蛋白酶溶液 0.3 mL，在造模开始第 1、4、7 天，每天 1 次，共注射 3 次。正常对照组白兔右膝关节则给予同剂量生理盐水注射，末次注射木瓜蛋白酶 2 周后即可出现 KOA 改变，在该时间点进行 KOA 模型验证。

1.4.3 实验干预 参照《药理实验方法学》中人‑白兔等效剂量折算公式[3]，计算得出止痛健骨方低剂量组白兔每 1 kg 体质量灌胃止痛健骨方 4.48 g（即 4.48 g/kg，相当于人临床等效剂量），止痛健骨方低剂量组予低剂量止痛健骨方灌胃，生药浓度为 0.448 g/mL，10 mL/(kg·d)，止痛健骨方高剂量组予高剂量止痛健骨方灌胃，生药浓度为 0.896 g/mL，10 mL/(kg·d)。阳性药物组每天灌胃盐酸氨基葡萄糖片，0.067 2 g/kg，灌胃时需溶解到对应体积［10 mL/(kg·d)］的生理盐水中，正常对照组和模型对照组则给予生理盐水灌胃，10 mL/(kg·d)。

1.5 观察指标及方法 在实验造模验证（即实验干预前）、干预第 4、8 周时，各组随机选取 6 只白兔，检测膝关节软骨 Mankin 评分、软骨 TNF‑α 表达水平。

1.5.1 膝关节软骨 Mankin 评分 耳缘静脉注射 10 mL 空气栓塞处死白兔，并立即显露出右膝关节，截取右股骨远端，从髁间窝矢状面切开，选择右股骨内髁软骨组织标本，10% 甲醛固定 24 h，按照 HE 染色方

法，在光镜进行显微形态观察，并按照 Mankin 软骨分级评分进行评分[4]。（见表1）

表 1　软骨 Mankin 评分标准

评分	分级	表现
0 分	正常	表层光滑、平整，软骨细胞分布均匀，无簇聚软骨细胞，潮线完整；HE 染色均匀，无失染现象。
2～7 分	轻度	表层略不平整，有小裂隙；中深层有少量簇聚的软骨细胞和单个肥大的软骨细胞，某些标本潮线断裂或出现双重潮线；HE 染色有失染现象。
8～12 分	中度	表层不平整，有裂隙深达中、深层，部分标本表层或中层有原纤维变；中、深层细胞排列紊乱，有大量簇聚软骨细胞，潮线断裂或出现双重潮线；HE 染色不均匀，表层和中、深层有失染现象。
13～14 分	重度	表层变薄，有深至软骨下骨的裂隙；细胞排列紊乱，有大量簇聚软骨细胞，潮线消失；HE 染色不均匀，全层有明显失染。

1.5.2　软骨 TNF‐α 表达水平　在完成软骨评分后，采用免疫组织化学法检测，检测软骨肿瘤坏死因子‐α（TNF‐α）。阳性染色为黄色或棕黄色（深的可至褐色）染色，之后通过 IPP 图像分析软件（Image-Pro-Plus）计算每个高倍视野里的阳性细胞的积分光密度（IOD），并选取选取 5 个高倍视野取平均值。

1.6　统计学方法　应用 SPSS 16.0 统计学软件对实验中检测的数据进行统计分析，计量资料满足正态性和方差齐性时运用方差分析，组间同一时间点两两比较采用 LSD 检验，不满足时采用 Dunnett's T3 检验，并采用 Pearson 直线相关性分析对软骨 TNF‐α 表达与软骨评分进行相关性分析，$P < 0.05$ 为差异有统计学意义。

2　结果

2.1　各组白兔膝关节软骨评分比较　干预前模型对照组、阳性药物组、止痛健骨方低剂量组、止痛健骨方高剂量组 Mankin's 评分均高于正常对照组（$P < 0.05$）；模型对照组、阳性药物组、止痛健骨方低剂量组、止痛健骨方高剂量组 Mankin's 评分比较，差异均无统计学意义（$P > 0.05$）。实验第 4 周、第 8 周，模型对照组、阳性药物组、止痛健骨方低剂量组、止痛健骨方高剂量组软骨 Mankin's 评分仍高于正常对照组（$P < 0.05$）；阳性药物组、止痛健骨方低剂量组、止痛健骨方高剂量组 Mankin's 评分低于模型对照组，差异有统计学意义（$P < 0.05$）；实验第 8 周，止痛健骨方高剂量组软骨 Mankin's 评分低于阳性药物组，差异有

统计学意义（$P<0.05$）。止痛健骨方低剂量组、止痛健骨高剂量第 4 周、第 8 周 Mankin's 评分均较干预前明显下降，差异有统计学意义（$P<0.05$），表明实验干预前兔 KOA 模型软骨 Mankin's 评分较正常白兔明显上升，经止痛健骨方干预后，软骨 Mankin's 评分较模型对照组改善。（见表 2）

表 2　各组白兔关节软骨 Mankin's 评分比较（$\bar{x} \pm s$，分）

组别	动物数 /只	剂量 /(g/kg)	干预前	第 4 周	第 8 周
正常对照组	6	—	0	0	0
模型对照组	6	—	7.33 ± 1.0^{a}	8.33 ± 0.8^{a}	9.16 ± 1.7^{a}
阳性药物组	6	0.0672	7.33 ± 0.8^{ab}	6.83 ± 0.7^{ac}	6.50 ± 0.8^{ac}
止痛健骨方低剂量组	6	4.48	7.83 ± 0.7^{abd}	6.83 ± 0.7^{acdg}	6.50 ± 0.8^{acdf}
止痛健骨方高剂量组	6	8.96	7.50 ± 1.0^{abd}	6.33 ± 0.5^{acdg}	5.16 ± 1.1^{acdf}
F			101.789	153.831	59.513

注：与正常对照组比较，$^{a}P<0.05$，与模型对照组比较，$^{b}P>0.05$，$^{c}P<0.05$，与阳性药物组比较，$^{d}P>0.05$，$^{e}P<0.05$。组内与干预前比较，$^{f}P<0.05$。

2.2　各组白兔膝关节软骨 TNF-α 表达水平比较　干预前，模型对照组、阳性药物组、止痛健骨方低剂量组、止痛健骨方高剂量组膝关节软骨 TNF-α 表达均高于正常对照组（$P<0.05$），模型对照组、阳性药物组、止痛健骨方低剂量组、止痛健骨方高剂量组膝关节软骨 TNF-α 表达比较，差异均无统计学意义（$P>0.05$）。实验第 4 周和第 8 周，模型对照组、阳性药物组、止痛健骨方低剂量组、止痛健骨方高剂量组膝关节软骨 TNF-α 表达均高于正常对照组（$P<0.05$），阳性药物组、止痛健骨方低剂量组、止痛健骨方高剂量组 TNF-α 表达均低于模型对照组（$P<0.05$）；阳性药物组、止痛健骨方低剂量组、止痛健骨方高剂量组 TNF-α 表达比较，差异均无统计学意义（$P>0.05$）。止痛健骨方低剂量组、止痛健骨高剂量第 4 周、第 8 周 TNF-α 表达均较干预前明显下降，差异均有统计学意义（$P<0.05$），表明实验干预前兔 KOA 模型 TNF-α 表达较正常白兔明显增加，经止痛健骨方干预后，TNF-α 表达较模型对照组下降。（见表 3，图 1~3）

表3　各组白兔膝关节软骨 TNF‐α 表达比较 ($\bar{x}\pm s$，IOD)

组别	动物数/只	剂量/(g/kg)	干预前	第4周	第8周
正常对照组	6	—	8.45±1.5	8.61±0.7	8.71±0.9
模型对照组	6	—	50.31±2.9[a]	52.81±4.3[a]	57.33±6.9[a]
阳性药物组	6	0.067 2	50.68±2.9[ab]	43.30±4.4[ac]	39.33±3.0[ac]
止痛健骨方低剂量组	6	4.48	49.65±3.2[abd]	42.96±4.0[acdg]	39.30±3.1[acdf]
止痛健骨方高剂量组	6	8.96	50.37±3.0[abd]	41.11±3.0[acdg]	24.50±3.7[acdf]
F			280.595	131.304	111.742

注：与正常对照组比较，[a]$P<0.05$，与模型对照组比较，[b]$P>0.05$，[c]$P<0.05$，与阳性药物组比较，[d]$P>0.05$，[e]$P<0.05$。组内与干预前比较，[f]$P<0.05$。

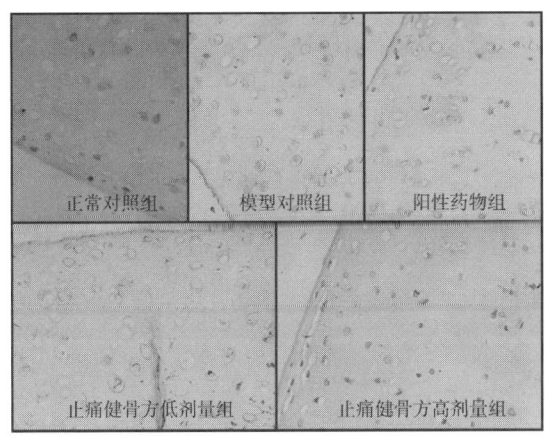

图1　干预前膝关节软骨 TNF‐α 免疫组化（×400）

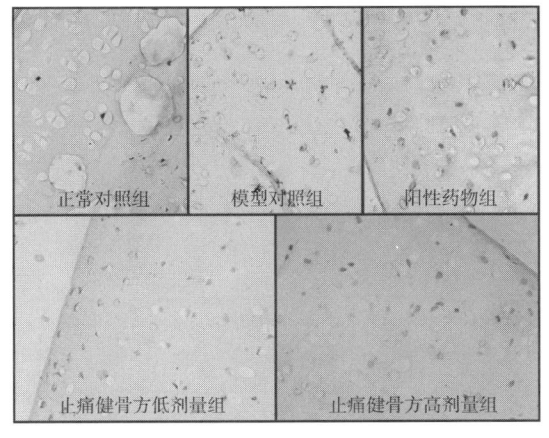

图2　第4周膝关节软骨 TNF‐α 免疫组化（×400）

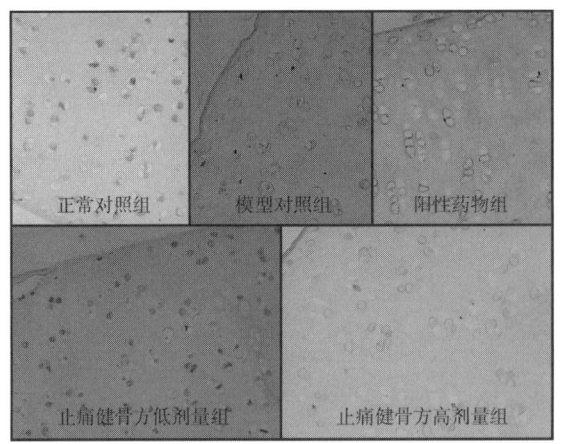

图 3　第 8 周膝关节软骨 TNF－α 免疫组化（×400）

2.3　软骨评分与软骨 TNF－α 表达相关性分析　软骨 Mankin's 评分与软骨 TNF－α 表达满足正态性，将软骨病理学评分与软骨 TNF－α 表达绘制散点图（图 4），提示软骨病理学评分与软骨 TNF－α 表达具有直线趋势，故进行直线相关分析。Pearson 直线相关性分析提示软骨 TNF－α 表达增加，对应软骨病理学评分也上升，两者呈直线正相关（$r=0.903$，$P=0.000$），可以认为 KOA 软骨评分与软骨 TNF－α 表达成正向直线相关，经止痛健骨方干预后，软骨评分与软骨 TNF－α 表达均较模型对照组下降，达到治疗作用。

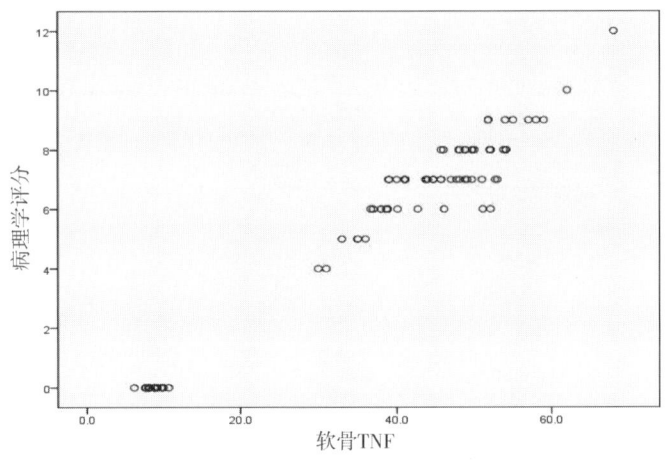

图 4　软骨 Mankin's 评分与软骨 TNF－α 表达散点图

3　讨论

膝骨关节炎是一种由于关节滑膜退变，软骨破坏引起的以膝关节疼痛、僵硬和活动受限为特征的慢性骨关节病，但是，关于其具体病因病机尚未完全明确，多年来的研究认为膝骨关节炎是一种多种因素造成的疾病[5—6]。为探索膝骨关节炎的发病机制及药物对其的作用机制，学者们通过实验干预手段，成功复制出兔膝骨关节炎动物模型，其中，应用木瓜蛋白酶关节腔内注射造模所需时间短，可模拟软骨破坏的终末环节，适于软骨病理、药物防治的研究[7]。

止痛健骨方以活血祛痰，通络止痛，强筋健骨为组方原则，由当归、白芥子（炒）、丹参、猪牙皂、鹿角霜、鳖甲、黄芪、乳香（醋制）、没药（醋制）、独活、千年健、陆英共 12 味药组成。方中当归、丹参、乳香、没药活血化瘀，消肿止痛；白芥子、独活、千年健、陆英、猪牙皂祛风除湿，涤痰搜风，通痹止痛，以治其标；鹿角霜、鳖甲、黄芪强筋健骨以固其本，标本兼顾。现代药理研究证明，当归、丹参、乳香、没药具有显著抗炎、镇痛等药理作用，对风湿类实验性关节炎有治疗作用。白芥子、独活、千年健、陆英、猪牙皂有镇痛、镇静和抗炎作用，并有祛痰、抗菌等作用。鹿角霜、鳖甲、黄芪具有免疫调节功效，可增强体液免疫和抑制结缔组织增生。

研究发现，TNF‐α 是参与膝骨关节炎发病进程中的重要介质，与软骨的损伤有密切关系，是降解细胞外基质的主要酶系。TNF‐α 通过抑制软骨基质合成、诱导 MMP 产生而在膝骨关节炎的软骨破坏中发挥重要作用。因此，TNF‐α 在膝骨关节炎的发生、发展中起重要作用[8—9]。本研究中，模型对照组白兔膝关节软骨 TNF‐α 表达明显高于正常对照组，差异有统计学意义（$P < 0.05$），经止痛健骨方药物干预后，止痛健骨方低剂量组、止痛健骨高剂量关节软骨 TNF‐α 表达下降，软骨评分也下降，且该两者呈正向直线相关，由此表明止痛健骨方能降低兔膝骨关节炎模型关节软骨 TNF‐α 表达，降低软骨 Mankin's 评分，且两者呈正向直线相关，这可能为其治疗膝骨关节炎的作用机制。

参考文献

[1] 苏新平，朱克俭，谭旭仪. 止痛健骨方对兔膝骨关节炎模型滑膜及软骨修复的影响 [J]. 湖南中医药大学学报，2016，36（4）：11‐14.

[2] 唐和斌，李婷婷，杨燕京，等. 木瓜蛋白酶诱导骨关节炎模型中病理指标的动态变化 [J]. 中南民族大学学报（自然科学版），2013，32（4）：41‐49.

[3] 魏伟，吴希美，李元建. 药理实验方法学 [M]. 4 版. 北京：人民卫生出版社，2010：1698.

[4] MANKIN H J，DORFMAN H，LIPPIELLO，et al. Biochemical and metabolic abnormalities in articular cartilage from osteoarthritic human hips. II. Correlation of morphology with biochemical and metabolic data [J]. J Bone Joint Surg，1971，53（3）：523‐537.

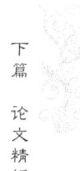

下篇 论文精编

［5］中华医学会骨科学分会. 骨关节炎诊治指南（2007 年版）［J］. 中华骨科杂志，2007，27（10）：793 - 796.

［6］LIU Y，ZHANG H F，LIANG N X，et al. Prevalence and associated factors of knee osteoarthritis in a rural Chinese adult population：an epidemiological survey ［J］. BMC Public Health，2016，16（1）：94.

［7］LI X，LANG W，YE H，et al. Tougu Xiaotong capsule inhibits the tidemark replication and cartilage degradation of papain-induced osteoarthritis by the regulation of chondrocyte autophagy ［J］. Int J Mol Med，2013，31（6）：1349 - 1356.

［8］卢敏，谭旭仪，谢心军，等. 伤速康贴膏对兔膝骨性关节炎模型关节液中 IL - 1、IL - 6 及 TNF - α 水平的影响 ［J］. 湖南中医药大学学报，2011，31（7）：18 - 21.

［9］谭旭仪，刘立云，高书图，等. 筋骨痛消丸对膝骨性关节炎患者 WOMAC 评分及 IL - 1、TNF - α 的影响 ［J］. 中医药导报，2013，19（11）：35 - 37.

（《中医药导报》，2017 年第 23 卷第 14 期）

止痛健骨方对兔膝骨关节炎软骨 MMP－1 的影响及与 MRI 分级的相关性分析

苏新平[1]，朱克俭[1*]，谭旭仪[1]，何灿宇[1]，黄刚[2]，张堃[3]，丁正香[1]

（1. 湖南省中医药研究院附属医院，湖南 长沙 410006；2. 湖南中医药大学，湖南 长沙 410208；3. 湖南中医药大学第一附属医院，湖南 长沙 410007）

[摘要] 目的：观察止痛健骨方对兔膝骨关节炎软骨 MMP-1 的影响及与 MRI 分级的相关性分析。方法：将 90 只白兔随机分为正常对照组、模型对照组、阳性药物组、止痛健骨低剂量组、止痛健骨高剂量组，每组各 18 只，采用木瓜蛋白酶制备兔膝骨关节炎模型，止痛健骨低剂量组、止痛健骨高剂量组分别给与止痛健骨方低剂量、高剂量药物灌胃，阳性药物组给与盐酸氨基葡萄糖片灌胃，0.067 2 g/kg，正常对照组和模型对照组则给与生理盐水灌胃。在模型验证、实验灌胃第 4 周、第 8 周三个时间点，各组随机选择 6 只白兔，进行膝关节 MRI 扫描，并检测软骨 MMP-1 表达水平，进行对比比较。结果：在实验干预前、实验干预第 4 周、第 8 周，与正常对照组比较，模型对照组、阳性药物组、止痛健骨低剂量组、止痛健骨高剂量组软骨 MMP-1 表达、MRI 软骨分级均上升，差异有统计学意义（$P<0.05$）。与模型对照组比较，阳性药物组、止痛健骨低剂量组、止痛健骨高剂量组第 4 周、第 8 周 MMP-1 表达下降，差异有统计学意义（$P<0.05$）。采用等级 Spearman 等级相关分析发现软骨 MMP 1 表达增加，对应软骨 MRI 分级也上升，两者呈直线正相关（$r=0.815$，$P=0.000$）。结论：止痛健骨方能降低兔 KOA 模型关节软骨 MMP-1 表达，降低软骨 MRI 分级，且两者成正向直线相关，这可能为其治疗 KOA 的作用机制。

[关键词] 止痛健骨方；兔；膝骨关节炎；MMP-1；MRI

[中图分类号] R285.5　　　[文献标识码] A　　　[文章编号] 1008－0805（2017）04－0812－03

DOI：10.3969/j. issn. 1008－0805.2017.04.016

止痛健骨方由当归、白芥子、乳香、没药、丹参、鹿角霜等 12 味中药组成，系我院治疗膝骨关节炎的有效经验方，具有活血祛痰、通络止痛、强筋健骨的功能。前期研究发现该方能抑制滑膜增生，增加非钙化软骨厚度，延缓软骨退变[1]。本实验拟观察止痛健骨方对兔 KOA 软骨 MMP-1 的影响，并结合 MRI 分级进行相关性分析，探讨其对相关作用机制。

1 资料与方法

1.1 实验动物　清洁级新西兰健康成年大耳白兔共 90 只，雌雄各

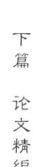

下篇 论文精编

199

半，体质量约 2.0 kg，动物许可证号：SCXK（湘）2015 - 0008。

1.2　实验药物　止痛健骨方，当归 12 g，白芥子（炒）12 g，丹参 10.5 g，猪牙皂 1.5 g，鹿角霜 7.5 g，鳖甲 7.5 g，黄芪 9 g，乳香（醋制）7.5 g，没药（醋制）7.5 g，独活 3 g，千年健 9 g，陆英 9 g，共 12 味药。从湖南省中医药研究院附属医院一次性购入，加水煎煮、水浴浓缩成分别含止痛健骨方生药浓度为 0.448 g/mL、0.896 g/mL（分别相当于人临床等效剂量的 1、2 倍）。盐酸氨基葡萄糖片（四川新斯顿制药有限责任公司，规格：0.24 g×42，产品批号：2015150612）。

1.3　实验试剂　兔 MMP - 1 免疫组织化学检测试剂（美国 Santa Cruz 有限公司，批号：Sc - 21731）。注射用青霉素钠（华北制药股份有限公司，规格：80 万 U，产品批号：E1006301）。

1.4　实验方法

1.4.1　分组方法　90 只白兔适应性喂养 1 周后，精确称重，进行排序，按照随机数字表法随机分为正常对照组、模型对照组、阳性药物组、止痛健骨低剂量组、止痛健骨高剂量组，每组各 18 只。

1.4.2　造模方法　模型对照组、阳性药物组、止痛健骨低剂量组、止痛健骨高剂量组白兔均采用木瓜蛋白酶关节腔注射方法制备兔 KOA 模型[2]，方法如下：将兔固定在仰卧位固定，取右后膝关节内侧，理发器备皮，医用碘伏对右后膝关节内侧常规消毒后，用 1 mL 注射器行膝关节穿刺，注射 1.6% 木瓜蛋白酶溶液 0.3 mL，在造模开始第 1、4、7 天，每天 1 次，共注射 3 次。正常对照组白兔右膝关节则给予同剂量生理盐水注射，末次注射木瓜蛋白酶 2 周后即可出现 KOA 改变，在该时间点进行 KOA 模型验证。

1.4.3　实验干预　参照《药理实验方法学》中人-白兔等效剂量折算公式[3]，计算得出止痛健骨低剂量组白兔每 1 kg 体重灌胃止痛健骨方 4.48 g（即 4.48 g/kg，相当于人临床等效剂量），止痛健骨低剂量组给予每天用含止痛健骨方生药浓度为 0.448 g/mL 灌胃，10 mL/(kg·d)，止痛健骨高剂量组每天用含止痛健骨方生药浓度为 0.896 g/mL，10 mL/(kg·d)。阳性药物组每天灌胃盐酸氨基葡萄糖片 0.067 2 g/kg，灌胃时需溶解到对应体积［10 mL/(kg·d)］的生理盐水中，正常对照组和模型对照组则给与生理盐水灌胃，10 mL/(kg·d)。

1.5　观察指标及方法　在实验造模验证（即实验干预前）、干预第 4、8 周时，各组随机选取 6 只白兔，按照以下方法检测对应指标。

1.5.1　膝关节 MRI 扫描检测　对选取的白兔给予 10% 水合氯醛腹腔注射麻醉，麻醉起效后行右后膝关节 MRI 平扫（美国 GE 公司，型号：Signa HDxt 3.0 T），采用 8 通道膝关节线圈，扫描序列 OSag 3D fs

SPGR，扫描参数：TR 13.4，TE 3.4，Thick 1 mm。扫描前，采用硬纸板和透明胶对兔双下肢固定在膝关节屈曲 20°左右。并按照 Recht 软骨损伤分级标准[4]评价各组膝关节软骨损伤程度。0 级，正常关节软骨，或软骨均匀性弥漫性变薄但表面光滑。Ⅰ级，软骨分层结构消失，软骨内出现局限性低信号，但表面光滑。Ⅱ级，软骨表面轮廓轻至中度不规则，且有缺损，深度未及全层厚度的 50%。Ⅲ级，软骨表面中至重度不规则，有缺损，深度大于全层的 50% 以上，但未见完全脱落。Ⅳ级，软骨全层缺损、剥脱，软骨下骨骨质暴露。扫描后由 2 位影像科高年资医师进行阅片评价软骨的 MRI 等级。

1.5.2　软骨 MMP-1 表达水平　在完成 MRI 扫描后，立即空气栓塞处死该时间点所有白兔，显露出右膝关节，取右股骨内髁软骨检测软骨基质金属蛋白酶-1（MMP-1）。采用免疫组织化学法检测，阳性染色为黄色或棕黄色（深的可至褐色）染色，之后通过 IPP 图像分析软件（Image-Pro-Plus）计算每个高倍视野里的阳性细胞的积分光密度（IOD），并选取选取 5 个高倍视野取平均值。

1.6　统计学方法　应用 SPSS 16.0 统计学软件对实验中检测的数据进行统计分析，其中，各组 MRI 等级资料采用 Kruskal-Wal-lis H 检验，计量资料满足正态齐性和方差齐性时运用单因素方差分析，组间同一时间点两两比较采用 LSD 检验，不满足时采用 Dunnett's T3 检验，并采用 Spearman 等级相关分析对软骨 MMP-1 表达与软骨 MRI 分级进行相关性分析，以 $P < 0.05$ 认为差异有统计学意义。

2　结果

2.1　各组白兔膝关节软骨 MRI 分级比较结果　在实验干预前，模型对照组、阳性药物组、止痛健骨低剂量组、止痛健骨高剂量组膝关节软骨 MRI 分级均为Ⅰ级，表现为软骨分层结构消失，软骨内出现局限性低信号，但表面光滑，与正常对照组比较，差异有统计学意义（$\chi^2 = 29.000$，$P < 0.05$），提示经木瓜蛋白酶注射后，各组白兔 KOA 造模成功，在干预前具有齐同可比性。见表 1 及图 1～3。

表1　各组白兔膝关节软骨 MRI 分级结果

组别	剂量/(g·kg⁻¹)	时间	软骨 MRI 分级/只				
			0 级	Ⅰ级	Ⅱ级	Ⅲ级	Ⅳ级
正常对照组	—	干预前	6	0	0		
		第 4 周	6	0	0	0	0
		第 8 周	6	0	0	0	0

表1(续)

组别	剂量/(g·kg⁻¹)	时间	软骨 MRI 分级/只				
			0级	Ⅰ级	Ⅱ级	Ⅲ级	Ⅳ级
模型对照组	—	干预前	0	6	0	0	0
		第4周	0	4	2	0	0
		第8周	0	2	3	1	0
阳性药物组	0.067 2	干预前	0	6	0	0	0
		第4周	0	6	0	0	0
		第8周	2	4	0	0	0
止痛健骨低剂量组	4.48	干预前	0	6	0	0	0
		第4周	0	6	0	0	0
		第8周	2	4	0	0	0
止痛健骨高剂量组	8.96	干预前	0	6	0	0	0
		第4周	0	6	0	0	0
		第8周	4	2	0	0	0

注：干预前各组软骨 MRI 分级，经 Kruskal-Wallis H 检验，$\chi^2 = 29.000$，$P = 0.000$。

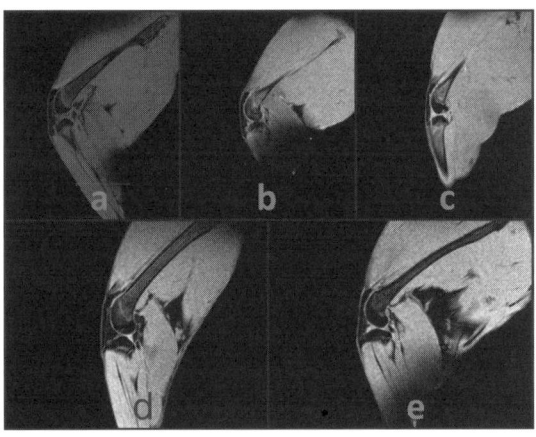

a. 正常对照组；b. 模型对照组；c. 阳性药物组；d. 止痛健骨低剂量组；
e. 止痛健骨高剂量组。

图1　各组白兔干预前膝关节 MRI 图

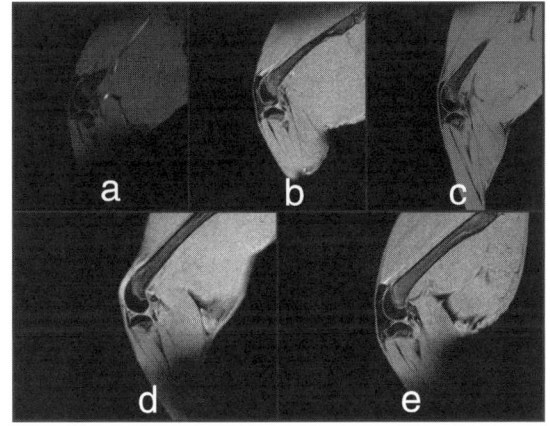

a. 正常对照组；b. 模型对照组；c. 阳性药物组；d. 止痛健骨低剂量组；e. 止痛健骨高剂量组。

图 2　各组白兔第 4 周膝关节 MRI 图

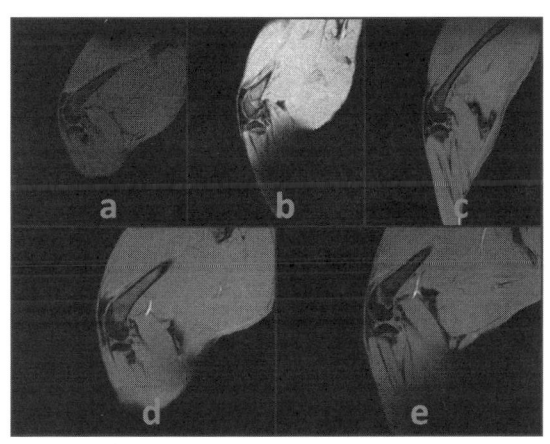

a. 正常对照组；b. 模型对照组；c. 阳性药物组；d. 止痛健骨低剂量组；e. 止痛健骨高剂量组。

图 3　各组白兔第 8 周膝关节 MRI 图

2.2　各组白兔膝关节软骨 MMP-1 检测结果　干预前模型对照组、阳性药物组、止痛健骨低剂量组、止痛健骨高剂量组 MMP-1 表达均上升，与正常对照组比较，差异有统计学意义（$P < 0.05$）。模型对照组、阳性药物组、止痛健骨低剂量组、止痛健骨高剂量组四组互相比较，差异无统计学意义（$P > 0.05$）。实验第 4 周和第 8 周，与正常对照组比较，模型对照组、阳性药物组、止痛健骨低剂量组、止痛健骨高剂量组 MMP-1 均上升，差异有统计学意义（$P < 0.05$），与模型对照组比较，阳性药物组、止痛健骨低剂量组、止痛健骨高剂量组 MMP-1 表达下降，差异有统计学意义（$P < 0.05$），该三组互相比较，差异无统计学意义

（$P > 0.05$）。同时，止痛健骨低剂量组、止痛健骨高剂量第 4 周、第 8 周 MMP - 1 表达均较干预前明显下降，差异有统计学意义（$P < 0.05$），表明实验干预前兔 KOA 模型 MMP - 1 表达较正常白兔明显增加，经止痛健骨方干预后，MMP - 1 表达较模型对照组下降，见表 2 及图 4～6。

表 2　各组白兔膝关节软骨 MMP - 1 检测结果（$\bar{x} \pm s$）

组别	剂量 /(g·kg^{-1})	IOD 值		
		干预前	第 4 周	第 8 周
正常对照组	—	11.98±0.8	11.73±0.8	11.56±1.1
模型对照组	—	52.65±1.7^a	56.05±5.5^a	58.50±4.3^a
阳性药物组	0.067 2	52.85±1.8^{ab}	44.48±5.1^{ac}	41.01±2.7^{ac}
止痛健骨低剂量组	4.48	52.80±1.9^{abd}	45.45±4.6^{acdg}	40.42±2.4^{acdf}
止痛健骨高剂量组	8.96	52.26±1.6^{abd}	42.78±2.7^{acdg}	26.60±2.4^{acef}

注：组间比较，$F_{干预前} = 837.122$，$F_{第4周} = 132.789$，$F_{第8周} = 225.484$，与正常对照组比较，$^aP < 0.05$，与模型对照组比较，$^bP > 0.05$，$^cP < 0.05$，与阳性药物组比较，$^dP > 0.05$，$^eP < 0.05$。组内与干预前比较，$^fP < 0.05$。

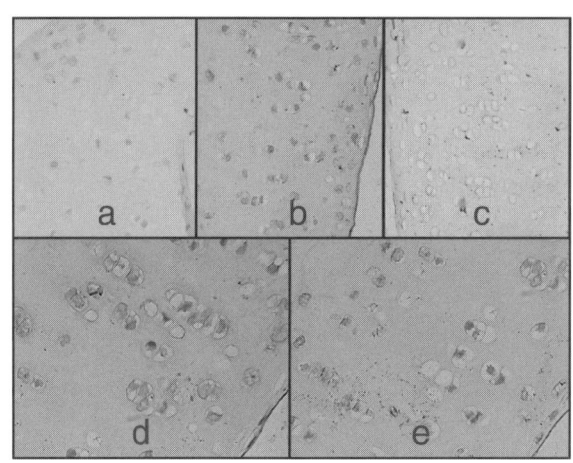

a. 正常对照组；b. 模型对照组；c. 阳性药物组；d. 止痛健骨低剂量组；e. 止痛健骨高剂量组。

图 4　各组白兔干预前膝关节软骨 MMP - 1 免疫组化图

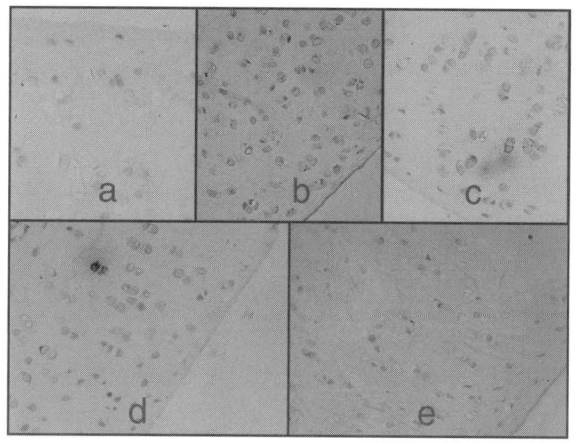

a. 正常对照组；b. 模型对照组；c. 阳性药物组；d. 止痛健骨低剂量组；
e. 止痛健骨高剂量组。

图 5　各组白兔第 4 周膝关节软骨 MMP-1 免疫组化图

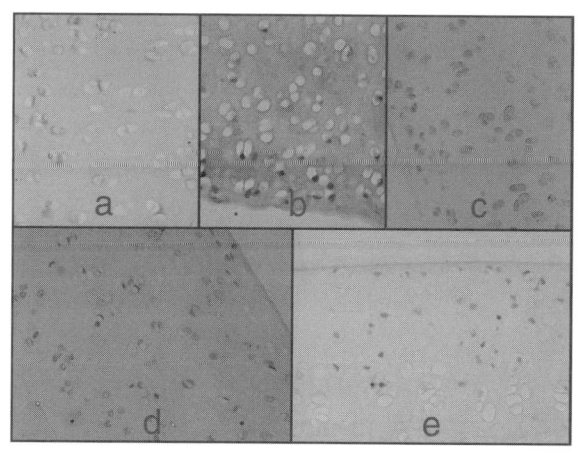

a. 正常对照组；b. 模型对照组；c. 阳性药物组；d. 止痛健骨低剂量组；
e. 止痛健骨高剂量组。

图 6　各组白兔第 8 周膝关节软骨 MMP-1 免疫组化图

2.3　软骨 MRI 分级与软骨 MMP-1 表达相关性分析　将软骨 MRI
分级与 MMP-1 绘制散点图（图 7），提示软骨 MRI 分级与软骨 MMP-1
无直线趋势，故采用等级 Spearman 等级相关分析。Spearman 等级相关
性分析提示软骨 MMP-1 表达增加，对应软骨 MRI 分级也上升，两者呈
直线正相关（$r=0.815$，$P=0.000$），可以认为 KOA 软骨 MRI 分级与软
骨 MMP-1 成正向直线相关，经止痛健骨方干预后，软骨 MRI 分级与软
骨 MMP-1 表达均较模型对照组下降，达到治疗作用。

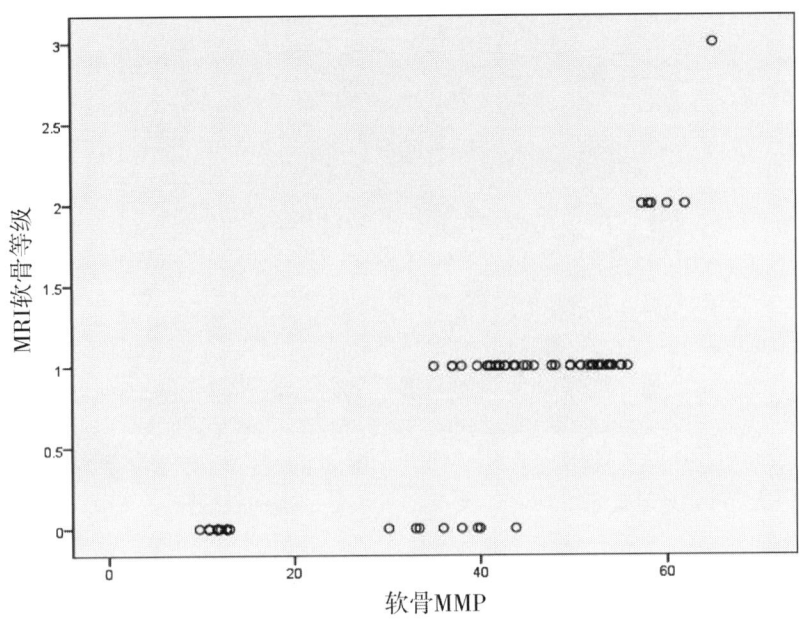

图 7　软骨 MRI 分级与软骨 MMP - 1 表达散点图

3　讨论

临床上，KOA 是一种以由于关节滑膜退变，软骨破坏引起的以膝关节疼痛、僵硬和活动受限为特征的慢性骨关节病，但是，关于其具体病因病机尚未完全明确，多年来的研究认为 KOA 是一种多种因素造成的疾病[5,6]。为探索 KOA 的发病机制及药物对其的作用机制，学者们通过实验干预手段，成功复制出兔 KOA 动物模型，其中，应用木瓜蛋白酶关节腔内注射造模所需时间短，可模拟软骨破坏的终末环节，适于软骨病理、药物防治的研究[7]。

止痛健骨方以活血祛瘀，通络止痛，强筋健骨为组方原则，由当归、白芥子（炒）、丹参、猪牙皂、鹿角霜、鳖甲、黄芪、乳香（醋制）、没药（醋制）、独活、千年健、陆英共 12 味药组成。方中当归、丹参、乳香、没药活血化瘀，消肿止痛，白芥子、独活、千年健、陆英、猪牙皂祛风除湿，涤痰搜风，通痹止痛，以治其标，鹿角霜、鳖甲、黄芪强筋健骨以固其本，标本兼顾。现代药理研究证明，当归、丹参、乳香、没药具有显著抗炎、镇痛及其他多方面的药理作用，对风湿类实验性关节炎有治疗作用。白芥子、独活、千年健、陆英、猪牙皂有镇痛、镇静和抗炎作用，并有祛痰、抗菌等作用。鹿角霜、鳖甲、黄芪免疫调节功效，增强体液免疫和抑制结缔组织增生，有消结块作用。

磁共振成像（MRI）是目前唯一无创伤性又能清楚显示关节软骨的检查方法，且可通过矢状位、冠状位、轴位、斜位进行全方位扫描，能准确反映 KOA 损伤的程度、范围[8]。研究发现，MMP－1 对软骨的损伤有密切关系，是降解细胞外基质的主要酶系，在 KOA 疾病的发生、发展中起重要作用。如文献报道，关节软骨 MMP－1 表达越高，提示软骨损害愈严重[9]。本研究中，与正常对照组比较，模型对照组白兔膝关节软骨 MMP－1 表达明显增加，差异有统计学意义（$P < 0.05$），经止痛健骨方药物干预后，经止痛健骨方干预后，止痛健骨低剂量组、止痛健骨高剂量关节软骨 MMP－1 得到下降，软骨 MRI 分级也得到下降，且该两者呈正向直线相关，由此表明软骨 MRI 评价对 KOA 具有重要作用，可无创、直观反映软骨的损伤分级。

参考文献

［1］苏新平，朱克俭，谭旭仪. 止痛健骨方对兔膝骨关节炎模型滑膜及软骨修复的影响 ［J］. 湖南中医药大学学报，2016，36（4）：11－14.

［2］唐和斌，李婷婷，杨燕京，等. 木瓜蛋白酶诱导骨关节炎模型中病理指标的动态变化 ［J］. 中南民族大学学报（自然科学版），2013，32（4）：41－45.

［3］魏伟，吴希美，李元建. 药理实验方法学 ［M］. 4 版. 北京：人民卫生出版社，2010：1698.

［4］RECHT M P，KRAMER J，MARCELIS S，et al. Abnormalities of articular cartilage in the knee：analysis of available MR techniques ［J］. Radiology，1993，187（2）：473－478.

［5］中华医学会骨科学分会. 骨关节炎诊治指南（2007 年版）［J］. 中华骨科杂志，2007，27（10）：793－796.

［6］LIU Y，ZHANG H F，LIANG N X，et al. Prevalence and associated factors of knee osteoarthritis in a rural Chinese adult population：an epidemiological survey ［J］. BMC Public Health，2016，16（1）：94.

［7］LI X，LANG W，YE H，et al. Tougu Xiaotong capsule inhibits the tidemark replication and cartilage degradation of papain-induced osteoar-thritis by the regulation of chondrocyte autophagy ［J］. Int J Mol Med，2013，31（6）：1349－1356.

［8］HALPERN B，CHAUDHURY S，RODEO S A，et al. Clinical and MRI outcomes after platelet-rich plasma treatment for knee osteoarthritis ［J］. Clin J Sport Med，2013，23（3）：238－239.

［9］邱艺斌，何坚，苏水珠，等. 舒筋活血止痛水外擦拍打对兔膝骨性关节炎软骨组织 MMP－1 表达的影响 ［J］. 亚太传统医药，2015，11（3）：8－10.

（《时珍国医国药》，2017 年第 28 卷第 4 期）

下篇　论文精编

湖湘欧阳氏杂病流派学术经验研究丛书　骨伤病临证精要

补阳还五汤对脑脊液漏模型兔 TGF－β1 及 bFGF 表达的影响

苏新平[1]，黄刚[2]，许辉[1]，谭旭仪[1]，何灿宇[1]

（1. 湖南省中医药研究院附属医院，湖南　长沙 410006；2. 湖南中医药大学，湖南　长沙 410208）

[摘要] 目的：观察补阳还五汤对兔脑脊液漏模型转化生长因子-β1（TGF－β1）及碱性成纤维细胞生长因子（bFGF）表达的影响。方法：选择清洁级成年大耳白兔 30 只，采用随机数字表法随机分为假手术组、模型对照组和补阳还五汤组，每组 10 只，制备脑脊液漏模型后，补阳还五汤组予补阳还五汤灌胃，其余各组予生理盐水灌胃，在灌胃第 7 天、第 14 天时，各组随机选择 5 只白兔，手术取出脊膜切口部位血肿机化物，采用免疫组织化学法检测 TGF－β1、bFGF 表达。结果：在第 7 天、第 14 天时，补阳还五汤组 TGF－β1、bFGF 表达明显高于假手术组（$P<0.05$），而模型对照组与假手术组比较，差异无统计学意义（$P>0.05$）；3 组在第 7 天、第 14 天时两时间点组内比较，差异均无统计学意义（$P>0.05$）。结论：补阳还五汤可增加兔脑脊液漏模型局部 TGF－β1 及 bFGF 的表达，促进愈合。

[关键词] 补阳还五汤；兔；脑脊液漏；TGF－β1；bFGF

[中图分类号] R285.5　　　　[文献标识码] A　　　　[文章编号] 1672－951X（2017）06－0022－03

DOI：10.13862/j.cnki.cn43－1446/r.2017.06.007

Effect of Buyang Huanwu Decoction（补阳还五汤）on TGF-β1 and bFGF Expression in Rabbit Model of Cerebrospinal Fluid Leakage

SU Xinping[1]，HUANG Gang[2]，XU Hui[1]，TAN Xuyi[1]，HE Canyu[1]

（1. Affiliated Hospital of Hu'nan Academy of Chinese Medical Science，Changsha Hu'nan 410006，China；2. Hu'nan University of Chinese Medicine，Changsha Hu'nan 410208，China）

[Abstract] Objective To observe the effect of Buyang Huanwu decoction（补阳还五汤，BYHWD）on TGF-β1 and bFGF expression in rabbit model of cerebrospinal fluid leakage. Methods The 30 rabbits were randomly divided into sham-operated group, model control group and BYHWD group, each group with 10 rabbits, after rabbit model of cerebrospinal fluid leakage was established, BYHWD decoction group was given BYHWD, and other groups were given intragastrically administrated with the same dose of normal saline. TGF-β1 and bFGF expression were detected at the moment of the intervention of 7th day and 14th day. **Results** At the moment the intervention of 7th day and 14th day, compared with sham-operated group, TGF-β1 and bFGF expression of BYHWD group increased, the difference was statistically significant ($P < 0.05$), while there was no significant difference in model control group ($P > 0.05$). There was no significant difference at 7th day and 14th day among the three groups ($P > 0.05$). **Conclusions** Buyang Huanwu decoction could effectively increase the expression of TGF-β1 and bFGF in rabbit model of cerebrospinal fluid leakage, then to promote healing.

[**Keywords**] Buyang Huanwu Decoction; rabbit; cerebrospinal fluid leakage; TGF-β1; bFGF

随着我国社会老龄化进程，因腰椎退行性疾病而需要手术的患者日益增加。然腰椎手术后相关并发症也成为手术医生不能忽视的问题[1-2]。脑脊液漏（cerebrospinal fluid leakage，CSFL）是腰椎术后的常见并发症，笔者采用补阳还五汤治疗脑脊液漏，获得较好疗效。因此，本课题拟观察补阳还五汤对兔脑脊液漏模型 TGF-β1 及 bFGF 表达，探讨补阳还五汤治疗脑脊液漏的作用机制，现总结如下。

1 资料与方法

1.1 **实验动物** 新西兰健康成年大耳白兔共 30 只，动物许可证号：SCXK（湘）2015-0008，在湖南省中医药研究院动物实验室进行单笼喂养。

1.2 **主要试剂** 兔碱性成纤维细胞生长因子（bFGF）免疫组织化学检测试剂（Santa Cruz 公司，批号：Sc-74412），兔转化生长因子 β1（TGF-β1）免疫组织化学检测试剂（Santa Cruz 公司，批号：Sc-130348），注射用青霉素钠（华北制药股份有限公司，规格：80 万 U，批号：E1006301）。

1.3 **实验药物** 补阳还五汤，药物组成：黄芪（生）120 g，当归尾 6 g，赤芍 5 g，地龙（去土）3 g，川芎 3 g，红花 3 g，桃仁 3 g。从湖南省中医药研究院附属医院一次性购入，加水煎煮浓缩后得到 100 mL 药液（含补阳还五汤生药 1.43 g/mL）。

1.4 **造模方法** 参照人体腰椎术后脑脊液漏发生进行制备，应用 3%戊巴比妥钠耳缘静脉注射全身麻醉，1 mL/kg，麻醉满意后，取俯卧位，对兔腰椎进行备皮，术区常规消毒铺无菌巾。取腰 3~4 椎体后侧正中切口，长约 2 cm，切开皮肤、皮下，暴露腰 3 椎体棘突，应用咬骨钳对棘突咬除，止血钳对椎板咬除开窗，暴露硬膜囊，小心保护，在脊膜上作纵行切口长约 0.5 cm，可见白色液体流出即模型制备成功，无菌生理盐水反复冲洗伤口，放置一枚引流管，缝合深筋膜及皮肤。术后保持伤口处干燥，青霉素钠肌内注射，20 万 U/只，连续 5 d。假手术组则按上述手术方式切开，椎板开窗后不切开脊膜。

1.5　实验分组及干预　成年大耳白兔共 30 只，采用随机数字表法随机分为假手术组、模型对照组和补阳还五汤组，每组 10 只。模型对照组和补阳还五汤组参照上述方法制备脑脊液漏模型，补阳还五汤组在术后第 2 天开始灌胃补阳还五汤，参照不同种属等效剂量的折算表[3]，计算白兔的等效剂量为 6.67 g/kg，每天予含补阳还五汤生药浓度为 1.43 g/mL 灌胃，4.66 mL/kg。正常对照组和模型对照组则灌服同剂量的生理盐水，1 次/d，连续灌胃 14 d。

1.6　观察指标及检测方法　在灌胃后第 7 天、第 14 天分别随机处死各组 5 只白兔，耳缘静脉麻醉下沿腰椎原手术入路，手术取出脊膜切口部位血肿机化物，采用免疫组织化学法检测 TGF-β1、bFGF 表达，在光镜下每张软骨切片高倍视野，阳性染色为棕黄色或褐色，之后通过 IPP 图像分析软件（Image-Pro-Plus）计算每个高倍视野里的阳性细胞的积分光密度（IOD），并选取选取 5 个高倍视野取平均值。

1.7　统计学方法　采用 SPSS16.0 统计学软件进行分析，计量资料组间同一时间点采用单因素方差分析，两两比较采用 LSD 检验，组内前后比较采用配对 t 检验，$P < 0.05$ 为差异有统计学意义。

2　结果

2.1　各组 TGF-β1 表达比较　在第 7 天、第 14 天时，与假手术组比较，补阳还五汤组 TGF-β1 表达明显增加（$P < 0.05$），而模型对照组无明显差异（$P > 0.05$），3 组在第 7 天、第 14 天时两时间点组内比较，差异均无统计学意义（$P > 0.05$）。表明经补阳还五汤灌胃后，在第 7 天、第 14 天时较模型对照组明显增加脑脊液漏伤口部位 TGF-β1 的表达。（见表 1、图 1）

表 1　各组 TGF-β1 表达比较（$\bar{x} \pm s$，IOD 值）

组别	动物数/只	剂量/(g/kg)	第 7 天	第 14 天	t	P
假手术组	5	—	18.6±2.2	18.9±2.1	−0.540	>0.05
模型对照组	5	—	19.1±2.4[a]	20.0±3.2[a]	−0.696	>0.05
补阳还五汤组	5	6.67	28.9±3.5[bc]	29.7±3.7[bc]	−0.843	>0.05

注：与假手术组比较，[a]$P > 0.05$，[b]$P < 0.05$，与模型对照组比较，[c]$P < 0.05$。

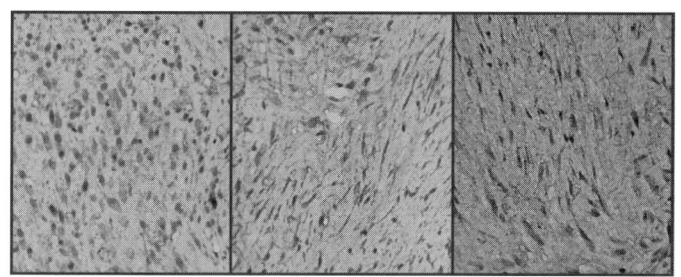

假手术组（第7天）　模型对照组（第7天）　补阳还五汤组（第7天）

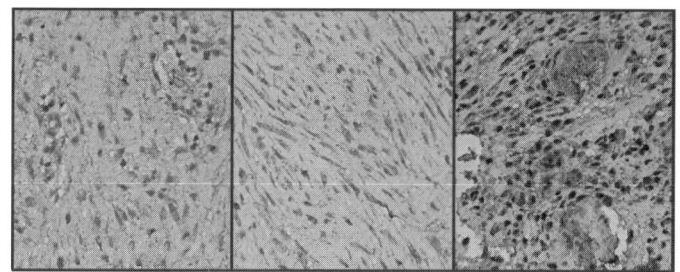

假手术组（第14天）　模型对照组（第14天）　补阳还五汤组（第14天）

图1　各组 TGF-β1（免疫组化，×400）

2.2　各组 bFGF 表达比较　在第 7 天、第 14 天时，与假手术组比较，补阳还五汤组 bFGF 表达明显增加（$P<0.05$），而模型对照组无明显差异（$P>0.05$），3 组在第 7 天、第 14 天时两时间点组内比较，差异均无统计学意义（$P>0.05$）。表明经补阳还五汤灌胃后，在第 7 天、第 14 天时较模型对照组明显增加脑脊液漏伤口部位 bFGF 的表达。（见表 2、图 2）

表 2　各组白兔 bFGF 表达比较（$x±s$，IOD 值）

组别	动物数/只	剂量/(g/kg)	第 7 天	第 14 天	t	P
假手术组	5	—	13.6±1.7	14.3±1.8	−0.671	>0.05
模型对照组	5	—	14.1±1.9[a]	13.7±1.8[a]	0.685	>0.05
补阳还五汤组	5	6.67	34.4±3.8[bc]	35.6±4.0[bc]	−0.804	>0.05

注：与假手术组比较，[a]$P>0.05$，[b]$P<0.05$，与模型对照组比较，[c]$P<0.05$。

3　讨论

脊柱退行性疾病发病日益增多，在保守治疗无效的情况下，多选择手术治疗。脑脊液漏是脊柱外科手术最常见的并发症之一，发生率为 2.31%～9.37%，术后患者多表现为头晕、头痛、呕吐，导致伤口愈合不佳、伤口感染、硬脊膜假性囊肿等等，严重者导致椎管内感染，危及生

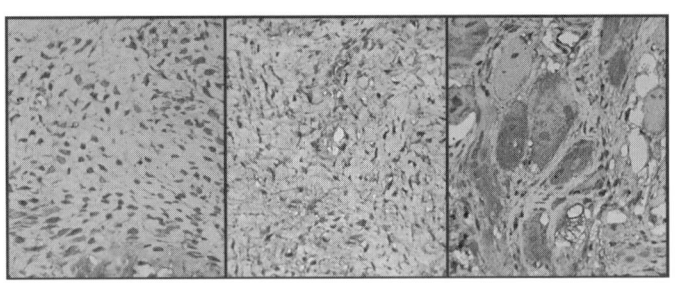

假手术组（第7天）　模型对照组（第7天）　补阳还五汤组（第7天）

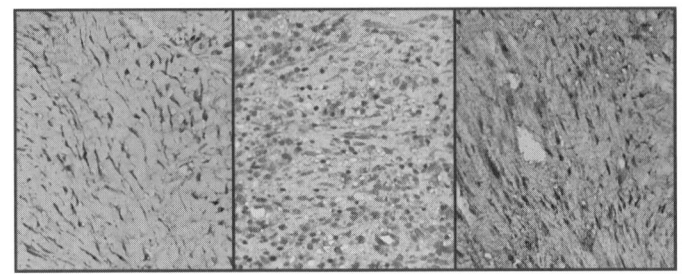

假手术组（第14天）　模型对照组（第14天）　补阳还五汤组（第14天）

图2　各组 bFGF 表达（免疫组化，×400）

命[4]。对于脑脊液漏的治疗，术中可采取缝合修补，但术后通常采用平卧位，伤口部位加压包扎，一般术后等待 9～12 d 时，伤口引流量减少可拔除引流管，加压缝合处理。

补阳还五汤主治中风之气虚血瘀证，功效为补气，活血，通络，是益气活血法的代表方。本方由黄芪（生）、当归尾、赤芍、地龙、川芎、红花、桃仁组成，黄芪为君药，重用黄芪，少佐活血药，使气旺血行以治本，祛瘀通络以治标，标本兼顾。该方在临床上应用广泛，对其作用机制研究亦报道较多[5-6]。笔者认为，临床上腰椎手术后患者多因手术创伤失血，围手术期卧床，禁食等因素，多表现为气虚血瘀证。配合应用补阳还五汤煎服，可促进硬脊膜损伤部位修复，有效减少脑脊液引流量，达到治疗目的。

本实验在制备兔脑脊液漏模型后，检测脊膜伤口部位 bFGF 和 TGF-β1 表达，观察补阳还五汤对脑脊液漏的修复机制。bFGF 的生物学作用极其广泛，在血管形成、促进创伤愈合与组织修复过程中起着重要作用[7]。TGF-β1 是属于一组新近发现的调节细胞生长和分化的 TGF-β 超家族，研究发现其对细胞的生长、分化和免疫功能都有重要的调节作用[8]。实验结果表明，在第7天、第14天时，与假手术组比较，补阳还五汤组 TGF-β1、bFGF 表达明显增加（$P<0.05$），而模型对照组无明显差异（$P>0.05$），表明补阳还五汤可增加兔脑脊液漏模型局部 TGF-β1 及 bFGF 的表达，促进脊膜损伤部位愈合，这可能是临床补阳还五汤治疗腰椎术后脑脊液漏患者作用机制。

参考文献

[1] 王飞，关凯，文天林，等. 退行性腰椎滑脱术后脑脊液漏的发生率及原因分析 [J]. 中国脊柱脊髓杂志，2016，26（7）：609－613.

[2] 蒋新祥，路晓，周金军，等. 腰椎手术后脑脊液漏的处理对策及治疗体会 [J]. 中国骨与关节损伤杂志，2015，30（11）：197－1198.

[3] 魏伟，吴希美，李元建. 药理实验方法学 [M]. 4 版. 北京：人民卫生出版社，2010：1698.

[4] 尹萌辰，莫文，马俊明，等. 脊柱术后硬脊膜损伤及脑脊液漏的治疗进展 [J]. 中国中医骨伤科杂志，2014，22（4）：72－74.

[5] 邹礼梁，王奎，满夏楠，等. 补阳还五汤对大鼠脊髓损伤修复与运动功能康复的作用研究 [J]. 云南中医学院学报，2016，39（5）：1－5，15.

[6] 谢佳宏，杨志新，韩淑丽. 补阳还五汤治疗缺血性脑卒中恢复期的系统评价 [J]. 中医药导报，2015，21（20）：78－82，86.

[7] 刘芳，白雪松，刘柏炎，等. 补阳还五汤对脑缺血大鼠碱性成纤维细胞生长因子的影响 [J]. 中国中西医结合急救杂志，2008，15（1）：9－12.

[8] 李木清，廖若夷，王小亮，等. 象皮生肌膏对 2 型糖尿病大鼠溃疡肉芽组织中胰岛素样生长因子－1 及转化生长因子－β 的影响 [J]. 中医药导报，2015，21（23）：13－18.

（《中医药导报》，2017 年第 23 卷第 6 期）

湖湘欧阳氏杂病流派学术经验研究丛书　骨伤病临证精要

补阳还五汤对兔脑脊液漏模型 VEGF 表达的影响

苏新平[1]，黄刚[2]，许辉[1]，谭旭仪[1]，何灿宇[1]

（1. 湖南省中医药研究院附属医院，湖南　长沙，410006；2. 湖南中医药大学，湖南　长沙，410208）

[摘要] 目的：观察补阳还五汤对兔脑脊液漏模型 VEGF 表达的影响。方法：选择清洁级成年大耳白兔共 30 只，采用随机数字表法分为假手术组、模型对照组和补阳还五汤组各 10 只，对模型对照组和补阳还五汤组制备脑脊液漏模型，补阳还五汤组予补阳还五汤灌胃，剂量 6.67 g/kg，其余两组予等剂量 0.9% 氯化钠注射液灌胃。在灌胃第 7 天、第 14 天时，各组分别随机选取 5 只实验兔，手术取出脊膜切口部位血肿机化物，采用免疫组织化学法检测 VEGF 表达，并进行比较。结果：与假手术组及模型对照组比较，灌胃第 7 天、第 14 天补阳还五汤组 VEGF 表达均明显增加（$P<0.05$）。结论：补阳还五汤可增加兔脑脊液漏模型局部 VEGF 的表达，促进脊膜损伤部位愈合。

[关键词] 脑脊液漏；兔；补阳还五汤；VEGF；实验研究

[中图分类号] R285.5　　[文献标识码] A

DOI：10.16808/j.cnki.issn1003-7705.2017.01.067

Effect of Buyang Huanwu decoction on expression of vascular endothelial growth factor in a rabbit model of cerebrospinal fluid leak

SU Xinping[1]，HUANG Gang[2]，XU Hui[1]，TAN Xuyi[1]，HE Canyu[1]

（1. The Affiliated Hospital of Hunan Academy of Chinese Medicine，Changsha 410006，Hunan，China；2. Hunan University of Chinese Medicine，Changsha 410208，Hunan，China）

[Abstract] Objective To investigate the effect of Buyang Huanwu decoction on the expression of vascular endothelial growth factor （VEGF） in a rabbit model of cerebrospinal fluid leak. Methods A total of 30 clean adult white rabbits were randomly divided into sham-operation group，model control group，and Buyang Huanwu decoction group using a random number table，with 10 rabbits in each group. The rabbits in the model control group and the Buyang Huanwu decoction group were used to establish a model of cerebrospinal fluid leak. The rabbits in the Buyang Huanwu decoction group were given Buyang Huanwu decoction at a dose of 6.67 g/kg by gavage，and those in the other two groups were given 0.9% sodium chloride injection at the same dose by gavage. On days 7 and 14 of gavage, 5 rabbits were randomly selected from each group, surgeries were performed to collect the hematoma tissue at the incision of the cerebrospinal membrane, and immunohistochemistry was used to measure the expression of VEGF. The results were compared between groups. **Results** Compared with the sham-operation group and the model control group, the Buyang Huanwu decoction group had a significant increase in the expression of VEGF on days 7 and 14 of gavage ($P <$ 0.05). **Conclusion** Buyang Huanwu decoction can increase the local expression of VEGF in rabbits with cerebrospinal fluid leak and promote the healing of cerebrospinal membrane injury.

[**Keywords**] cerebrospinal fluid leak; rabbit; Buyang Huanwu decoction; vascular endothelial growth factor; experimental study

腰椎手术后相关并发症是临床不能忽视的问题[1-2]。脑脊液漏（cerebrospinal fluid leakage，CSFL）是腰椎术后的常见并发症，笔者（第一作者）所在科室予患者补阳还五汤煎服治疗，常获得较好的疗效。本课题拟观察补阳还五汤对兔脑脊液漏模型 VEGF 表达的影响，探讨补阳还五汤治疗脑脊液漏的作用机制，现总结如下。

1 实验材料

1.1 动物 新西兰健康成年大耳白兔共 30 只，动物许可证号：SCXK（湘）2015-0008，于湖南省中医药研究院动物实验室进行单笼喂养。

1.2 药物 补阳还五汤，药物组成：黄芪（生）120 g，当归尾 6 g，赤芍 5 g，地龙（去土）3 g，川芎 3 g，红花 3 g，桃仁 3 g。从湖南省中医药研究院附属医院一次性购入，加水煎煮浓缩后得到 100 mL 药液（含补阳还五汤生药 1.43 g/mL）。

1.3 主要试剂 兔血管内皮生长因子（VEGF）免疫组织化学检测试剂（Santa Cruz 公司，批号：Sc-7269）；注射用青霉素钠（华北制药股份有限公司，规格：80 万 U，批号：E1006301）。

2 实验方法

2.1 造模方法 参照人体腰椎术后脑脊液漏的发生进行制备，方法如下：应用 3% 戊巴比妥钠耳缘静脉注射全身麻醉，1 mL/kg，麻醉满意后，取俯卧位，对兔腰椎进行备皮，术区常规消毒铺无菌巾。取腰 3～4 椎体后侧正中切口，长约 2 cm，切开皮肤、皮下，暴露腰 3 椎体棘突，应用咬骨钳对棘突咬除，止血钳对椎板咬除开窗，暴露硬膜囊，小心保护，在脊膜上做纵行切口长约 0.5 cm，可见白色液体流出即模型制备成

下篇 论文精编

功，0.9％氯化钠溶液反复冲洗伤口，放置一枚引流管，缝合深筋膜及皮肤。术后保持伤口处干燥，青霉素钠 20 万 U/只，肌内注射，连续 5 d。假手术组则按上述手术方式切开，椎板开窗后不切开脊膜。

2.2　动物分组及给药　30 只实验兔采用随机数字表法分为假手术组、模型对照组和补阳还五汤组，各 10 只。模型对照组和补阳还五汤组参照上述方法制备脑脊液漏模型，补阳还五汤组在术后第 2 天开始灌胃补阳还五汤，参照不同种属等效剂量的折算表[3]，计算出白兔的等效剂量为 6.67 g/kg，每天给予补阳还五汤 4.66 mL/kg 体质量灌胃。正常对照组和模型对照组则灌服等剂量的 0.9％氯化钠注射液，每天 1 次，连续 14 d。

2.3　观察指标及检测方法　在灌胃后第 7 天、第 14 天各组分别随机选取 5 只实验兔，处死，耳缘静脉麻醉下沿腰椎原手术入路，手术取出脊膜切口部位血肿机化物，采用免疫组织化学法检测 VEGF 表达，在光镜下每张软骨切片高倍视野，阳性染色为棕黄色或褐色，之后通过 IPP 图像分析软件（Image-Pro-Plus）计算每个高倍视野里的阳性细胞的积分光密度（IOD），并选取 5 个高倍视野取平均值。

2.4　统计学方法　采用 SPSS 16.0 统计学软件进行分析，计量资料组间同一时间点采用单因素方差分析，两两比较采用 LSD 检验，组内前后比较采用配对 t 检验，以 $P<0.05$ 为差异有统计学意义。

3　实验结果

与假手术组及模型对照组比较，在灌胃第 7 天、第 14 天，补阳还五汤组 VEGF 表达均明显增加，差异有统计学意义。（见表 1、图 1）。

表 1　各组 VEGF 表达比较（$\bar{x}\pm s$，IOD 值）

组别	只数	剂量/(g/kg)	第 7 天	第 14 天
假手术组	5	—	15.6±1.5	16.6±1.8
模型对照组	5	—	15.1±1.4	16.0±1.9
补阳还五汤组	5	6.67	30.2±3.1[ab]	29.8±3.0[ab]

注：与假手术组比较，[a]$P<0.05$；与模型对照组比较，[b]$P<0.05$。

4　讨论

脑脊液漏是脊柱外科手术最常见的并发症之一，发生率为 2.31％～9.37％，术后患者多表现为头晕、头痛、呕吐，导致伤口愈合不佳、伤口感染、硬脊膜假性囊肿等等，严重者导致椎管内感染，危及生命[4]。对于脑脊液漏的治疗，术中可采取缝合修补，但术后通常采用平卧位，伤口部位加压包扎，一般术后等待 9～12 d，伤口引流量减少可拔除引流管，加压缝合处理。

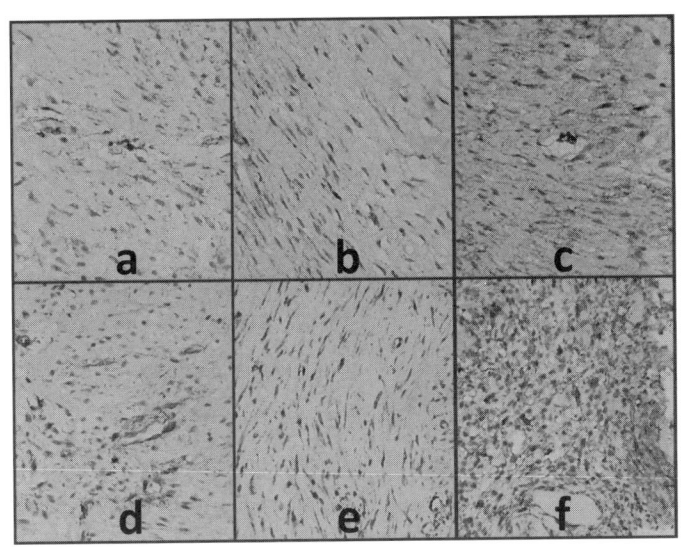

第 7 天：a. 假手术组；b. 模型对照组；d. 补阳还五汤组；

第 14 天：c. 假手术组；e. 模型对照组；f. 补阳还五汤组。

图 1　各组 VEGF 表达

　　补阳还五汤系《医林改错》中主治中风之气虚血瘀证的方剂，功效为补气、活血、通络，是益气活血法的代表方。方中重用黄芪为君药，少佐活血药，使气旺血行以治本，祛瘀通络以治标，标本兼顾。该方在临床上应用广泛，对其作用机制研究亦报道较多[5-6]。笔者认为，临床上腰椎手术后患者因手术创伤失血、围手术期卧床、禁食等因素，多表现为气虚血瘀证，配合应用补阳还五汤煎服，可促进硬脊膜损伤部位修复，有效减少脑脊液引流量，达到治疗目的。

　　VEGF 是目前已知最有力的血管生长因子，可直接作用于血管内皮细胞，促进血管内皮细胞增殖，增加局部血液供应，在修复中发挥重要作用[7-8]。本实验中，我们在制备兔脑脊液漏模型后，检测脊膜伤口部位 VEGF 表达，观察补阳还五汤对脑脊液漏的修复机制。实验结果表明，在药物干预第 7 天、第 14 天时，与假手术组及模型对照组比较，补阳还五汤组 VEGF 表达均明显增加（$P<0.05$），表明补阳还五汤可增加兔脑脊液漏模型局部 VEGF 的表达，促进脊膜损伤部位愈合，这可能是临床补阳还五汤治疗腰椎术后脑脊液漏的作用机制之一。

参考文献

[1] 王飞，关凯，文天林，等. 退行性腰椎滑脱术后脑脊液漏的发生率及原因分析[J]. 中国脊柱脊髓杂志，2016，26（7）：609-613.

[2] 蒋新祥，路晓，周金军，等. 腰椎手术后脑脊液漏的处理对策及治疗体会

［J］. 中国骨与关节损伤杂志，2015，30（11）：1197-1198.

［3］ 魏伟，吴希美，李元建. 药理实验方法学［M］. 4 版. 北京：人民卫生出版社，2010：1698.

［4］ 尹萌辰，莫文，马俊明，等. 脊柱术后硬脊膜损伤及脑脊液漏的治疗进展［J］. 中国中医骨伤科杂志，2014，22（4）：72-74.

［5］ 邹礼梁，王奎，满夏楠，等. 补阳还五汤对大鼠脊髓损伤修复与运动功能康复的作用研究［J］. 云南中医学院学报，2016，39（5）：1-5，15.

［6］ 谢佳宏，杨志新，韩淑丽. 补阳还五汤治疗缺血性脑卒中恢复期的系统评价［J］. 中医药导报，2015，21（20）：78-82，86.

［7］ 谢辉，唐成林，陈晓琳，等. 按摩通过改善 VEGF 活性及血供促进兔骨骼肌损伤修复［J］. 中国老年学杂志，2014，34（12）：6984-6986.

［8］ 许辉，苏新平，谭旭仪，等. 桃红接骨汤对实验性骨折愈合中 VEGF 表达的影响［J］. 湖南中医杂志，2016，32（8）：195-196.

（《湖南中医杂志》，2017 年第 33 卷第 1 期）

止痛健骨方对兔膝骨关节炎模型滑膜及软骨修复的影响

苏新平[1,2]，朱克俭[2*]，谭旭仪[2]

（1. 湖南中医药大学，湖南　长沙 410208；2. 湖南省中医药研究院附属医院，湖南　长沙 410006）

[摘要] 目的：观察止痛健骨方对兔膝骨关节炎模型滑膜及软骨修复的影响。方法：建立兔膝骨关节模型，将兔随机分为正常对照组，模型对照组，骨刺宁组，止痛健骨低、中、高组共 6 组，每组 6 只，止痛健骨低、中、高剂量组分别给予 4.48、8.96、17.92 g/kg 止痛健骨方灌胃，骨刺宁组给予 0.504 g/kg 骨刺宁胶囊灌胃，正常对照组、模型对照组给予蒸馏水灌胃，每次 10 mL/kg，每日 1 次，连续给药 4 周，检测各组兔右膝关节屈曲活动度、关节滑膜厚度及软骨未钙化厚度/钙化厚度，以及膝关节滑膜液炎性细胞，并进行比较。结果：实验 4 周后，模型对照组较正常对照组膝关节屈曲活动度、软骨未钙化厚度/钙化厚度明显减少，关节滑膜厚度、滑膜液炎性细胞明显增加（$P<0.05$）。与模型对照组比较，止痛健骨低、中、高剂量组膝关节屈曲活动度、软骨未钙化厚度/钙化厚度均明显增加，关节滑膜厚度、滑膜液炎性细胞减少，差异有统计学意义（$P<0.05$）。结论：止痛健骨方能抑制滑膜增生，增加非钙化软骨厚度，延缓软骨退变，增加关节屈曲活动度，这可能是其治疗膝骨关节炎的作用机制。

[关键词] 止痛健骨方；膝骨关节炎；兔；滑膜；软骨；当归；白芥子；丹参

[中图分类号] R285.5；R681　　　[文献标识码] A

DOI：10.3969/j. issn. 1674 - 070X. 2016.04.003

Effects of Zhitong Jiangu Decoction on Synovial and Cartilage Repair in Rabbit Models of Knee Oosteoarthritis

SU Xinping[1,2]，ZHU Kejian[2*]，TAN Xuyi[2]

（1. Hunan University of Chinese Medicine，Changsha，Hunan 410208，China；2. The Affiliated Hospital of Hunan Academy of Chinese Medicine，Changsha，Hunan 410006，China）

[Abstract] **Objective** To observe the effect of Zhitong Jiangu decoction on synovial and cartilage repair in rabbit models of knee osteoarthritis. **Methods** The rabbits were randomly divided into normal control group, model control group, Gucining group, and low, medium and high dose of Zhitong Jiangu groups, six rabbits in each group, after rabbit models of knee osteoarthritis were successfully established. Rabbits of low，middle，high dose of Zhitong Jiangu were given 4.48，8.96 17.92 g/kg Zhitong Jiangu decoction，respectively. Gucining group was given 0.504 g/kg Gucining capsule，while normal control group and model control group were given 10 mL/kg distilled water for once per day，continuously administration for 4 weeks. Then right knee flexion mobility，synovium thickness and ratio of noncalcified cartilage with calcified，and synovial fluid inflammatory cells were observed and compared. **Results** After 4 weeks，compared with normal control group，the right knee flexion mobility and ratio of noncalcified cartilage with calcified of the model control group was decreased，while its synovium thickness and synovial fluid inflammatory cells was increased（$P <$ 0.05）. Compared with model control group，the knee flexion mobility and ratio of noncalcified cartilage with calcified of Zhitong Jiangu groups were increased，while their synovium thickness and synovial fluid inflammatory cells were decreased，the diffrences were statistically significant（$P < 0.05$）. **Conclusion** Zhitong Jiangu decoction could inhibit the synovium hyperplasia，thicken noncalcified cartilage，delay cartilage degeneration and increase knee flexion mobility，it may be a mechanism for the treatment of knee osteoarthritis.

[**Keywords**] Zhitong Jiangu decoction; knee osteoarthritis; rabbits; synovium; cartilage; *Angelica sinensis*; mustard; *Salvia miltiorrhiza*

止痛健骨方由当归、白芥子、丹参、乳香、没药等 12 味中药组成，具有活血祛痰、通络止痛、强筋健骨的功能，临床上对膝骨关节炎（knee osteoarthritis，KOA）具有较好的疗效。本文观察止痛健骨方对 KOA 滑膜、软骨等影响，探讨其对膝骨关节炎的作用机制，为临床上治疗 KOA 提供实验依据。

1　材料与方法

1.1　动物　成年日本大耳白兔 38 只，雌雄各半，体质量 2.0～2.5 kg，由湖南中医药大学实验动物中心代购，动物许可证号：SCXK（湘）2009 - 0012。

1.2　药物与试剂　止痛健骨方由湖南省中医药研究院中药所提供，药物由当归、白芥子、丹参、猪牙皂、鹿角霜、鳖甲、黄芪、乳香、没药、独活、千年健、陆英 12 味组成。骨刺宁胶囊（功效为活血化瘀、通络止痛，山西忻州市云中制药厂生产，批号：20000225）。

1.3　动物分组及模型制备　将 38 只白兔按照体质量分层随机分为正常组 7 只，模型组 31 只。模型组白兔参照关节制动制作骨关节炎动物模型方法[1]，采用石膏将兔右后膝关节伸直位固定，6 周后在正常组、模型组各随机选择 1 只白兔，处死，打开右膝关节，验证模型组白兔右后膝骨关节炎模型制备成功。此时将模型组剩余的 30 只白兔随机分为模型对照组，骨刺宁组，止痛健骨低、中、止痛健骨高剂量组共 5 组，每组 6 只，正常对照组为之前正常组剩余的 6 只白兔。

1.4 药物干预 根据兔与人体表面积方法[2]，计算得出止痛健骨低、中、高剂量组分别给予止痛健骨方 4.48、8.96、17.92 g/kg 灌胃（分别相当于人临床等效剂量的 1、2、4 倍）。骨刺宁组给予骨刺宁胶囊 0.504 g/kg 灌胃（相当于人临床等效剂量的 2 倍），正常对照组、模型对照组给予蒸馏水灌胃，10 mL/kg。每日给药 1 次，连续给药 4 周。

1.5 观察指标及方法

1.5.1 右膝关节屈曲活动度 各组白兔在造模 6 周后（即实验干预前）、实验干预 4 周后采用双臂式量角器测量右膝关节活动度，方法如下：以双臂式量角器测定轴心对准关节中心点，两臂对准肢段轴线，膝关节伸直位为 0°。

1.5.2 膝关节滑膜厚度及软骨未钙化厚度/钙化厚度 实验干预 4 周后，耳缘静脉空气栓塞处死全部动物，立即打开各组白兔右后膝关节腔，用螺旋测微器测定关节滑膜厚度，然后将切取软骨作 HE 染色区别钙化与未钙化部分，并分别测量其厚度，计算软骨未钙化厚度与钙化厚度的比值。

1.5.3 膝关节滑膜液炎性细胞 提取右后膝关节滑膜液涂片计数炎性细胞，光镜下观察记录。每张涂片随机观察 5 个 HP（10×40 倍）视野，计算每一视野平均炎性细胞数。计数标准：细胞数为 0 个/HP 为"－"，细胞数＜10 个/HP 为"＋"，10～20 个细胞/HP"＋＋"，细胞数＞20 个/HP 为"＋＋＋"。

1.6 统计学方法 采用 SPSS 16.0 统计学软件对实验数据进行分析，计量资料满足方差齐性和正态齐性时，组间比较采用单因素方差分析（LSD 法），组内治疗前后比较采用配对 t 检验，多组间等级资料采用 Kruskal-wal-lisH 检验，以 $P<0.05$ 认为差异有统计学意义。

2 结果

2.1 各组右膝关节屈曲活动度比较 各组白兔均完成了 4 周时间的实验干预，实验期间无死亡。在实验干预前对各组白兔右后膝关节屈曲活动度进行测量，模型对照组、骨刺宁组、止痛健骨低、中、高剂量组分别与正常对照组比较，差异有统计学意义（$P<0.05$），提示兔膝骨关节炎模型活动度较正常减少。实验干预 4 周后，骨刺宁组，止痛健骨低、中、高剂量组较干预前有增加，差异有统计学意义（$P<0.05$），而正常对照组、模型对照组无明显变化（$P>0.05$）。实验干预后组间比较，骨刺宁组、止痛健骨低、中、高剂量组分别与模型对照组比较，差异有统计学意义（$P<0.05$），提示经止痛健骨方干预后，右膝关节屈曲活动度得到明

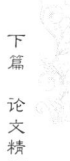

显增加，见表1。

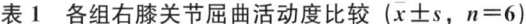

表1　各组右膝关节屈曲活动度比较（$\bar{x}\pm s$，$n=6$）

组别	剂量 /(g/kg)	干预前 /(°)	干预后 /(°)	t 值	P 值
正常对照组		145.61±5.3	146.13±4.9	−0.925	0.623
模型对照组		101.72±6.1#	101.92±8.6△	−1.012	0.571
骨刺宁组	0.504	102.52±5.8#	120.48±10.3△▲☆	31.240	0.000
止痛健骨低剂量组	4.48	103.05±5.9#	119.70±10.4△▲☆	29.547	0.000
止痛健骨中剂量组	8.96	102.41±6.0#	126.85±10.0△▲☆	33.876	0.000
止痛健骨高剂量组	17.92	101.95±5.4#	130.24±8.9△☆	52.268	0.000
F 值		576.883	562.818		
P 值		<0.01	<0.01		

注：干预前，与正常对照组比较，#$P<0.05$，模型对照组、骨刺宁组、止痛健骨低、中、高剂量组五组两两互相比较，$P>0.05$；干预后，与正常对照组比较，△$P<0.05$，与模型对照组比较，▲$P<0.05$，止痛健骨低、中、高剂量组三组两两互相比较，$P=0.000$。组内干预前后比较，☆$P<0.05$。

2.2　各组右膝关节关节滑膜厚度、软骨未钙化厚度/钙化厚度比较结果　实验干预4周后，与正常对照组比较，模型对照组、骨刺宁组、止痛健骨低、中、高剂量组关节滑膜厚度有明显增加，软骨未钙化厚度/钙化厚度有减少，差异有统计学意义（$P<0.01$）。骨刺宁组，止痛健骨低、中、高剂量组较模型对照组比较，关节滑膜厚度有减少，软骨未钙化厚度/钙化厚度有增加（$P<0.01$）。与骨刺宁组比较，止痛健骨低、中剂量组在该两项指标无明显差异（$P>0.05$），但止痛健骨高剂量组有统计学差异（$P<0.01$），表明止痛健骨方对兔KOA模型滑膜厚度肿胀有抑制作用，能增加软骨未钙化与钙化厚度的比值，见表2。

表2 各组右膝关节关节滑膜厚度、软骨未钙化厚度/钙化厚度比较

$(\bar{x}\pm s，n=6)$

组别	剂量 /(g/kg)	关节滑膜 厚度/mm	软骨未钙化 厚度/钙化厚度
正常对照组		1.03 ± 0.07	8.32 ± 0.73
模型对照组		$1.54\pm0.12^{\#}$	$5.11\pm0.64^{\#}$
骨刺宁组	0.504	$1.22\pm0.09^{\#*}$	$7.88\pm0.78^{\#*}$
止痛健骨低剂量组	4.48	$1.23\pm0.03^{\#*}$	$7.85\pm0.79^{\#*}$
止痛健骨中剂量组	8.96	$1.24\pm0.10^{\#*}$	$7.86\pm0.85^{\#*}$
止痛健骨高剂量组	17.92	$1.18\pm0.03^{\#*▲}$	$8.11\pm0.81^{\#*▲}$
F 值		85.499	104.211
P 值		<0.01	<0.01

注：与正常对照组比较，$\#P=0.000$；与模型对照组比较，$*P=0.000$；与骨刺宁组比较，$▲P<0.05$。

2.3 各组右膝关节关节滑膜液炎性细胞计数比较 实验干预4周后，各组右膝关节滑膜液炎性细胞计数，模型对照组较正常对照组滑膜液炎性细胞明显增加，骨刺宁组，止痛健骨低、中、高剂量组较模型对照组明显减少（$P<0.05$），表明止痛健骨方能较好缓解兔 KOA 模型膝关节滑膜的炎性症状，见表3。

表3 各组右膝关节关节滑膜液炎性细胞计数比较（$n=6$）

组别	滑膜液炎性细胞计数			
	＋＋＋	＋＋	＋	－
正常对照组	0	1	3	2
模型对照组	6	0	0	0
骨刺宁组	1	2	3	0
止痛健骨低剂量组	0	0	6	0
止痛健骨中剂量组	2	1	1	2
止痛健骨高剂量组	0	0	2	4

注：经多组间等级资料比较，$\chi^2=19.564$，模型对照组与正常对照组比较，$P<0.05$，骨刺宁组，止痛健骨低、中、高剂量组分别与模型对照组比较，$P<0.05$。

3 讨论

KOA 主要临床表现为膝关节部位疼痛、活动不利等，好发于中老年人，对日常生活与活动有较大影响[3-4]。随着我国社会老龄化进程加快，

本病的发病率逐年上升[5]。有关中医药治疗本病的研究与临床观察报道也较多。一般认为，中医药治疗骨性关节炎疗效与西医相比副作用少而疗效巩固，因此国内外市场也对治疗本病的中医药产品有较好的认同[6]。

有关 KOA 的具体发病机制仍未完全明了，实验研究发现本病主要病理特点是软骨退变、破坏，并伴关节滑膜增生，这在人体和动物实验中均得到可靠证实。在 KOA 软骨病理切片中，非钙化软骨厚度下降，钙化软骨厚度反而增加，软骨未钙化厚度/钙化厚度比值下降[7]。中医学中并无 KOA 病名，但根据其症状特点，将 KOA 归属"膝痹"范畴[8]，如《素问·脉要精微论》云："膝者，筋之府，屈伸不能，行则偻附，筋将惫矣。"本病日久不愈，常有关节肿胀、积液之症，更为痰瘀阻络，其舌质暗或有瘀斑、瘀点，舌苔滑或腻等皆为痰瘀之证。由此可见，痰瘀阻络，肝肾亏虚，属本虚标实之证[9]。正如《丹溪心法》云："肥人肢节痛，多是风湿与痰饮流注经络而痛。"因此，对本病的治疗，应痰瘀兼顾。

为探讨止痛健骨方对 KOA 的作用机制，本课题在成功制备兔 KOA 模型基础上，观察其对兔 KOA 模型滑膜及软骨修复的影响。该方原系湖南省民间以补肾活血为主要功能治疗骨质增生症的经验方，经湖南省中医药研究院朱克俭教授根据其临床经验及对骨关节炎病因病机、证候辨治特点，从痰瘀阻络，兼肝肾不足立法，对处方用药进行了较大调整，临床应用于治疗腰、膝等多部位骨性关节炎多年，通过初步临床观察，提示该方有止痛作用显著且见效较快、作用较为持久等特点。方中以当归活血祛瘀，通络止痛，白芥子豁痰通经、消肿止痛，二味共为君药；方中丹参活血祛瘀止痛，用之以加强当归活血通络止痛功能；猪牙皂通窍涤痰，用之以加强白芥子祛痰通经的功能；鹿角霜补肝肾以强筋骨，兼顾其本虚。以上三味为臣药。方中鳖甲滋补肝肾，通络散结。用之佐助君臣药肝肾、强筋骨，且通络而止痛；黄芪健脾而资气血生化之源，用以补虚损而佐助行血气、强筋骨；乳香、没药二药并用，凡心胃胁腹肢体关节诸疼痛皆能治之，二味进一步增强全方行血通络止痛效果；独活、千年健、陆英功能通经络，消肿痛。七药皆能佐助君臣药改善症状，故以为佐药。全方合用，共奏活血祛痰，通络止痛，强筋健骨之效，故对骨性关节炎痰瘀阻络兼肝肾不足所致腰膝酸胀疼痛、乏力，关节肿胀麻木，活动不利等症有效。

现代药理学研究发现，方中药物具有多种药理效应，如抗血小板聚集、抗炎、镇痛、增强机体免疫力等作用[10—12]。本实验结果提示，止痛健骨方能抑制滑膜增生和炎症症状，增加非钙化软骨厚度，延缓软骨退变，增加关节屈曲活动度，且随着止痛健骨剂量的增加，各指标改善明显，这可能是其治疗 KOA 的作用机制。然止痛健骨方通过何种信号通路达到对 KOA 的作用，有待下阶段进一步研究。

参考文献

［1］张洪，江捍平，王大平. 关节制动制作骨性关节炎动物模型的探讨［J］. 中国现代医学杂志，2006，16（12）：1843－1844.

［2］魏伟，吴希美，李元建. 药理实验方法学［J］. 4 版. 北京：人民卫生出版社，2010：1698.

［3］中华医学会骨科学分会. 骨关节炎诊治指南（2007 年版）［J］. 中华骨科杂志，2007，27（10）：793－796.

［4］SILVA F S，MELO F E，AMARAL M M，et al. Efficacy of simple inte-grated group rehabilitation program for patients with knee osteoarthritis：single-blind randomized controlled trial［J］. J Rehabil Res Dev，2015，52（3）：309－322.

［5］高仰贤，江蓉星. 骨性关节炎发病机制的国内研究进展［J］. 中医正骨，2005，17（4）：55－57.

［6］徐颖鹏，谢利民，王文岳. 中药外治与西药治疗膝骨关节炎疗效及安全性 Meta 分析［J］. 中国中药杂志，2012，37（19）：2977－2984.

［7］白希壮，王星铎. 实验性骨关节炎中关节软骨钙化层厚度测定及其意义［J］. 中华骨科杂志，1996，16（1）：40－43.

［8］唐皓，蒋盛昶，陈坚，等. 红外热成像技术在膝关节骨性关节炎中医证型诊断中的意义［J］. 湖南中医药大学学报，2015，35（2）：43－45，48.

［9］龚志贤，谭旭仪，卢敏. 小针刀配合针灸辨证治疗膝骨性关节炎的临床观察［J］. 湖南中医药大学学报，2011，31（1）：69－72.

［10］刘如秀，刘宇，汪艳丽，等. 当归的药理作用［J］. 西部中医药，2014，27（11）：153－156.

［11］王炜辰，吴学辉，郑芳. 丹参药理学研究进展［J］. 海峡药学，2013，25（10）：24－25.

［12］范莉，李林，何慧凤. 独活挥发油抗炎、镇痛药理作用的研究［J］. 安徽医药，2009，13（2）：133－134.

（《湖南中医药大学学报》，2016 年第 36 卷第 4 期）

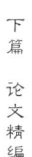

下篇　论文精编

图书在版编目（CIP）数据

骨伤病临证精要 / 苏新平，罗海恩，毛果主编.
长沙 ： 湖南科学技术出版社，2024．7. --（湖湘欧阳
氏杂病流派学术经验研究丛书）. -- ISBN 978-7-5710-2980-7

Ⅰ．R683

中国国家版本馆 CIP 数据核字第 2024VS4437 号

GUSHANGBING LINZHENG JINGYAO

骨伤病临证精要

主　　编：苏新平　罗海恩　毛　果
出 版 人：潘晓山
策划编辑：梅志洁
责任编辑：唐艳辉
出版发行：湖南科学技术出版社
社　　址：长沙市芙蓉中路一段 416 号泊富国际金融中心
网　　址：http://www.hnstp.com
湖南科学技术出版社天猫旗舰店网址：
　　　　　http://hnkjcbs.tmall.com
邮购联系：0731-84375808
印　　刷：长沙超峰印刷有限公司
　　　　（印装质量问题请直接与本厂联系）
厂　　址：宁乡市金洲新区泉洲北路 100 号
邮　　编：410600
版　　次：2024 年 7 月第 1 版
印　　次：2024 年 7 月第 1 次印刷
开　　本：710 mm×1000 mm　1/16
印　　张：15.25
字　　数：266 千字
书　　号：ISBN 978-7-5710-2980-7
定　　价：56.00 元